Trautmann-Villalba • Hain

Therapie-Tools
Peripartalzeit

AF902281

Online-Material auf psychotherapie.tools

Mit dem untenstehenden Freischalt-Code erhalten Sie die digitalen Arbeitsmaterialien aus diesem Buch. Hierfür ist eine Registrierung auf psychotherapie.tools notwendig:

1. psychotherapie.tools/online-material öffnen.
2. Freischalt-Code eingeben.
3. Auf »Freischalt-Code einlösen« klicken. Der Code ist einmal gültig.
4. Im Warenkorb auf »Credits einlösen« klicken und Vorgang nach Login abschließen.
5. Arbeitsmaterialien nutzen.

Die Arbeitsmaterialien stehen Ihnen in Ihrem Kundenkonto unter »Mein Material« dauerhaft zur Verfügung. Sie sind für Ihren persönlichen Gebrauch bestimmt.
Als Institution mit mehreren Nutzer:innen wenden Sie sich bitte an vertrieb-psychotherapie.tools@beltz.de

ACX7FWY7ZM

Dr. Patricia Trautmann-Villalba, Dr. Psic., Lic. Psic., UNC, Argentinien. Psychologin, Dozentin, Supervisorin. Vorstandvorsitzende der Marcé Gesellschaft (2012–2019). Geschäftsführender Vorstand der Stiftung Starke Bande in Frankfurt a. M.

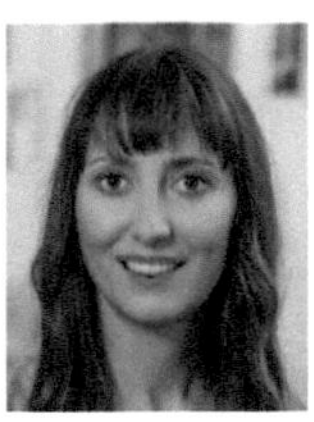

Dr. Sarah Hain, Dr. rer. nat., Dipl.-Psych., Psychologische Psychotherapeutin (Verhaltenstherapie), systemische Paartherapeutin, Supervisorin. Praxis für Psychotherapie, Paartherapie und Beratung mit Schwerpunkt Peripartalzeit in Frankfurt a. M.

Patricia Trautmann-Villalba • Sarah Hain

Therapie-Tools Peripartalzeit

Mit Online-Material

2., neu ausgestattete Auflage

BELTZ

Dr. Patricia Trautmann-Villalba
mail@peripartartalzeit.de

Dr. Sarah Hain
E-Mail: kontakt@praxis-hain.de
www.praxis-hain.de

MIX
Papier | Fördert gute Waldnutzung
FSC® C089473

Dieses Buch ist erhältlich als:
ISBN 978-3-621-29297-9 Print
ISBN 978-3-621-29298-6 E-Book (PDF)

2., neu ausgestattete Auflage 2025

Verlagsgruppe Beltz
Werderstraße 10, 69469 Weinheim
service@beltz.de

Lektorat: Dagmar Kühnle Zerpa
Umschlagbild: Lina Marie Oberdorfer

Herstellung: Myriam Frericks
Satz: Markus Schmitz, Altenberge
Gesamtherstellung: Beltz Grafische Betriebe, Bad Langensalza
Beltz Grafische Betriebe ist ein Unternehmen mit finanziellem Klimabeitrag (ID 15985-2104-1001).
Printed in Germany

Weitere Informationen zu unseren Autor_innen und Titeln finden Sie unter: www.beltz.de

Inhalt

Verzeichnis der Arbeits- und Informationsblätter

Vorwort

Die Peripartalzeit ist ein relativ neuer therapeutischer Bereich. Die Versorgungsangebote für psychisch belastete Frauen in der Peripartalzeit sowie deren Inanspruchnahme nehmen zu, was wiederum darauf verweist, dass die Stigmatisierung peripartaler psychischer Belastungen bzw. Erkrankungen in der Gesellschaft geringer geworden ist. Gleichzeitig haben die Kenntnisse über die Erkrankungen, ihre Auswirkungen auf das Kind und über die Behandlungsmöglichkeiten in den Gesundheitsberufen zugenommen.

Im europäischen Vergleich sind peripartale Behandlungsangebote in deutschsprachigen Ländern etwa 40 Jahre später aufgebaut worden als z. B. in England. Um die Jahrtausendwende herum fand in Deutschland eine Entwicklung statt, die von vereinzelten »Rooming-in-Angeboten« (d. h. von einer stationären psychiatrischen Behandlung, bei der das Kind die Mutter begleitete) hin zu konzeptionell sehr differenzierten Mutter-Kind-Stationen führte (Turmes & Hornstein, 2007).

Die Behandlung postpartal erkrankter Eltern findet heutzutage, je nach Diagnose und Schweregrad der Erkrankung, in Spezialambulanzen, teilstationären und stationären Settings statt, aber auch zunehmend in psychotherapeutischen Praxen. Diese Angebote haben sich zur Krisenintervention, Diagnostik, Behandlung und poststationären Betreuung der betroffenen Eltern bewährt.

In Deutschland hat der Aufbau der Frühen Hilfen gute Voraussetzungen geschaffen, die Kooperation zwischen Gesundheitssystem und Jugendhilfe zu verstärken. Die Zusammenarbeit mit Fachkräften, die häufig den ersten Kontakt zu den Eltern in der neuen Alltagswirklichkeit haben und Beziehungsnähe, Vertrauen und Sicherheit bieten (Hebammen, Familien- und Gesundheitspflegerinnen, Sozialpädagoginnen, etc.), ermöglicht eine präventive oder frühzeitige Intervention. Oft sind diese Berufsgruppen diejenigen, die als erste mögliche Defizite, starke emotionale Belastung oder klinische Symptome entdecken und entweder entsprechende erste Maßnahmen zur Entlastung in die Wege leiten oder die Anbindung an ein fachspezifisches Angebot herstellen können. Die verschiedenen Angebote der Frühen Hilfen haben inzwischen eine hohe Akzeptanz in Fach- und Betroffenenkreisen gewonnen, da sie über Hilfsangebote informieren, diese koordinieren oder selbst anbieten. Viele der Materialien in diesem Buch eignen sich sowohl für die Arbeit dieser Fachkräfte als auch für Psychotherapeutinnen.

Aufbau des Buches

Das Buch ist um die Schwerpunkte und Themen der Peripartalzeit strukturiert. Es ist bewusst nicht als stringentes Therapieprogramm gedacht, sondern in verschiedene Bereiche organisiert, die den spezifischen psychischen Aufgaben und Themen der Peripartalzeit entsprechen. Sie sind sowohl für die Einzel- als auch für die Gruppentherapie geeignet (und erprobt) und können in spontaner Reihenfolge, nach Bedarf und diagnoseunabhängig eingesetzt werden. Aus unserer Erfahrung bewähren sich besonders in der Therapie während der Peripartalzeit spielerische, kreative und paradoxe Aktivitäten sowie Interventionen. Obwohl wir – um das Lesen zu vereinfachen – häufig ein Elternteil (zumeist Mütter) in den Texten ansprechen, sind all unsere Inhalte selbstverständlich sowohl für die Arbeit mit (werdenden) Müttern als auch Vätern, die sich in Therapie oder Beratung begeben, geschrieben und geeignet.

Die Materialien entstanden im Rahmen unserer klinischen Tätigkeit. Bislang verfügbare Informationen für Patientinnen und Angehörige bezogen sich z. T. nicht spezifisch auf die Peripartal- bzw. Elternzeit und waren daher für die Arbeit mit dieser Zielgruppe nicht adäquat und manchmal sogar widersprüchlich. Diese wurden weiterentwickelt und für die betroffenen Elternteile angepasst. Ebenso entstanden in der praktischen Arbeit immer wieder Ideen, aus denen neue Materialien entwickelt wurden. In diesem Therapie-Tools sind sie nun alle zusammengestellt und wir hoffen, dass sie Ihre therapeutische Tätigkeit mit Betroffenen in dieser Lebensphase wirkungsvoll unterstützen können.

Danksagung
Sich bei allen zu bedanken, denen gedankt werden müsste, würde jeden Rahmen sprengen. Und trotzdem möchten wir uns bedanken … Unserer Kollegin und lieben Freundin Dr. Christiane Hornstein, die wir als Pionierin in diesem Bereich erachten, möchten wir für all die Grundsteine danken, die sie gelegt hat. Bei unseren Patientinnen und Patienten bedanken wir uns für all die Inspiration und Erfahrungen, denn durch das Miterleben der Therapien konnten wir erkennen, was bereits hilfreich ist, was wir noch verbessern müssen und was zu fehlen scheint. Unseren Ehemännern danken wir für Unterstützung, Geduld, Verzicht und Ermutigung, unseren Kindern dafür, dass wir durch sie Mütter geworden sind. Gegenseitig bedanken wir uns herzlich für die schöne, lustige, kreative und effiziente Zusammenarbeit.

Frankfurt am Main, Januar 2023

Patricia Trautmann-Villalba
Sarah Hain

Hinweise zur Arbeit mit diesem Buch

Zur besseren Orientierung sind die Arbeits- und Informationsblätter mit verschiedenen Icons ausgestattet. So können Sie sofort erfassen, für wen die Materialien vorgesehen sind und wie sie eingesetzt werden sollten. Folgende Icons werden Ihnen in diesem Buch begegnen:

T **»Therapeutin«:** Dieses Icon kennzeichnet Arbeits- und Informationsblätter, die sich an die Therapeutinnen selbst richten.

P **»Patientin«:** Dieses Icon kennzeichnet Arbeits- und Informationsblätter, die den Patientinnen zur Bearbeitung ausgehändigt werden.

A **»Angehörige«:** Arbeitsblätter mit diesem Icon richten sich direkt an Angehörige der Patientinnen.

»Ran an den Stift«: Dieses Icon fordert dazu auf, einen Stift zur Hand zu nehmen und Antworten und Überlegungen direkt auf dem Arbeitsblatt zu notieren.

»Hier passiert was«: An dieser Stelle werden Handlungsanweisungen für Therapeutinnen oder Patientinnen gegeben.

»Input fürs Köpfchen«: Hier werden Anregungen zum Weiterdenken oder zur Vertiefung gegeben – auf diese Weise markierte Abschnitte beinhalten Varianten, Fortführungen oder Hintergrundinformationen.

»Ganz Ohr«: kennzeichnet Texte oder Übungen, die die Therapeutin den Patientinnen vorliest.

»Da geht ein Licht auf«: Dieses Icon steht für einen besonderen Tipp, den Ihre Patientin in Ergänzung an das zuvor bearbeitete Arbeitsblatt erhält.

»Schere«: Hier werden die Patientinnen aufgefordert, das betreffende Arbeitsmaterial auszuschneiden, um unterstützende Anregungen direkt bei sich zu tragen.

»Wie sage ich's«: Dieses Icon kennzeichnet Beispiele in wörtlicher Rede als Beispielformulierungen für Therapeutinnen.

Weitere Hinweise

In diesem Buch wird zumeist die weibliche Form verwendet, wenn das Geschlecht der Person keine Rolle spielt. Gemeint sind selbstverständlich immer weibliche und männliche Personen, beispielsweise Mütter und Väter, Patientinnen und Patienten oder Therapeutinnen und Therapeuten.

Einführung

Psychische Belastung und Erkrankungen in der Peripartalzeit

Die Vorstellung, dass die Geburt eines Kindes zu den schönsten Erlebnissen im Leben gehört, ist in unserer Gesellschaft weit verbreitet. Die Realität zeigt jedoch, dass diese Annahme nicht für alle Eltern zutreffend ist. Die Zeit während der Schwangerschaft und nach der Geburt stellt für viele Eltern eine sehr intensive, stressige Zeit dar. Elternschaft kann erfüllend sein, sie ist aber gleichzeitig eine verantwortungs- und anspruchsvolle Aufgabe. Es sind diese Aspekte und die damit verbundene Lebensumstellung, die manche Eltern den Eintritt in die Elternschaft als besonders belastend und herausfordernd erleben lassen und die Anfälligkeit für psychische Störungen erhöhen. Körperliche Anforderungen sowie die eigenen und nicht zuletzt die gesellschaftlichen Erwartungen an die Elternschaft erhöhen das Risiko von Eltern, unter psychischen Beschwerden zu leiden.

Obwohl psychische Erkrankungen zu den wichtigsten Komplikationen der Peripartalzeit gehören und die psychische Gesundheit der Eltern während der Schwangerschaft und nach der Geburt eine der international anerkannten gesundheitspolitischen Prioritäten ist, werden viele psychische Erkrankungen rund um Schwangerschaft und Geburt nicht erkannt oder nicht adäquat behandelt. Auch die Tatsache, dass das Thema der peripartalen psychischen Erkrankungen sowohl in der allgemeinen als auch in der Fachöffentlichkeit etabliert ist, hat diese Situation nicht grundsätzlich verbessert. Die Idealisierung der jungen Elternschaft als glückliches Ereignis, die immer noch präsente Stigmatisierung psychisch Erkrankter und die Selbststigmatisierung der Betroffenen verzögern die Inanspruchnahme von Hilfsangeboten.

Eltern können in der Peripartalzeit das gesamte Spektrum psychischer Erkrankungen entwickeln. Diese unterscheiden sich in Symptomatik und Verlauf nicht von denjenigen, die in anderen Lebensabschnitten auftreten. Jedoch beziehen sich die Inhalte der Symptome auf die Elternschaft oder auf das Kind.

Entscheidend für den hohen gesundheitspolitischen und therapeutischen Stellenwert der peripartalen psychischen Erkrankungen sind nicht an erster Stelle die Prävalenzzahlen (10 bis 20 %), sondern die langfristigen Folgen für die Gesundheit der ganzen Familie und nächsten Generation. Sie reduzieren nicht nur das Wohlbefinden der betroffenen Eltern, sondern sind oft auch mit einer niedrigeren Lebensqualität der gesamten Familie verbunden, z. B. mit Verdienstausfall bis zu Arbeitslosigkeit, problematischen Paarbeziehungen, alleiniger Elternschaft und weiteren psychosozialen Schwierigkeiten.

Vor allem die Etablierung einer tragenden Eltern-Kind-Beziehung leidet unter der elterlichen Erkrankung. Auch die kognitive und die emotionale Entwicklung der Kinder kann bis zum Erwachsenenalter nachweisbar beeinträchtigt werden (z. B. Ahun & Côté, 2019; Laucht et al., 2002; Martucci et al. 2021; Sweeny & MacBeth, 2016). Der Zusammenhang zwischen elterlicher Erkrankung und Entwicklung der Kinder ist nur zu einem geringen Anteil durch biologische und genetische Mechanismen zu erklären. Vielmehr ist die frühe Eltern-Kind-Beziehung der soziale interaktionale Transmissionsweg, über den Entwicklungsbeeinträchtigungen vermittelt werden (Ahun & Côté, 2019; Franson et al., 2020; Laucht et al., 2002,). Kommt es krankheitsbedingt zu einer Fehlpassung zwischen betroffenem Elternteil und Kind, überdauert diese oft das Abklingen der psychischen Erkrankung der Eltern (Forman et al., 2007). Schweregrad und Dauer der elterlichen Erkrankung sowie das Zusammentreffen mit anderen psychosozialen Risikofaktoren haben einen entscheidenden Einfluss auf die Eltern-Kind-Beziehung und dadurch auf die kindliche Entwicklung (Bryson et al., 2021; Netsi et al, 2018; Stein et al., 2018).

Wichtig

Die genannten Aspekte unterstreichen die Notwendigkeit frühzeitiger therapeutischer Interventionen, die sich nicht nur auf die Behandlung der psychischen Störung des betroffenen Elternteils konzentrieren, sondern auch Aspekte der Eltern-Kind-Beziehung einbeziehen sollten.

Psychotherapie in der Peripartalzeit – Schwerpunkte und Ziele

Die Therapie peripartaler psychischen Störungen und Erkrankungen nimmt Bezug auf einen Lebensabschnitt, der durch die Schwangerschaft, die Geburt des Kindes und die damit verbundenen biologischen, psychischen und sozialen Umstellungen charakterisiert ist.

Die Neudefinition der Identität, die Umformung der bisherigen Beziehungen (Paarbeziehung, Dyade-Triade, Ursprungsfamilie, Unterstützungssystem) und der Aufbau einer Beziehung zum Neugeborenen zählen zu den wichtigsten psychischen Aufgaben der Peripartalzeit. Sie spiegeln das gesamte Spektrum der frühen Elternschaft wider, gehen mit Gewinnen und auch Verlusten einher und können Selbstwirksamkeit und Kompetenzerleben in zahlreichen Lebensbereichen der Eltern in Frage stellen. Die neue Elternrolle, die damit verbundene Verantwortung, die Neuaufteilung der bisherigen identitätsstiftenden Kompetenzen und Aktivitäten sowie die eigenen und sozialen Erwartungen fordern Akzeptanz und müssen in Einklang gebracht werden. Dieser psychische Transformationsprozess charakterisiert auch die Psychopathologie der peripartalen psychischen Erkrankungen und kommt thematisch in den Symptomen der spezifischen Störungen zum Ausdruck.

Wie auch unsere klinische Erfahrung zeigt, sind die genannten psychischen Aufgaben der Peripartalzeit gemeinsam mit der Therapie der psychischen Erkrankung im engeren Sinne Schwerpunkte der Behandlung.

In jedem der aufgeführten Behandlungsschwerpunkte finden sich als Thema die Akzeptanz der elterlichen Rolle und Funktion, die Gestaltung des alltäglichen Umgangs mit dem Kind, die emotionale Bindung sowie das Kompetenzgefühl und Selbstvertrauen. Diese Themen sind überwiegend von Emotionen wie Unsicherheit, Kontrollverlust, Angst, Enttäuschung, Trauer, Ärger, Wut, Schuld und Scham besetzt. Selbst wenn die Beziehung zum Kind das bedeutendste Element in jedem der Therapieschwerpunkte ist, ist es auch erforderlich, Strategien zu entwickeln und zu vermitteln, mit deren Hilfe sowohl die Symptome als auch die psychischen Aufgaben bearbeitet werden können. Dazu zählen z. B. Ressourcenaktivierung, Selbstfürsorge, Stresswahrnehmung und Stressreduktion, Strukturaufbau und Flexibilität, Autonomie, Konfliktbewältigung und Förderung von Resilienz (Abb. 1).

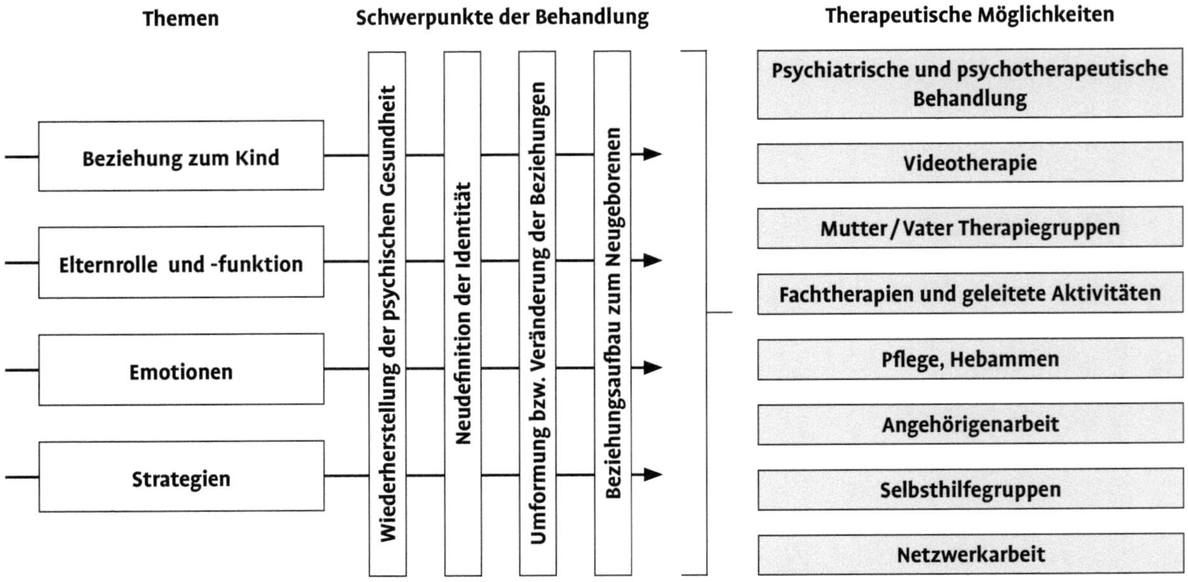

Abbildung 1 Themen, Schwerpunkte und Möglichkeiten der psychotherapeutischen Behandlung in der Peripartalzeit

Peripartale psychische Störungen betreffen nicht nur das erkrankte Elternteil selbst, sondern die ganze Familie, und die Folgen können langfristig sein. Daher ist schnelles und komplexes Handeln notwendig. Das bedeutet, dass die Einbeziehung des Kindes und der wichtigsten Bezugspersonen sowie unterschiedlicher Hilfeinstanzen und therapeutischer Vorgehensweisen in ein umfassendes Behandlungskonzept integriert werden sollen. Dieses geht über die Addierung der einzelnen Akteure und Angebote hinaus und enthält viele Verknüpfungen, u. a. mit lokal oder regional vorhandenen Versorgungsmöglichkeiten. Angehörigen- und Netzwerkarbeit sind für die Therapie in der Peripartalzeit aus diesem Grund zentral bzw. unverzichtbar.

Wichtig

Genauso unverzichtbar ist eine unterstützende, wertschätzende, hilfsbereite und positive Haltung der Psychotherapeutin bzw. des Behandlungsteams gegenüber dem erkrankten Elternteil und dessen Angehörigen. Das gesamte Behandlungsteam fungiert als Modell für die Eltern und sollte sie deswegen genau so behandeln, wie die Eltern ihre Kinder behandeln sollten.

Es ist vor allem diese »bemutternde« Haltung, welche der Therapie in der Peripartalzeit ihren sehr speziellen Charakter verleiht. Eltern, die in der Peripartalzeit erkranken, haben oft mit einer tiefen Enttäuschung und mit einem Verlustgefühl zu kämpfen: Das freudige Ereignis, das sie sich vorgestellt haben, findet nicht statt. Dennoch spielen sich im Laufe eines Tages bei jedem Eltern-Kind-Paar schöne und liebreizende Sequenzen ab, die für betroffene Eltern eine Quelle des Stolzes und der Freude sein können. Diese besonderen Momente wahrzunehmen und den Eltern bewusst zu machen ist mitunter eine Aufgabe des Behandlungsteams.

Ein Fallbeispiel

Die Schwangerschaft verlief »bilderbuchartig«. Die werdende Mutter war positiv eingestellt und freute sich auf die baldige Geburt. Nach langen und schmerzhaften Stunden kam ihr Sohn zur Welt. Obwohl die Geburt alles andere als erwartet verlief, fühlte sie sich überglücklich, als sie mit ihrem Kind und ihrem Mann zusammen im Zimmer waren. Von Anfang an brauchte sie Hilfe, wenn sie den Kleinen an die Brust anlegen wollte. Das Stillen wurde immer mühsamer und als die Mutter beobachtete, wie eine andere Mutter ihr vor wenigen Stunden geborenes Kind ohne Schwierigkeiten anlegte und stillte, bekam sie das Gefühl, als Mutter versagt zu haben. Weil ihr Sohn sofort zu schreien anfing, wenn er Hunger hatte und die Mutter ihn nicht weinen lassen wollte, traute sie sich nicht, fern von ihm zu bleiben: Sie hatte Angst, der Kleine könnte Hunger bekommen und dass sie dann nicht da wäre. Sie fühlte sich zunehmend müde und erschöpft. Sie dachte, sie müsse es doch langsam schaffen, aber wenn die nächste Mahlzeit für den Kleinen näher rückte, wurde sie sehr unruhig, bekam Herzrasen, Atemnot, fing an zu zittern und hatte große Angst vor der Situation. Trotzdem bemühte sie sich, weiter zu stillen, und sagte zu ihrem Mann, sie würde verrückt werden, wenn sie das Kind nicht stillen könnte. Sie wurde mit der Pflege des Kindes immer unsicherer und war psychisch und körperlich »am Ende«. Die allgemeine Situation verschlechterte sich von Tag zu Tag. Eines Tages sagte sie zu ihrem Mann, sie sollten das Kind zu ihrer Mutter geben, damit sie ihn großziehe, das sei das Beste für das arme Kind, das eine unfähige Frau als Mutter bekommen habe. Sie machte sich ständig Vorwürfe und war sicher, sie hätte die Entwicklung des Kindes »sowieso versaut«. Sie stillte ab und fragte sich, wieso sie nicht stark und gut genug sein kann, um ihr Kind zu versorgen. Ihr Sohn hatte bei jeder Mahlzeit seinen Kopf weggedreht und die Mutter interpretierte dieses Verhalten, als ob er wüsste, dass seine Mutter keine gute Mutter sei.

In diesem Beispiel wird ersichtlich, wie viele Ebenen durch den emotionalen Zustand der Mutter betroffen werden:

- Die Verbindung zwischen dem Inhalt der Symptome und dem Kind bzw. der neuen Mutterrolle ist sehr deutlich. Die Erstellung einer psychiatrischen Diagnose (inklusive Abwägung einer psychopharmakologischen Behandlung) wäre in einem Fall wie diesem unverzichtbar.
- Insuffizienz- und Versagensgefühle sowie die Angstsymptomatik können im Rahmen der Therapie gut bearbeitet werden. Dies betrifft ebenso den Wunsch der Mutter, das Kind an ihre Mutter abzugeben sowie die negative Interpretation der kindlichen Blickabwendung bei den Mahlzeiten.
- Die letztgenannten Symptome deuten auf eine Bindungsstörung hin und sind besonders wichtig. Gerade für diese für die Peripartalzeit nicht untypische Störung kann die Therapie dezidiert von der Zusammenarbeit mit anderen Fachtherapien (z. B. Musiktherapie, Kunsttherapie, Bewegungstherapie) oder von der Kooperation mit Angeboten der Frühen Hilfen unterstützt werden. Diese Aktivitäten bereichern und entspannen den Umgang mit dem Kind und stärken dadurch das Kompetenzerleben der betroffenen Eltern und ihre Beziehung zum Kind.
- Wegen der Stillproblematik sowie wegen der Schwierigkeiten der Mutter im Alltag mit dem Baby wäre die Begleitung durch eine Hebamme oder eine Familien- und Gesundheitspflegerin eine große Hilfe und könnte vermutlich die Vertiefung der psychischen Problematik der Mutter verhindern.
- Auch der Vater als emotional belastete Person, seine Rolle als Unterstützer der Mutter und als Vater des Kindes sollen nicht vergessen werden. Angehörige psychisch kranker Menschen sind in der Regel selbst stark belastet – insbesondere, wenn sie gerade ein Kind bekommen haben und das andere Elternteil erkrankt. In diesem Beispiel stellte für den Vater die Information eine große Entlastung dar, dass der Wunsch der Mutter, das Kind abzugeben, mit der depressiven mütterlichen Symptomatik zusammenhing und nicht einem tiefen Wunsch der Mutter entsprach.
- Die Organisation einer Haushaltshilfe hätte einen wichtigen Beitrag zur familiären Entlastung geleistet.

Anhand des vorgestellten Falls wird klar, dass eine Vernetzung der Hilfsmöglichkeiten aus unterschiedlichen Fachgebieten unabdingbar ist, um den Anspruch einer adäquaten, umfassenden, frühzeitigen und präventiven Intervention zu realisieren. Ein klientenbezogener Kontakt zwischen den verschiedenen Berufsgruppen zur Weitergabe von Informationen mit Einverständnis der Betroffenen kann nicht nur den Zugang in die Therapie verkürzen, sondern auch die Wirksamkeit der Interventionen verstärken. Die Kooperation in den Netzwerken trägt letztlich auch zum Schutz des Kindes bei.

Zu den Akteuren eines Netzwerks für die Peripartalzeit zählen z. B. Psychotherapeutinnen, Einrichtungen der medizinischen Versorgung (in den Bereichen Pädiatrie, Gynäkologie, Allgemeinmedizin, Psychiatrie, sozialpädiatrische Zentren, Ambulanzen für Regulationsstörungen), Jugendamt, Kindertagesstätten, Kindertagespflege, Fachtherapeutinnen, Hebammen, Pflege, Betroffenengruppen, Anbieter aus den Frühen Hilfen (z. B. Eltern-Kaffees, Spielgruppen, Bewegungsangebote für Eltern mit Kindern) etc. Siehe hierzu auch das **Infoblatt 15** »Indikation weiterer Hilfen«.

Die Bedeutung der Angehörigen

Die Angehörigen können eine wertvolle Ressource sein (Don & Mickelson, 2012; Noonan et al., 2021). Allerdings kann das Verhalten des erkrankten Elternteils dahin führen, dass die Angehörigen aus Unverständnis auf Distanz gehen oder ihre Hilfeleistung als übergriffig erlebt wird. Die Ambivalenz des betroffenen Elternteils zwischen dem Überforderungserleben und Konkurrenz trifft häufig den unterstützenden Partner. Das familiäre Netzwerk kann zunehmend auseinanderbrechen, sodass das nicht erkrankte Elternteil in eine Belastungssituation gerät, in der Trennungsabsichten konkreter werden oder auch Symptome entwickelt werden können (Trautmann-Villalba et al., 2010). Die unterstützende Begleitung der Angehörigen ist daher von Anfang an präventiv von zentraler Bedeutung. Der Fokus liegt auf Psychoedukation, Empathieförderung, Achtsamkeit für sich selbst, Entwicklung der emotionalen Beziehung zum Kind und der Funktionsfähigkeit in der alltäglichen Versorgung der Familie. Der Zugangsweg hierzu ist, über die Erkrankung und deren Behandlungsmöglichkeiten aufzuklären sowie über die Auswirkungen auf die Beziehung zum Kind und über die möglichen Effekte der Krankheitssymptomatik auf die Entwicklung des Kindes. Hierdurch werden die Angehörigen motiviert, weitere und auch medizinische Unterstützung anzunehmen (Müller & Taubner, 2021; Trautmann-Villalba, 2014).

Die therapeutische Arbeit in der Peripartalzeit ist Teamarbeit. Dazu gehören die wichtigsten Bezugspersonen des betroffenen Elternteils. Durch die Kombination von diagnosespezifischer Pharmako- und Psychotherapie und in Zusammenarbeit mit den signifikanten Angehörigen lassen sich z. B. Schlafqualität, Erschöpfung, Angst, Anspannung, Freudlosigkeit, belastende Gedanken und Gefühle oft so weit reduzieren, dass es dem betroffenen Elternteil möglich wird, sich proaktiv mit der Elternrolle, den Emotionen und der Beziehung zum Kind auseinanderzusetzen und Strategien zu entwickeln. So entstehen Freiräume für weitere Aktivitäten.

Die Behandlung peripartal erkrankter Eltern findet – je nach Diagnose und Schweregrad der Erkrankung – in Spezialambulanzen, teilstationären (tagesklinischen) und stationären Settings statt. Angesichts der begrenzten Anzahl (teil-)stationärer Versorgungsmöglichkeiten haben sich wohnortnahe und regional gut vernetzte peripartale Spezialambulanzen zur Krisenintervention, Diagnostik, Frühbehandlung und poststationären Behandlung bewährt. Dass das Konzept der interaktionalen Eltern-Kind-Therapie für die Peripartalzeit immer mehr Anerkennung bekommt, ist auch dem gesundheits- und familienpolitischen Kontext der frühen Prävention von kindlichen Entwicklungsstörungen und Kindeswohlgefährdung zu verdanken. Durch die im Bundeskinderschutzgesetz (BKiSChG) von 2012 verankerte Kooperationsverpflichtung zwischen Jugendhilfe und Gesundheitssystem (§ 3 Absatz 4) ist gesellschaftspolitisch der Blick auf die peripartalen psychischen Erkrankungen ins Licht der Versorgungslandschaft gerückt.

Einen Überblick über die regionalen aktuellen Versorgungsmöglichkeiten in den deutschsprachigen Ländern bietet z. B. die Website der Marcé Gesellschaft (www.marce-gesellschaft.de/adressen) an. Eine flächendeckende Versorgung für peripartal psychisch erkrankte Mütter bzw. Eltern steht jedoch weiterhin aus.

1 Elternschaft und Elternrolle

Eltern zu werden ist Neuanfang und Fortsetzung. Des Öfteren hört man Sätze wie »Nichts kann wirklich auf die Elternschaft vorbereiten«. Und doch sind sich die meisten Paare der Herausforderungen von Schwangerschaft, Geburt und früher Elternschaft bewusst und sehr daran interessiert, sich mit ihnen auseinanderzusetzen und sich auf sie einzustellen. Die meisten Schwangerschaften in der jetzigen Zeit sind gewollt, häufig von langer Hand geplant sowie teils mit Kinderwunschbehandlung erfolgt, was dazu führt, dass der Prozess des Elternwerdens in vielen Fällen ein absichtsvoller und sensibilisierter ist. Indes kann nicht von einer Elternrolle als »tabula rasa« ausgegangen werden, da Menschen durch biografische und kulturelle Einflüsse geprägt bzw. sozialisiert sind. Insofern ist Elternschaft sowohl der Beginn von etwas Neuem und die Adaption hieran nötig als auch die Fortführung (Identifizierung) oder Verabschiedung (Entidentifizierung) von etwas Altem. Beide Aspekte stellen nicht zuletzt im Sinne von Entwicklungsaufgaben Belastungsfaktoren dar, die Risikofaktoren für psychische Belastung oder für eine psychische Erkrankung darstellen können.

Eltern zu werden ist Freude und Bürde. Für die meisten Paare ist das Elternwerden eine Zeit von Hoffnung, Vorfreude und Aufregung. Das »Geheimnis«, den Übergang gut zu bewältigen, liegt in der Auseinandersetzung mit eigenen Vorstellungen und Erwartungen (sowie evtl. den durch Angehörige transgenerational weitergegebenen), deren Beschränkungen und Veränderungen und nicht zuletzt in der Erhaltung einer guten Qualität der Paarbeziehung (siehe zu Letzterem Abschn. 3.3). Obwohl es ein enormes Angebot von Vorbereitungskursen und Unterstützungen mit Informationen zu den Themen Schwangerschaft, Geburt und Erziehung gibt, sind Eltern zunehmend verunsichert oder überfordert – oder gerade weil es dieses enorme Angebot gibt: Denn hierdurch können Eltern den Eindruck gewinnen, ohne solche Informationen ihren elterlichen Aufgaben nicht gewachsen bzw. nicht kompetent in der Elternrolle zu sein. Infolge dessen können Insuffizienzerleben und Ambivalenz, Ängste und Sorgen, Zweifel und Schuldgefühle entstehen oder verstärkt werden. Insbesondere mit Fokus auf derartige Themen psychischer Belastung gibt das vorliegende Kapitel Ideen zum Einstieg in die Auseinandersetzung mit dem Thema »Elternschaft und Elternrolle«.

Übersicht über die Arbeitsblätter des Kapitels

AB 1 Entschleunigung bei Veränderung

Dieses Arbeitsblatt bezieht sich auf die Veränderung durch das Elternwerden und die damit verbundene Anpassungsleistung. Es thematisiert Entschleunigung und stellt Fragen, die sich auf individuelle Ausprägungen des Übergangs beziehen: auf die Einzelperson, die Paarbeziehung, den Alltag sowie vorhandene Ressourcen.

AB 2 Welche Türen schließen sich, welche Türen öffnen sich?

Elternschaft kann Türen im Sinne von Zielen und Gewohnheiten schließen; sie kann jedoch auch Neues erreichbar machen und ermöglichen. Dieses Arbeitsblatt soll eine ausgewogene Perspektive fördern. Möglicherweise kann sich hieran ein Abschiednehmen vom alten Leben ohne Kind anschließen.

AB 3 Mein etwas anderer Stammbaum

Die Vorstellung der Elternrolle entsteht auf der Basis von individuellen Erfahrungen, Vorbildern, Erwartungen, aber auch von der Wahrnehmung der eigenen Stärken und Schwächen, Interessen, etc. Ebenso wird sie davon geprägt, wie die Eltern sich in der Zukunft sehen und was sie den Kindern weitergeben möchten. Dieses Arbeitsblatt fördert die Auseinandersetzung mit diesen Themen, die die eigene Elternrolle beeinflussen.

AB 4 Erwartungen – gehen ins Ohr, bleiben im Kopf

Im Laufe des Lebens ist man u. a. mit Sprüchen, Sprichworten, Zitaten, Werbung, die mit bestimmten Bildern von Elternschaft und Elternrolle zu tun haben und sehr oft unbewusst übernommen werden, konfrontiert. Das Arbeitsblatt hat zum Ziel, diese Einflüsse zu erkennen und sich mit ihnen kritisch zu beschäftigen.

AB 5 Im Rollen-Dschungel

Die Elternrolle ist eine von vielen Rollen, die von Eltern ausgeübt werden. Eltern erledigen tagtäglich eine enorme Anzahl von Aufgaben, an die gedacht werden muss. Sie müssen dann auch organisiert und durchgeführt werden. Das verlangt eine gut entwickelte Koordinationskompetenz, Energie und Ausdauer. Mithilfe dieses Arbeitsblattes soll den Eltern klar werden, wie viele Aufgaben sie erledigen und wie schwierig es ist, allen Rollen gerecht zu werden.

AB 6 Meine Grenzen

Hier wird zwischen gesunden und ungesunden Grenzen differenziert. Es werden Hinweise und Ideen gegeben, wie ungesunde Grenzen erkannt und gesunde Grenzen etabliert werden können. Dieses AB lässt sich gut mit **AB 30** »Nein sagen« ergänzen.

AB 7 Was für eine Mutter / ein Vater möchte ich sein?

Nachdem die Eltern sich mit den möglichen externen Einflüssen auf ihr Elternbild beschäftigt haben, können sie sich mithilfe dieser Aufgabe begründet und bewusst über ihre persönliche »Wunschdefinition« der eigenen Elternrolle beschäftigen. Es empfiehlt sich, die **AB 2** bis **AB 6** (in beliebiger Reihenfolge) vor diesem AB zu bearbeiten.

AB 8 Der David von Michelangelo

Diese Geschichte ist eine Anregung, um über die eigenen Ressourcen, Kompetenzen, positiven Eigenschaften etc. nachzudenken, die man besitzt und die die Verwirklichung einer vorgestellten Elternschaft unterstützen können. Man muss nur »den überflüssigen Marmor entfernen«.

AB 9 Meine Botschaften

Mütter und Väter erinnern sich oft an ihre Kindheit, wenn sie selbst Eltern werden – und wollen vieles besser machen als die eigenen Eltern. Dieses Arbeitsblatt leitet dazu an, implizite und explizite Botschaften zu selektieren und zu prüfen, welche sie davon weitergeben möchten und welche nicht und wie sie dies umsetzen können.

AB 10 Warum alte und neue Freundschaften wichtig sind

Das Thema Freundschaften spielt für viele Eltern eine bedeutsame Rolle (nicht zuletzt, weil viele nicht in der Nähe ihrer Ursprungsfamilie leben). Dieses Arbeitsblatt soll darüber informieren und dazu inspirieren, alte sowie neue Freundschaften zu pflegen.

AB 11 Pippi oder Annika?

Ein Zitat, das Pippi Langstrumpf zugeordnet wird, soll zur Reflexion anregen, wie man als Mutter oder Vater mit Veränderungen, Erwartungen und Unbekanntem umgeht und wie eine adäquate Selbstbeurteilung aussehen könnte.

Entschleunigung bei Veränderung

»Die einzige Konstante im Leben
ist die Veränderung.«
(Heraklit)

Veränderungen im Laufe des Lebens sind das Normalste der Welt. Allerdings: Veränderungen und Übergangssituationen erfordern von uns immer wieder aufs Neue eine Anpassungsleistung. Es ist daher wie beim Autofahren: Bevor ich über eine Erhebung fahre, muss ich das Tempo reduzieren, dann ruckelt es kurz, und danach kann ich wieder Gas geben.

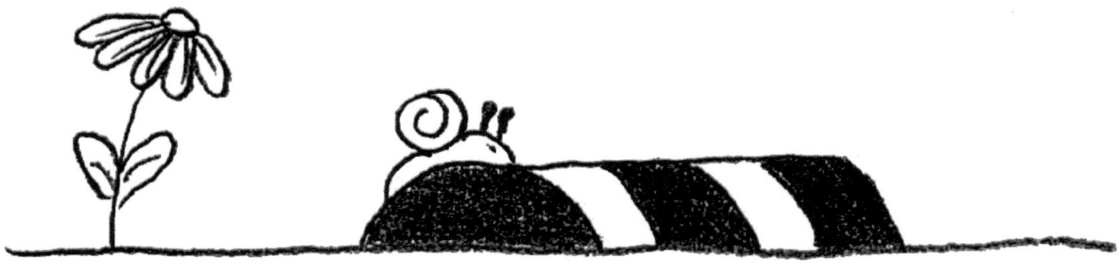

Die Veränderung durch das Elternwerden ist ein Identitätswechsel und eine der tiefgreifendsten physischen und psychischen Veränderungen im Laufe des Lebens. Verschiedene Aspekte können hierbei eine Rolle spielen: zum Beispiel eine als schwierig bis hin zu traumatisch erlebte Entbindung, die Anpassung an die Versorgung des Babys oder die Veränderung des Selbstbilds. Im »vierten Trimester« sollte also entschleunigt werden. Lassen Sie sich daher Zeit für die Anpassung an die neue Rolle als Mutter, als Vater und als Elternpaar. Die Fragen auf der nächsten Seite sollen hierbei behilflich sein.

Stellen Sie sich folgende Fragen zu Ihren »Entschleunigern«:

Welche ist die größte Veränderung für mich persönlich, seit ich Mutter/Vater geworden bin?

....

....

Welche ist die größte Veränderung für mich in der Paarbeziehung?

....

....

Entschleunigung bei Veränderung

Welche ist die größte Veränderung für mich im Alltag?

....

....

Wie bin ich bislang mit Veränderungen und Übergangssituationen umgegangen?

....

....

Was hat mich bislang in neuen Situationen am meisten verunsichert?

....

....

Was ist in neuen Situationen am hilfreichsten für mich?

....

....

AB 2 • T P

Welche Türen schließen sich, welche Türen öffnen sich?

Welche Türen haben sich durch die Elternschaft geschlossen?
Welche Ziele sind durch die Kinder nicht mehr erreichbar?
Was ist durch die Kinder unmöglich geworden?
Was ist das Problematische am Elternsein?

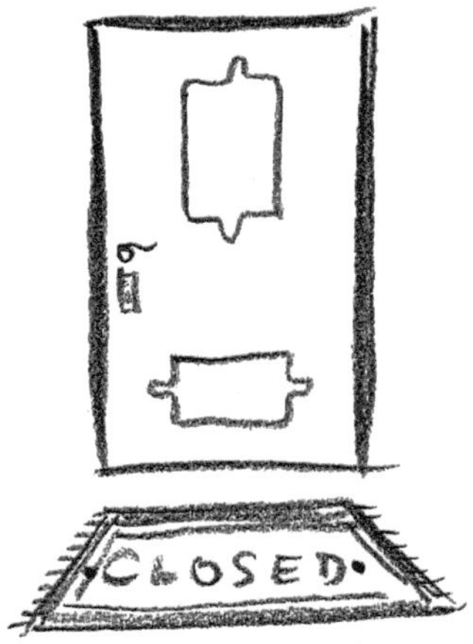

....

....

....

....

....

....

Welche Türen haben sich durch die Elternschaft geöffnet?
Welche Ziele sind durch die Kinder erreichbar?
Was ist durch die Kinder möglich geworden?
Was ist das Positive am Elternsein?

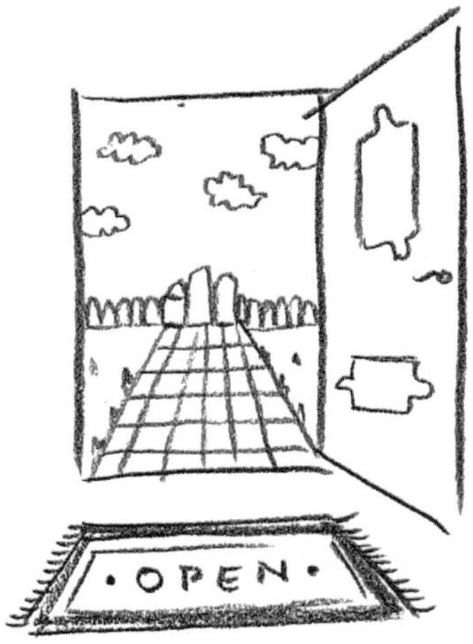

....

....

....

....

....

....

Mein etwas anderer Stammbaum

Die Vorstellung unserer Rolle als Mutter oder Vater entsteht aus unseren Erfahrungen, Erlebnissen und Begegnungen. Zudem wird eine solche Rollenvorstellung von der individuellen (familiären) Geschichte und von Erwartungen an sich selbst geprägt. Die Auffassung eigener Stärken und Schwächen spielt eine weitere wichtige Rolle in der Vorstellung der Elternschaft. Häufig ist uns dies nicht so bewusst oder wir beschäftigen uns wenig damit – und werden doch stark hiervon beeinflusst.

All diese Aspekte lassen sich mit dem Bild eines Baumes darstellen:

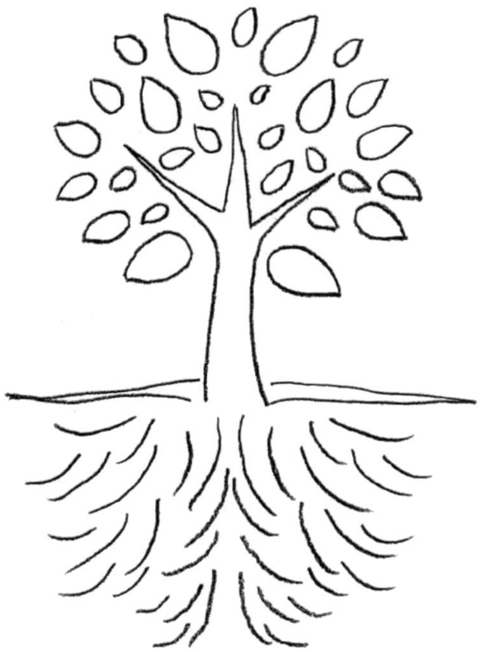

Die Wurzeln symbolisieren, woraus ich gewachsen bin: Die Geschichten über (meine) Familie, von denen ich gehört habe oder die ich selbst erlebt habe. Meine Vorbilder (die akademische Oma, die vertriebenen Großeltern, etc.) und Vorfahren. Alles, was zu meiner Herkunft gehört und mir möglicherweise Halt und Stabilität gibt.

Der Stamm repräsentiert meine Eigenschaften, Stärken, Schwächen, die Aktivitäten, die ich gerne mache (Sport, ein Instrument spielen, etc.), meine Rollen (Mutter, Tochter, Nachbarin, Freundin, etc.).

Die Äste und Blüten sind ein Bild für das neu Entstandene, für die Zukunft, für die Erwartungen an mich selbst und was ich weitergeben möchte.

- ▶ Und jetzt sind Sie dran!
- ▶ Was sind die tiefen Wurzeln, die meine Vorstellung von Elternschaft stark prägen? Welche Familienhelden und -geschichten kenne ich, die mein eigenes Mutter- bzw. Vaterbild beeinflussen?
- ▶ Welche meiner Eigenschaften haben einen Einfluss auf meine Mutter- bzw. Vater-Vorstellung? Welche aktuellen Rollen sind mir wichtig und übe ich aus? Welche meiner Stärken und Schwächen spielen eine besonders starke Rolle?
- ▶ Welche Blüten treibt mein Baum gerade? Welche Früchte möchte ich tragen bzw. was erwarte ich von mir als Mutter bzw. Vater? Was möchte ich weitergeben?

Mein etwas anderer Stammbaum

Machen Sie sich Gedanken darüber und notieren Sie Stichworte in die Kästchen:

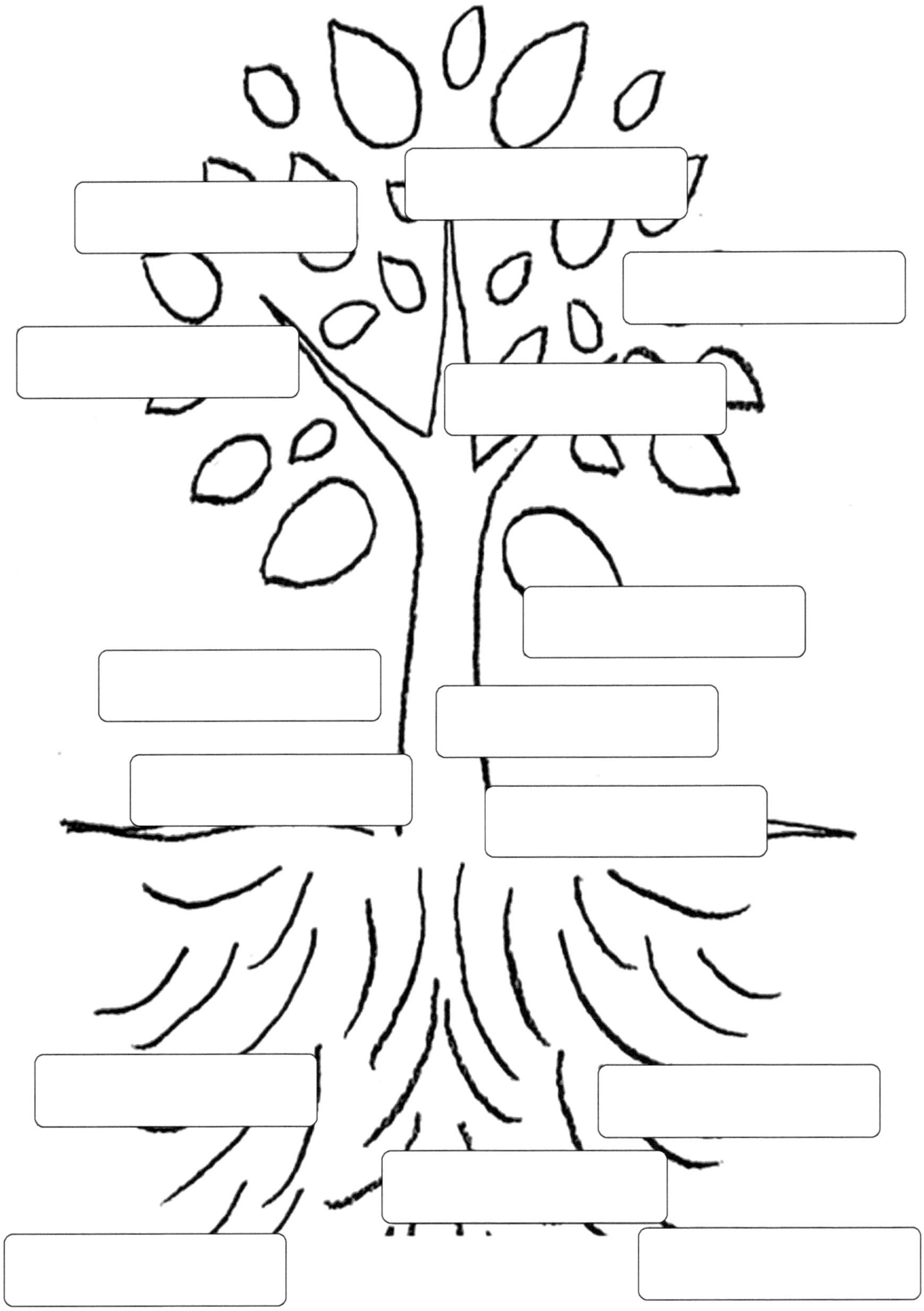

AB 4 • P

Erwartungen – gehen ins Ohr, bleiben im Kopf

Der Vater sollte bei der Geburt dabei sein.

Der Familienalltag muss gut organisiert sein.

Kinder sollten gemäß ihrer Persönlichkeit gefördert werden.

Kompetente Eltern wissen immer, was zu tun ist.

Kinder gehören zur Mutter, wenn sie klein sind.

Verlass' dich auf dein Gefühl.

Mama ist die beste!

Je entspannter die Mutter, desto entspannter das Kind.

Babys sollten mindestens sechs Monate gestillt werden.

Gute Mütter haben immer Verständnis für ihr Kind.

Bindungs- und bedürfnisorientierte Erziehung ist die beste.

Frauen haben das im Blut.

Mütter werden nie krank.

Männer weinen nicht.

Verlier' den Babyspeck und komm' wieder in Form!

Im Job muss ich so abliefern wie vor der Geburt.

Die gesellschaftliche Wertschätzung von Elternschaft ist hoch, was sich nicht zuletzt in den politischen Entscheidungen der letzten Jahrzehnte gezeigt hat (z. B. Einführung von Elternzeit für beide Eltern oder Etablierung von kommunalen Frühe-Hilfen-Netzwerken). Aber auch die gesellschaftlichen Erwartungen an die neue Elternschaft sind gestiegen. Eltern können sich davon nicht befreien: Die Erwartungen und Rollenzuweisungen bestimmen auch die eigenen Leistungsmaßstäbe und die eigene Definition von Elternschaft.

(1) Kennen Sie neben den oben genannten weitere Sprüche, Sprichworte, Zitate, etc., die mit der Mutter- oder Vaterfunktion zu tun haben oder die Ihr eigenes Mutter- und Vaterbild geprägt haben?

....

....

....

....

Erwartungen – gehen ins Ohr, bleiben im Kopf

(2) Was sind Ihrer Meinung nach aktuelle Erwartungen der Gesellschaft an Eltern? Welche Mutter- und Vaterbilder werden in der Öffentlichkeit vermittelt?

(3) Beschreiben Sie bitte Ihr eigenes Mutter- und Vaterbild sowie Ihre eigenen Erwartungen an die Elternschaft.

(4) Aufgabe bis zum nächsten Termin: Beobachten Sie bitte Mütter- und Väterbilder, die in der Werbung, in der Musik, im Fernsehen etc. vermittelt werden. Notieren Sie, was Sie beobachtet haben:

Im Rollen-Dschungel

Im Laufe des Lebens führen wir unterschiedliche Rollen aus, gleichzeitig oder nacheinander. Dieser Rollenwechsel ist ein dynamischer Prozess, der mit den aktuellen Funktionen und Lebensbedingungen zu tun hat. Einige Rollen werden freiwillig ausgewählt und ganz bewusst ausgeübt. Andere Rollen dagegen werden unbemerkt (z. B. die Beraterin der Nachbarin, die Krankenschwester des eigenen Vaters, die Assistentin des Partners) oder auch ungewollt übernommen (z. B. die Betreuerin der jüngeren Geschwister). Was ihnen gemein ist: Jede Rolle ist mit Aufgaben, Erwartungen, Werten, Haltungen, mit Zeit und emotionaler Energie verbunden. Da manche Rollen nicht eigens gewählt ausgeübt werden, kann ein Konflikt zwischen den eigenen Interessen und den fremden Erwartungen entstehen. Das kann ermüdend und anstrengend sein. Um diesen Konflikt zu managen, ist es erforderlich, sich diese Rollen bewusst zu machen. Damit ist der erste Schritt getan, um sich mehr Klarheit über den Rollen-Dschungel zu verschaffen.

Überlegen Sie sich, welche Rollen Sie zurzeit ausüben, und tragen Sie diese in die erste Spalte der Tabelle ein. Dann notieren Sie, als wie wichtig Sie diese Rollen jeweils erachten (an dieser Stelle ist es nicht relevant, ob Sie momentan jede Rolle dieser zugeordneten Wichtigkeit entsprechend ausüben).

Rolle	**Wie wichtig ist die Rolle für Sie?**					
	sehr wichtig					**nicht so wichtig**
	1	**2**	**3**	**4**	**5**	**6**
Haushälterin (kochen, einkaufen, Wäsche waschen)			X			
Chauffeuse der Familie				X		
Tochter meiner Eltern	X					

Im Rollen-Dschungel

Ordnen Sie jetzt die in der obigen Tabelle aufgelisteten Rollen gemäß ihrer Wichtigkeit. Beginnen Sie mit der wichtigsten Rolle.

(1)	(2)
(3)	(4)
(5)	(6)
(7)	(8)
(9)	(10)
(11)	(12)
(13)	(14)

Versuchen Sie nun, jeder dieser Rollen einen bestimmten Prozentsatz zuzuweisen, der der jeweiligen Wichtigkeit Ihrer Rollen entspricht. Der Kreis repräsentiert 100 % Ihrer Zeit und Energie. Nehmen Sie dafür am besten einen Bleistift, um evtl. Änderungen vornehmen zu können!

Im Rollen-Dschungel

Was haben Sie bemerkt? Was haben Sie gelernt?

....

....

....

....

....

....

....

Meine Grenzen

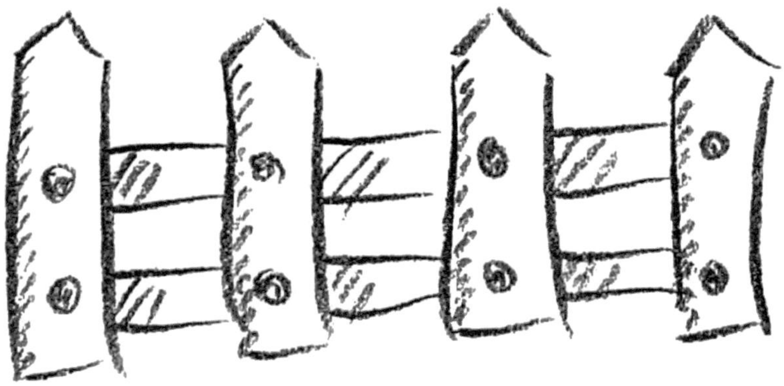

Gesunde Grenzen
Wenn wir uns über unsere Bedürfnisse im Klaren sind, wenn wir »nein« sagen, sobald wir es brauchen, wenn wir die Grenzen anderer Menschen respektieren und wenn wir uns selbst auf eine Weise mitteilen, die sich passend anfühlt, dann haben wir ganz allgemein gesprochen gesunde Grenzen. Aber nicht alle Beziehungen sind gleich: Gesunde Grenzen können uns ggf. in der einen Beziehung (z. B. zum Partner, zur Kollegin) gut gelingen und in der anderen weniger gut (z. B. zur Chefin, zum Kind). Gerade als frischgebackene Mutter oder Vater kann es zu Beginn schwerfallen, gesunde Erwartungen an sich selbst zu etablieren.

Ungesunde Grenzen
Fehlen gesunde Grenzen, führt dies dazu, dass wir ein Leben führen, das wir gar nicht wollen. Was wir für uns selbst wollen, wird vernebelt durch das, was andere sagen, denken oder wollen. Was *wir* brauchen, wird verdeckt durch das, was *andere* brauchen. Dies ist natürlich in den ersten Wochen und Monaten mit einem Kind ein zentrales Thema, denn das Baby braucht ständig irgendetwas von uns.

Und dennoch: Wie wir uns fühlen ist der erste und beste Hinweis darauf, ob wir unsere Grenzen ändern sollten. Letztlich machen uns Grenzen zu einer gesünderen Version von uns als Mutter/Vater (und auch Partnerin/Partner, Freundin/Freund, Tochter/Sohn, Kollegin/Kollege, Nachbarin/Nachbar …).

Gesund oder ungesund?
Meistens gibt es Hinweise, wenn wir unsere Grenzen missachten. Es kann jedoch vorkommen, dass wir gegen diese Hinweise ankämpfen und über unsere Grenzen hinausgehen. Dies können wir schlichtweg daran erkennen, wie wir uns fühlen und verhalten. Aussagen wie die folgenden können darauf hinweisen, dass man gesündere Grenzen benötigt:

- Ich fühle mich frustriert, ängstlich oder enttäuscht von etwas oder jemandem.
- Ich scheue es, an bestimmten Orten oder bei bestimmten Menschen zu sein, weil ich mich erschöpft fühle.
- Ich beschwere mich ständig über etwas oder jemanden.

Meine Grenzen

Die eigenen Grenzen finden

Einerseits brauchen wir uns Grenzen nicht künstlich auszudenken oder diese zu spielen, denn jeder hat ohnehin Grenzen. Andererseits ist es völlig normal, nicht all seine Grenzen für jede mögliche Situation bereits zu kennen – denn wir verändern uns mit der Zeit. Und neue Lebensabschnitte führen häufig dazu, dass das, was wir wollen oder brauchen, sich verändert. Insbesondere in einer neuen Situation wie der Elternschaft sind wir anfangs meist unsicher und müssen erst einmal herausfinden, was unsere Grenzen sind und welche wir setzen wollen. Zu guter Letzt ist nicht auszuschließen, dass Grenzen nicht funktionieren. Sie können zu starr sein oder sie können nicht existent sein. Wie immer ist ein Gleichgewicht am besten. Dieses finden wir nur durchs Ausprobieren, bis es passt – frei nach dem Motto »Du kannst zwar nicht den Wind kontrollieren, aber du kannst deinen Kurs anpassen« (Zitatquelle unbekannt). Die folgenden Fragen sollen behilflich beim Ausprobieren sein.

In welchen Situationen oder mit welchen Menschen fühle ich mich unwohl?
Welche Situationen/Menschen meide ich oder über welche beschwere ich mich?

....

....

....

Was sind meine Grenzen als Mutter/Vater und warum?
Welche Grenzen kann ich guten Gewissens vertreten?

....

....

....

Sind es meine Träume oder Albträume, die meine/unsere familiären Regeln und Grenzen steuern?

....

....

....

Was ist richtig für mich mit diesem Kind?

....

....

Zudem könnten Sie ggf. überlegen, wie Sie mit dem Thema »Nein sagen« umgehen.

AB 7 • P

Was für eine Mutter / ein Vater möchte ich sein?

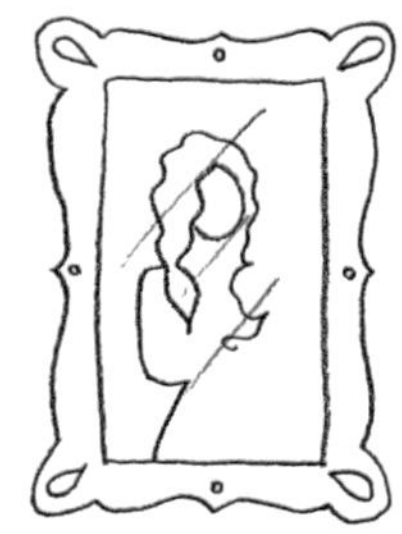

Nachdem Sie sich mit den verschiedenen Aspekten beschäftigt haben, die einen Einfluss auf Ihr Mutterbild haben können, überlegen Sie sich:

- ▶ Welche Mutter möchte ich im Spiegel sehen?
- ▶ Das ist das Bild der Mutter, die ich sein möchte.
- ▶ So möchte ich von anderen (z. B. meinen Kindern) gesehen werden.

Notieren Sie diese Aspekte in den Spiegeln:

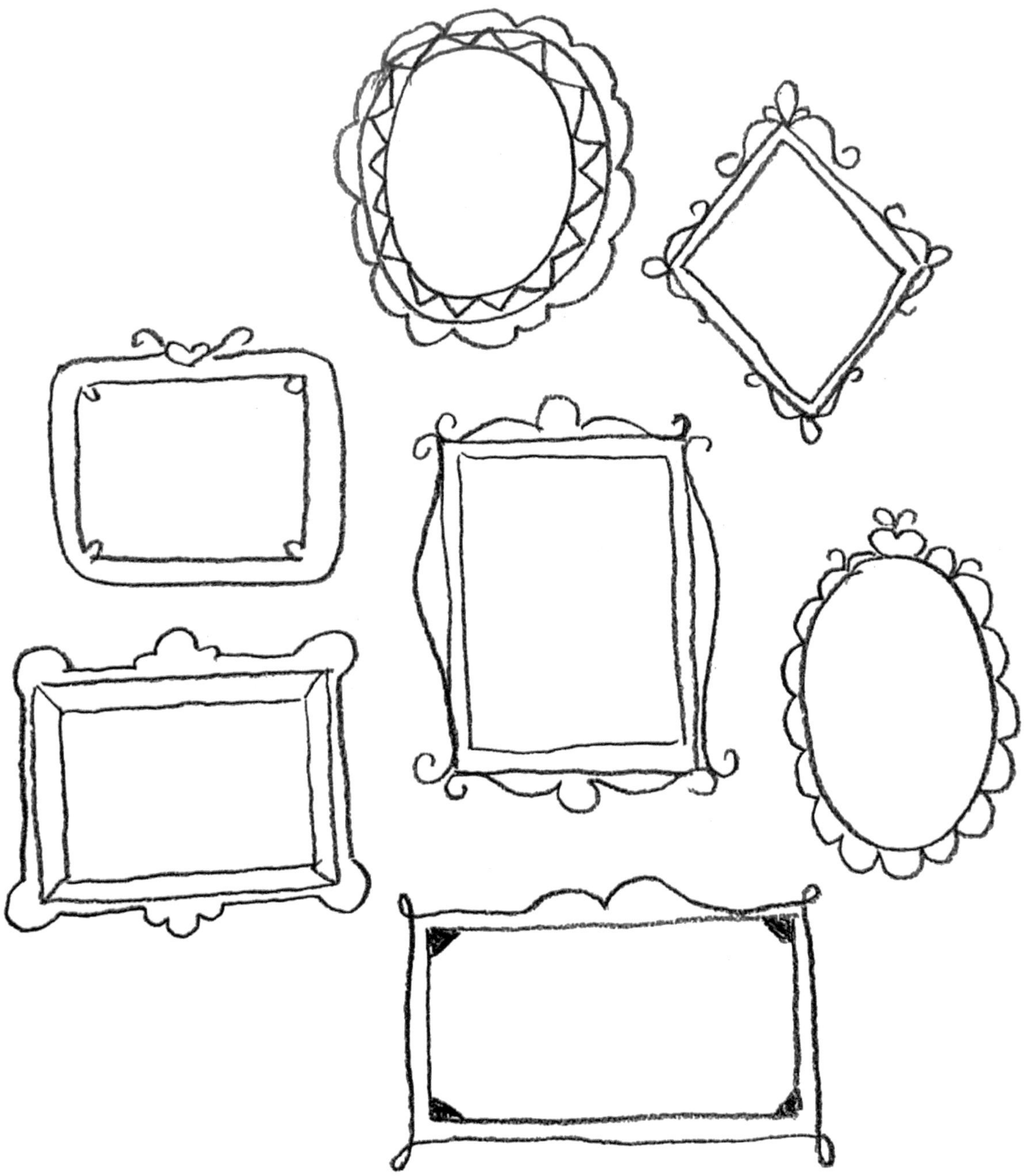

AB 8 • P

Der David von Michelangelo

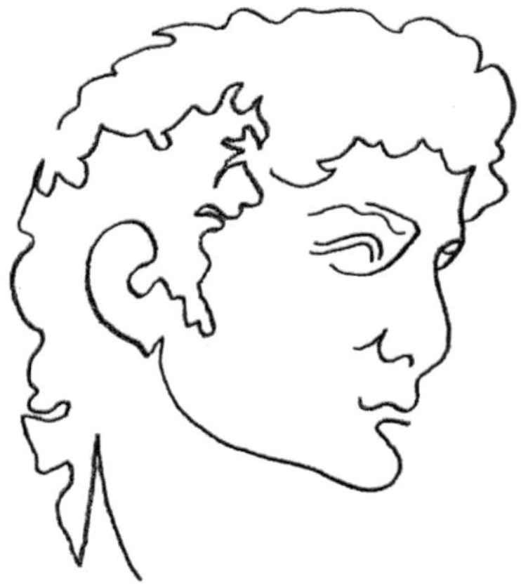

Einmal wurde Michelangelo von einer wohlhabenden Familie beauftragt, eine Statue von außergewöhnlicher Schönheit zu erstellen. Er begab sich dann auf die Suche nach einem geeigneten Marmorstein für sein Werk. Eines Tages entdeckte er einen vollkommenen, noch unangerührten, vergessenen Steinblock. Diesen Marmorblock nahm er für sein Projekt.

Aus dem Marmorblock wurde die Statue des David, die als bekannteste Skulptur der Kunstgeschichte gilt. Bis der David fertig war, brauchte Michelangelo zwei Jahre. Noch zwei weitere Jahre dauerte es, bis die Statue durch Schleifen und Polieren fertiggestellt war.

Als die Statue schließlich feierlich enthüllt wurde, waren viele Menschen herbei gekommen, um die unglaubliche Schönheit des David zu bewundern. Die Leute fragten Michelangelo, wie es ihm denn möglich gewesen war, eine so wunderschöne Statue zu schaffen. Michelangelo antwortete: »Der David war immer schon da gewesen. Ich musste lediglich den überflüssigen Marmor um ihn herum entfernen.«

(Autor unbekannt)

Was assoziieren Sie mit dieser Geschichte? Welche Gedanken haben Sie dazu? Was bedeutet sie für Sie und Ihre Rolle als Mutter bzw. Vater?

....

....

....

....

....

....

....

Meine Botschaften

Als Eltern werden wir immer wieder an die eigene Kindheit erinnert und daran, welche Botschaften uns von den eigenen Eltern, Großeltern oder anderen Personen mitgegeben wurden. Manche davon sind hilfreich, andere möglicherweise weniger. Und manchmal stellen wir uns vielleicht die Frage: Was möchten wir eigentlich unserem Kind mitgeben? Welche Werte möchten wir vermitteln, welche Sichtweisen oder Einstellungen, Lebens- oder Verhaltensweisen?

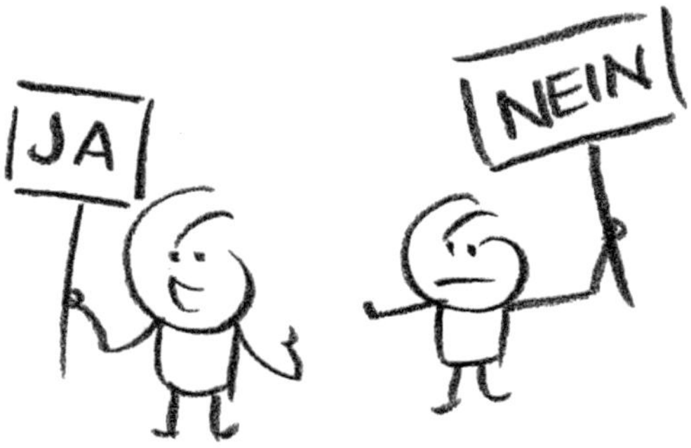

Welche Botschaften möchte ich meinem Kind mitgeben – und welche nicht?

Das möchte ich mitgeben:	Das möchte ich nicht mitgeben:
»Was Du nicht willst, was man Dir tu', das füg' auch keinem andern zu.«	»Ohne Fleiß kein Preis.«
Familie und Freunde sind das Wichtigste im Leben.	Arbeit und Leistung sind das Wichtigste im Leben.

Meine Botschaften

Ein Gedankenexperiment zum Worst-Case-Szenario. Jetzt mal anders herum gedacht. Angenommen, ich möchte die unerwünschten Botschaften weitergeben: Was müsste ich dafür tun?

Beispiel: Ich müsste jede freie Minute arbeiten und kaum Zeit für meine Familie haben.

....

....

....

....

....

....

....

Wie könnte ich jeden Tag ein bisschen besser werden?

Beispiel: Ich nehme mir vor, auch mal früher Feierabend zu machen und meine Familie mit einem Kinobesuch zu überraschen.

....

....

....

....

....

....

....

AB 10 • P T

Warum alte und neue Freundschaften wichtig sind

In der Zeit rund um Schwangerschaft und Geburt sowie in den ersten Jahren als Eltern verändern sich sehr viele Bedingungen: die Tage und Nächte, der Körper, die Berufstätigkeit und Freizeit, die Paar- und Familienbeziehungen und Freundschaften und noch vieles mehr. Freundschaften spielen dabei häufig eine wichtige Rolle – sowohl alte als auch neue.

Alte Freundschaften (in Anlehnung an The School of Life, 2021).

Alte Freundschaften durch alte Gemeinsamkeiten. Mit manchen Menschen sind wir, auch wenn uns das gar nicht so klar ist, nur befreundet, weil wir irgendwann mal mit ihnen befreundet waren. Vielleicht ist es Jahrzehnte her, dass wir viel gemeinsam hatten, z. B. hatten wir den gleichen Schulweg, wohnten im selben Studentenwohnheim oder machten in derselben Firma ein Praktikum. Doch dann sind unsere Lebenswege ganz unterschiedlich verlaufen und unsere jetzige Lebenswirklichkeit mag meilenweit auseinanderliegen. Würden wir uns heute kennenlernen, fänden wir uns vielleicht ganz nett, aber würden uns niemals anfreunden.

> **Wichtig**
>
> Diese Freundschaften sind eine Verbindung zu früheren Versionen unserer selbst, die uns im Alltag nicht zugänglich sind, aber doch sehr wichtige Einsichten bieten: Alte Freunde bzw. Freundinnen hüten Erinnerungen, die wir sonst vergessen.

Alte Freundschaften erinnern uns. Denn durch sie erkennen wir, wie wir uns entwickelt haben, was früher schmerzlich oder wichtig war, oder was uns interessiert und begeistert hat. Mit 20 fanden wir möglicherweise das Singledasein furchtbar. Mit 40, mit der eigenen Familie, wären wir zunehmend geneigt, wieder mal Single zu sein, und haben in Tagträumen Spaß an unkomplizierten Dates. Manche Eltern wissen noch, wie empfindlich sie als Kind gegenüber Ungerechtigkeiten waren; langfristig sind wir liebevollere Partner, wenn wir in Erinnerung behalten, wie wir uns kennenlernten. Uns daran zu erinnern, wie es war, anders zu sein als wir es heute sind, ist also wichtig für persönliches Wachstum und Integrität.

> **Wichtig**
>
> Freundinnen und Freunde von früher können wertvolle Teile von uns beleben, die wir brauchen, aber manchmal im Alltagstrott der Gegenwart vergessen.

Alte Kontakte wieder auffrischen. Das kann hilfreich sein: Bei Treffen zu zweit, Telefonaten oder mit gelegentlichen Mails.

Überlegen Sie gemeinsam, welche alte Freundin Sie kontaktieren könnten, um einen »vergessenen«, aber wertvollen Teil Ihrer Selbst wiederzubeleben.

Warum alte und neue Freundschaften wichtig sind

Neue Freundschaften (in Anlehnung an Postpartum Support International, 2021)

Mütter brauchen Mütter. Als frischgebackene Mütter brauchen wir andere frischgebackene Mütter als Freundinnen, weil sie genauso in Windeln, Schlaflosigkeit und Fütterungsproblemen stecken wie wir selbst. Sie haben die gleiche Problemlösungsmentalität und mit ihnen können wir praktische Überlebenstipps austauschen.

Bei Mütter-Freundeskreisen, die durch Schwangerschafts- oder Babykurse zustande kommen, oder bei Mütter-Freundschaften, die auf der Wochenstation in der Geburtsklinik gegründet wurden, entsteht häufig eine sofortige Bindung. Denn alle haben eine große Gemeinsamkeit: Wie kann ich selbst überleben, während ich mein Baby zum Gedeihen bringe? Der Stress, der hiermit einhergeht, ist in Isolation viel größer als in Gemeinschaft.

Wichtig

In der Peripartalzeit können sich Mütter gegenseitig besonders gut verstehen und helfen – besser als Ehepartner, Geschwister, Elternteile oder sogar Freunde, die noch keine oder bereits ältere Kinder haben.

Die Babys als Verbindung. Eine einzige Verbindung reicht für eine neue Freundschaft unter Müttern aus: nämlich zur gleichen Zeit ein Baby bekommen zu haben. Dabei spielen – im Gegensatz zu Freundschaften aus anderen Lebenslagen – intellektuelle, kulturelle, politische oder religiöse Interessen keine Rolle. An den neuen Freundinnen kann man sich orientieren, was Veränderungen in Körper, Ehe, Arbeit, Familienbeziehungen und vieles mehr angeht.

Wichtig

Das Mutterwerden und Muttersein wandelt unsere Identität und unseren Körper. Durch den Spiegel dieser Freundschaften können wir Klarheit über unsere eigene neue Identität als Mutter erlangen.

Freundinnen für eine Saison oder für immer. Mütter-Freundschaften dienen zu Beginn einem Zweck und enden manchmal in einer lebenslangen Verbindung. Soziale Unterstützung unter Mama-Freundinnen ist das A und O in der Peripartalzeit. Sich neue Freundinnen mit Babys zu suchen, um zunächst den Nutzen gegenseitiger Empathie und Unterstützung zu haben, ist daher völlig legitim. Über die Zeit stellt sich vielleicht eine dieser Freundinnen als echte Seelenverwandte heraus; andere sind lediglich Freundinnen für die Saison der Elternzeit.

Überlegen Sie gemeinsam, wie Sie neue Freundinnen gewinnen können oder mit welcher Freundin Sie sich besonders verbunden fühlen, die Sie durch das Mutterwerden gefunden haben.

Pippi oder Annika?

»Das habe ich noch nie vorher versucht, also bin ich völlig sicher, dass ich es schaffe.«

(Verfasser unbekannt)

Die obige Aussage könnte gut von Pippi Langstrumpf stammen – sie geht auf vor ihr liegende Herausforderungen ganz selbstsicher zu und legt los. Manchmal ist es wirklich so: Wir wachsen tatsächlich über uns hinaus, wenn es eine stressige oder das Leben verändernde Situation erfordert. Manchmal werden wir aber auch überwältigt. Weder eine Unter- noch eine Überschätzung unserer Selbst ist letztlich hilfreich – eine genaue und ehrliche Selbstbeurteilung vielmehr sehr wichtig.

Die Intention des hierzu gehörenden Arbeitsblattes ist die folgende: Die oben stehende Aussage soll zu einem Gespräch einladen und zur Reflexion anregen, z. B. bezüglich folgender Punkte:

- »Stimme ich der Aussage zu oder widerstrebt es mir – und warum?«
- »Ticke ich eher wie Pippi oder wie Annika?«
  - Pippi: lustig, mutig, spontan, großzügig
  - Annika: schüchtern, ängstlich, brav, sauber
- »Wie geht Pippi Langstrumpf mit Leistungsorientierung und Erwartungen um – und wie ich?«
- »Setze ich mich unter Druck, wenn eine Veränderung bevorsteht oder bereits im Gange ist?«
- »Wie gehe ich mit Unbekanntem um?«
- »Bin ich eher optimistisch-zuversichtlich oder pessimistisch-skeptisch und welche Funktion hat dies für mich?«
- »Was denke ich über mich, wenn ich etwas schaffe, und was denke ich über mich, wenn ich etwas nicht schaffe?«
- »Was ist mein Plan A, was sind meine Pläne B und C?«
- »Welche Rolle spielt für mich die ›selbsterfüllende Prophezeiung‹?«
- »Schätze ich mich tendenziell zu schlecht oder zu gut ein? Woran liegt das?«
- »Wozu bin ich fähig und was ist erforderlich, um mein Potenzial auszuschöpfen?«

2 Aufbau, Entwicklung und Stützung der Eltern-Kind-Beziehung

Eine psychische Erkrankung eines Elternteils wirkt sich fast immer auf die Beziehung zum Kind aus. Bereits leichte psychische Störungen können zu Defiziten in verschiedenen Bereichen der Beziehung führen und deren angemessene Gestaltung beeinträchtigen.

Für die Therapie in der Peripartalzeit ist die klinische Beurteilung der Eltern-Kind-Beziehung von großer Bedeutung. Folgende Bereiche haben sich als relevant erwiesen:

(1) Interaktion: das beobachtbare Verhalten der Eltern im Austausch mit ihrem Kind
(2) Bonding: die selbst wahrgenommene Beziehung zum Kind, die emotionale »Verbindung« mit ihm
(3) Selbstwirksamkeit: das Erleben von Effizienz und Kompetenz in der Elternrolle
(4) Alltagsversorgung: die Fähigkeit, die Bedürfnisse der Kinder im Alltag zu sichern

Oft werden diese Bereiche in der Literatur nicht klar definiert, undifferenziert verwendet oder nicht eindeutig voneinander abgegrenzt. Im Folgenden wird daher die Terminologie erläutert.

Die Eltern-Kind-Interaktion

Neugeborene und Säuglinge verfügen über eine gut entwickelte Wahrnehmungs- und Integrationsfähigkeit. Aus dem angeborenen Bedürfnis nach Kommunikation, Beziehung zur Umwelt und deren Exploration ist das Baby in der Lage, Interaktionen zu seinen Eltern zu initiieren und Zusammenhänge zwischen seinem Verhalten und den Reaktionen der Interaktionspartner herzustellen. Solche »Kontingenzerfahrungen« ermöglichen erste Wahrnehmungen von Kausalität und Selbstwirksamkeit. Den Bedürfnissen und Fähigkeiten des Säuglings entsprechen elterliche Verhaltensweisen: die intuitiven elterlichen Kompetenzen. Dazu zählen u. a. die auf das Kind gerichtete Aufmerksamkeit, die Baby- oder Ammensprache, die übertriebene Mimik und Gestik, die erhöhte Stimmlage, die Regulation von Nähe/Distanz, die adäquate Verhaltensgeschwindigkeit, schnelle und angemessene Reaktionen etc. Sie alle sind dem Säugling angepasst und ermöglichen den Eltern, die Bedürfnisse des Kindes zu erkennen und diese adäquat zu befriedigen. Diese Fähigkeit der Eltern wird »Feinfühligkeit« genannt und unterstützt nicht nur die Aufmerksamkeit des Kindes, seine Affektregulation, seine allgemeine Entwicklung, sondern bildet auch die Basis, auf der die emotionale Beziehung des Kindes zu seinen Eltern (kindliche Bindung bzw. Attachment) aufgebaut werden kann.

Die emotionale Beziehung der Eltern zum Kind

Die beiden unterschiedlichen englischen Begriffe »Attachment« und »Bond« bzw. »Bonding« werden auf Deutsch mit demselben Wort »Bindung« übersetzt. Das kann daher irreführend sein und verursacht immer wieder Missverständnisse, denn bei den englischen Begriffen handelt es sich um zwei sehr unterschiedliche Konzepte.

Attachment. Dieser Begriff bezeichnet die innige, dauerhafte emotionale Beziehung eines Kindes zu seinen engsten Bezugspersonen, in der Regeln den Eltern. Diese Bezugspersonen garantieren dem Kind seine Versorgung und geben ihm Schutz und das Gefühl von Sicherheit. Das Kind verinnerlicht dieses Wissen und weiß, dass es sich darauf verlassen kann, dass die Bindungsperson bei Bedarf (auch in Form von Belastung und Stress) zuverlässig für es da ist.

Bonding. Auch hier geht es um das emotionale Band, das Menschen verbindet. In diesem Fall ist die emotionale Beziehung eines Elternteils zum Kind gemeint. Bonding bezieht sich auf Kognitionen, Gefühle und Verhaltensweisen, die die emotionale Beziehung eines Elternteils zu seinem Kind darstellen. Ein frühes positives Bonding spielt, ähnlich wie eine adäquate Interaktion, eine wesentliche Rolle bei der sozio-emotionalen Entwicklung des Kindes.

Das Erleben von Effizienz in der Elternrolle
Das Erleben von Effizienz in der Elternrolle wird elterliche Selbstwirksamkeit, elterliches Selbstvertrauen, elterliches Selbstwertgefühl und manchmal auch Selbsteinschätzung der elterlichen Kompetenzen genannt und oft werden diese Begriffe als Synonyme verwendet. In allen Fällen handelt es sich um die Wahrnehmung und subjektive Einschätzung der Eltern bezüglich ihrer Fähigkeit, angemessen und kompetent mit dem Kind umzugehen, es zu unterstützen sowie seine Entwicklung zu fördern.

Die Alltagsversorgung
Psychisch kranke Eltern haben oft Schwierigkeiten, den Tag zu strukturieren und ihn organisiert zu gestalten. Das kann dazu führen, dass z. B. vergessen wird, die Windeln regelmäßig zu wechseln oder das Kind zu füttern. Selbst die physiologischen Zeichen des Kindes wie Hunger, Müdigkeit, Überforderung, Schmerzen, die die elterliche Aufmerksamkeit steuern könnten, werden oft nicht wahrgenommen oder fehlinterpretiert. Manche Eltern schaffen es nicht, ihre Kinder ausreichend vor Gefahren zu schützen, entweder weil sie die Gefahren nicht wahrnehmen oder den Schutz des Kindes nicht vorausschauend planen können. Ein wichtiger Parameter in der Alltagsversorgung ist die zeitliche Dimension: So kann ein Elternteil beispielsweise adäquat und liebevoll sein, aber ihre Ressourcen reichen krankheitsbedingt nicht aus, den ganzen Tag mit dem Kind zu bestreiten.

2.1 Eltern-Kind-Interaktion

Die folgenden Arbeitsblätter unterstützen die bewusste Wahrnehmung und richtige Interpretation der Kommunikationswege der Kinder und auf welche Art und Weise die verschiedenen Strategien der Eltern, um mit dem Kind zu interagieren, auf das Kind wirken. Sie können den Eltern helfen, herauszufinden, was gut funktioniert, was verbesserungsfähig ist und ggfs. Lösungsmöglichkeiten zu entwickeln.

Übersicht über die Arbeitsblätter

INFO 1 Eltern-Kind-Interaktion
Dieses Infoblatt für Therapeutinnen beschreibt kurz die typischen Verhaltensweisen von Eltern und Kindern im Zusammenhang mit einer psychischen Erkrankung in der Peripartalzeit.

AB 12 Eltern-Kind-Interaktion I – Kommunikation
Eingeschränkte Wahrnehmung der Signale des Kindes, mangelnde Reaktivität und Fehlinterpretationen des kindlichen Verhaltens sind typische Defizite der Interaktion psychisch belasteter Eltern. Das Hauptziel dieses Arbeitsblattes ist es, genau diese Aspekte zu unterstützen und zu fördern, damit eine adäquate Kommunikation zwischen den Eltern und ihren Kindern entstehen kann, wobei der Schwerpunkt dieses Blattes auf die Wahrnehmung und Interpretation von Verhaltensweisen und Reaktionen des Kindes gesetzt wurde.

AB 13 Eltern-Kind-Interaktion II – Signale und Reaktionen
Mithilfe dieses Arbeitsblatts soll wahrgenommen und geübt werden, ob und wie ein Elternteil auf das vom Kind gezeigte Verhalten reagiert und welche Emotionen bei den Eltern dadurch ausgelöst werden.
(Unterstützend kann an dieser Stelle ein »Gefühlsstern« eingesetzt werden, beispielsweise aus Traub & In-Albon (2017) Therapie-Tools Angststörungen, **AB 97** »Eltern-Kind-Kontakt«).

AB 14 Eltern-Kind-Interaktion III – Memory-Spiel in zwei Schritten
Durch ein Spiel können hier die geübten interaktionalen Kompetenzen der Eltern gemeinsam geübt werden. Das AB ist für die Therapeutinnen gedacht, die das Spiel vorbereiten und leiten. Anhand der Memory-Karten und auf spielerische Weise können erneut Interpretationen überprüft und ggf. korrigiert werden.

Eltern-Kind-Interaktion

Wissenschaftliche Studien haben mehrfach gezeigt, dass eine psychische Belastung bzw. Erkrankung von Eltern deren Umgang mit dem Baby negativ beeinflussen und mit einer Abnahme ihrer intuitiven elterlichen Kompetenzen, vor allem der Feinfühligkeit, einhergehen kann. Aus Defiziten in der Interaktion mit einem erkrankten Elternteil lernen Babys, dass sie keine zuverlässige Zuwendung von ihnen erwarten können, wenn sie Hilfe oder Unterstützung brauchen, z. B. bei der Regulation ihrer Emotionen, als Antwort auf ihre Interaktionsangebote oder als Anregung zur Kommunikation. Daraus kann sich ein Teufelskreis aus Missverständnissen zwischen Eltern und Baby entwickeln, indem die betroffenen Eltern immer mehr den Eindruck gewinnen, zu versagen und vom eigenen Kind abgelehnt zu werden. Auf dieser Weise können langfristige Verhaltensauffälligkeiten und Störungen der kindlichen emotionalen und kognitiven Entwicklung auftreten (Papousek et al. 2002).

Wichtig

Um solch negative Entwicklungsverläufe der Kinder vorzubeugen, ist es erforderlich, die verschiedenen Aspekte der Eltern-Kind-Interaktion zu verbessern. Als Basis hierfür eignen sich die positiven und gelungenen Interaktionssequenzen, die in jedem Austausch auch zwischen psychisch kranken Eltern und ihren Kindern – unabhängig von der Diagnose und dem Schweregrad der Erkrankung – zu beobachten sind. Gelungenes Interaktionsverhalten trotz elterlicher Erkrankung stellt einen Schutzfaktor für die Entwicklung der Kinder dar (Laucht et al. 2002).

Über verschiedene Diagnosegruppen psychischer Störungen hinweg beziehen sich die Defizite der Eltern-Kind-Interaktion auf folgende Aspekte:

- den prädominierenden Affekt,
- die Art und Qualität der Kommunikation,
- die Struktur der Interaktion,
- die Austauschqualität und
- das Steuerungsverhalten während der Interaktion.

So verhalten sich z. B. Eltern mit einer depressiven Symptomatik in der Interaktion mit ihren Säuglingen oder Kleinkindern häufig passiv, wenig responsiv und kurzfristig intrusiv oder überstimulierend. Obwohl sie in der Lage sind, Emotionen des Kindes wahrzunehmen oder das Kind in seiner Affektregulation zu unterstützen, übersehen sie immer wieder wichtige Signale der Kinder oder reagieren auf diese mit Verzögerung oder nicht adäquat. Die Kinder sind oft irritierbar, lassen sich nicht beruhigen, verhalten sich zurückgezogen und reagieren wenig auf Ansprache oder interaktive Spiele.

Eltern mit Angststörungen sind in der Regel überfürsorglich und können sich häufig in ein Kontrollverhalten hineinsteigern, das die Unterstützung durch weitere Bezugspersonen, z. B. den anderen Elternteil, nicht mehr zulässt. Daraus steigt die Überforderung der Betroffenen, während die Feinfühligkeit und die Freude an der Interaktion mit dem Kind abnehmen. Die Kinder wirken angespannt, unruhig, unzufrieden und haben Schwierigkeiten, sich selbst zu regulieren.

Eltern-Kind-Interaktion

Zwanghafte Handlungen und Gedanken können so überhandnehmen, dass der Alltag schwer bewältigt werden kann. So wirken z. B. Mütter in der Interaktion mit ihren Babys und Kleinkindern gehemmt und rigide, zeigen oft wenig Freude und können bestimmend und einschränkend auf das Explorationsverhalten der Kinder reagieren. Als Antwort darauf reagieren ihre Kinder oft mit Protest und können einen negativen Affekt zeigen.

In der Interaktion zwischen Eltern mit einer emotional instabilen Persönlichkeitsstörung und ihren Kindern ist nicht selten ein intrusives und wenig sensitives Verhalten zu beobachten. Sie zeigen oft Schwierigkeiten, die Zeichen der Kinder zu interpretieren und dadurch fällt es Ihnen schwer, sich auf die Bedürfnisse der Kinder einzustellen. Die Interaktionssequenzen wirken teilweise wenig strukturiert.

Bezüglich der Interaktion psychotischer Mütter mit ihren Säuglingen ist zu erwarten, dass schizophrene Positivsymptomatik mit Überexpressivität (z. B. Intrusivität oder Überstimulation) einhergeht, Negativsymptomatik dagegen mit eher wenig Engagement in der Interaktion (wie z. B. selten synchrone und reziproke Sequenzen oder wenige Versuche, einen Austausch mit dem Kind zu initiieren) sowie wenig kontingentes Verhalten oder wenig positiver Affekt.

Wichtig

Bei der elterlichen Symptomatologie ist die Beeinträchtigung des Interaktionsverhaltens jeweils umso ausgeprägter, je höher der Schweregrad der Diagnose ist. Im Allgemeinen gilt jedoch die Beobachtung, dass das Verhalten des erkrankten Elternteils eher durch unspezifische interaktive Defizite geprägt ist als durch die krankheitsspezifische Psychopathologie. Diese Beobachtungen ermöglichen eine therapeutische Intervention, die nicht krankheitsspezifisch ausgerichtet ist und daher auch Gruppenarbeit mit Eltern mit unterschiedlichen Diagnosen zulässt.

Eltern-Kind-Interaktion I – Kommunikation

Dieses und die Arbeitsblätter 13 » Eltern-Kind-Interaktion II – Signale und Reaktionen« und 14 »Eltern-Kind-Interaktion III – Memory-Spiel in zwei Schritten« beschäftigen sich mit verschiedenen Aspekten der Eltern-Kind-Interaktion als Basis für eine gelungene Feinfühligkeit. Sie haben das Ziel, die Wahrnehmung und die richtige Deutung der unterschiedlichen Ausdrucksweisen der Kinder betroffener Eltern zu fördern, sie für die eigenen und die kindlichen Emotionen zu sensibilisieren und positive, erfüllende Erfahrungen im Austausch mit ihren Babys zu ermöglichen.

Durch die verschiedenen Aktivitäten sollten Eltern sich an erster Stelle darüber bewusst werden, dass sie ein ganzes Verhaltensrepertoire besitzen, das sie in der Interaktion mit ihren Kindern instinktiv und mehr oder weniger adäquat einsetzen sowie dass diese Verhaltensweisen entweder eine Reaktion auf die Botschaften ihrer Kinder sind oder ein Versuch, einen Austausch mit ihnen zu beginnen. Ihnen sollte bewusst werden, dass Kinder sehr schnell nach der Geburt in der Lage sind, Bedürfnisse, Emotionen, Zustände etc. zu vermitteln und dass sie eine Antwort darauf erwarten. Darüber hinaus sollten die Aktivitäten den Eltern dabei behilflich sein, zu realisieren, dass ihr Verhalten auch einen Effekt auf das Kind hat. Durch die elterlichen Reaktionen machen Babys meist die Erfahrung, dass sie ihre Umwelt beeinflussen und eine Antwort auf ihre Botschaften hervorrufen können.

An zweiter Stelle sollen die Aktivitäten in diesem Block es den Eltern ermöglichen, ihre Gefühle in der Interaktion mit ihrem Kind zu erkennen und sich mit den möglichen Gefühlen des Kindes und ihrer Ausdrucksform zu beschäftigen.

Die elterlichen Fähigkeiten psychisch erkrankter Eltern können beeinträchtigt sein, insbesondere in der Interpretation der Signale des Kindes, was zur Folge haben kann, dass die Bedürfnisse und Interessen der Kinder nicht adäquat erfüllt werden. Eine mögliche negative Konsequenz von Fehlinterpretationen ist die Entstehung von negativen Kognitionen bzw. von Denkfehlern auf Seiten der Eltern. Daher ist ein weiterer Schwerpunkt der folgenden Arbeitsblätter die Unterstützung treffender Interpretationen zur Vermeidung von negativen Kognitionen.

Nach der Bearbeitung dieses Arbeitsblattes sollten die Eltern eine eigene, aus der Erfahrung entstandene Definition von Feinfühligkeit haben, die diejenige ersetzt, die häufig nach dem Muster von Elternrategebern rezitiert wird.

Tipps für Therapeutinnen

Die Betrachtung von Videosequenzen erleichtert die Wahrnehmung fremden und eigenen Verhaltens und ist daher eine hervorragende Methode für die Arbeit zur Erkennung und Interpretation interaktionsfördernder und -nichtfördernder Verhaltensweisen der Eltern sowie für die Erkennung typischer Verhaltensweisen der Kinder. Die Betrachtung von Sequenzen, bei denen fremde Eltern und Kinder zu sehen sind, unterstützt die eher objektive Wahrnehmung beobachtbarer Verhaltensweisen oder Emotionsausdrücke und erleichtert hierdurch die Selbstwahrnehmung und die Übertragung auf das eigene und das kindliche Verhalten und Emotionen in der Interaktion. Ebenso können durch Visualisierung kognitive Fehlinterpretationen oder Wahrnehmungsbeeinträchtigungen (teilweise) korrigiert werden.

Eine Reihe qualitativ hochwertigen Videomaterials ist in Deutschland entweder kostenfrei, gegen eine Schutzgebühr oder in Buchhandlungen zu erhalten. Wir empfehlen:

»Signale des Babys« – Ein filmisches Lexikon der Babysprache. Filme kostenfrei über YouTube (https://bit.ly/3YXavHg) oder auf DVD gegen Schutzgebühr erhältlich (bestellbar über die Deutsche Liga für das Kind: https://bit.ly/3I7uD3h).

Eltern-Kind-Interaktion I – Kommunikation

Wichtig

Für den Einsatz von Videos in der therapeutischen Arbeit sind folgende Punkte wichtig:

- Die Arbeit mit Videosequenzen ist grundsätzlich eine ressourcenorientierte Arbeit.
- Setzen Sie an erster Stelle immer Sequenzen mit positiven Szenen ein.
- Verwenden Sie eine beschreibende, wertneutrale Formulierung, wenn Sie Beispiele präsentieren.
- Achten Sie darauf, dass die betroffenen Eltern sich nicht direkt oder indirekt kritisiert fühlen.
- Versuchen Sie, die eigene Wahrnehmung der Eltern zu aktivieren, und lenken Sie ihre Aufmerksamkeit gezielt durch Fragen. Fragen Sie zum Beispiel:
  - Was haben Sie gesehen?
  - Was ist Ihnen bei der Mutter / dem Vater aufgefallen?
  - Was ist Ihnen beim Kind aufgefallen?
- Unterstützen Sie die Eltern zu erkennen, welche Verhaltensweise der Eltern die Kinder dazu bringen, mit ihnen zu interagieren:
  - Was hat die Mutter / der Vater gesagt / getan / nicht getan etc.?
  - War dieses Verhalten hilfreich? Hätte man etwas anders machen können?
- Helfen Sie den Eltern, die Reaktionen des Kindes wahrzunehmen und zu verstehen. Unterstützen Sie die Eltern auch darin, die Reaktionen der Eltern auf das Verhalten des Kindes wahrzunehmen:
  - Hat das Kind reagiert? Wie hat das Kind reagiert?
  - Hat die Mutter / der Vater gesehen / gehört / gemerkt, dass das Kind reagiert hat?
  - Was hat das Kind gemacht?
  - Wie haben die Eltern auf die Reaktion des Kindes selbst reagiert?
- Überprüfen Sie die Interpretationen der Eltern und nützen Sie die Gelegenheit, diese zu korrigieren:
  - Was könnte dieser Gesichtsausdruck / diese Blickabwendung, etc. des Kindes bedeuten?
  - Warum hat das Kind das gemacht?
  - Was könnte dieser Gesichtsausdruck / Blickabwendung, etc. sonst oder auch bedeuten?
  - Wenn Sie dem Kind eine Stimme geben würden: Was würde es möglicherweise sagen?
- Helfen Sie den Eltern, ihre eigenen Gefühle zu entdecken. Unterstützen Sie sie auch dabei, die beobachteten Situationen und die damit verbundenen Emotionen auf die Erlebnisse mit dem eigenen Kind zu übertragen:
  - Wie geht es Ihnen, wenn Sie die Situation sehen? (sowohl bei positiven als auch bei negativen Situationen)
  - Kennen Sie selbst ähnliche Situationen, in denen Sie bei Ihrem Kind eine solche Verhaltensweise beobachtet haben?
  - Was haben Sie dabei gedacht? Wie ging es Ihnen dabei? (ggf. Chance zur Korrektur der Wahrnehmung).
  - Würden Sie jetzt dieses Beispiel anders bewerten?

Eltern-Kind-Interaktion I – Kommunikation

Eltern-Kind-Interaktion – Kommunikation

Um zu überleben, sind Babys ab der Geburt auf die Unterstützung und »Zusammenarbeit« mit anderen Menschen angewiesen. In den ersten Lebensjahren sind in der Regel die Eltern diejenigen, die das Überleben ihrer Kinder sichern. Damit dies stattfinden und gelingen kann, ist es notwendig, dass sie sich verstehen und miteinander kommunizieren. Die Natur hat dafür gesorgt und hat alle Menschen mit angeborenen Kommunikationsfähigkeiten ausgestattet: Aus der Säuglings- und Kleinkindforschung ist bekannt, dass Neugeborene und Säuglinge bereits über eine gut entwickelte Wahrnehmungs- und Integrationsfähigkeit verfügen. Sie sind auch mit einer angeborenen Fähigkeit ausgestattet, die menschliche Stimme und Mimik sowie zeitliche Abläufe wahrzunehmen. Säuglinge sind auch dazu fähig, ihre eigene Erregung zu registrieren und mit Lauten, Gesichtsausdrücken und Bewegung ihr Befinden der Umwelt mitzuteilen. Diesen Möglichkeiten des Säuglings entsprechen elterliche Verhaltensmuster, die der entwicklungsabhängigen Wahrnehmungs- und Integrationsfähigkeit des Säuglings angepasst sind. Diese intuitiven Verhaltensweisen der elterlichen Fürsorge unterstützen bei den alltäglichen Abläufen die Befriedigung der physiologischen Grundbedürfnisse, die Entwicklung von Aufmerksamkeit und Affektregulation, von Kommunikation und Sprache sowie von emotionaler Beziehung.

(1) Denken Sie an eine schöne und eine weniger schöne Austauschsituation mit Ihrem Partner, mit einer guten Freundin, mit Ihrer (Schwieger-)Mutter oder Ihrem (Schwieger-)Vater, mit einem Jugendlichen oder einem Schulkind, etc. und notieren Sie diese kurz.

....

....

....

....

Warum sind diese Situationen schön oder weniger schön? Versuchen Sie herauszufinden, was die Essenz von schönen und weniger schönen Austauschsituationen ist.

....

....

....

....

Eltern-Kind-Interaktion I – Kommunikation

(2) Und jetzt denken Sie an eine schöne und eine nicht so schöne Austauschsituation **mit Ihrem Kind**.

....

....

....

....

Warum sind diese Situationen schön oder weniger schön? Was ist die Essenz von guten und schönen Austauschsituationen mit dem Baby?

....

....

....

....

Welche Verhaltensweisen von Ihrem Kind und von Ihnen konnten Sie in diesen Situationen identifizieren? Was bedeuten diese Verhaltensweisen für Sie?

Bitte tragen Sie Ihre Gedanken auf die nächsten Seiten ein.

Eltern-Kind-Interaktion I – Kommunikation

Ich sehe … **Ich verstehe, mein Baby möchte mir sagen …**

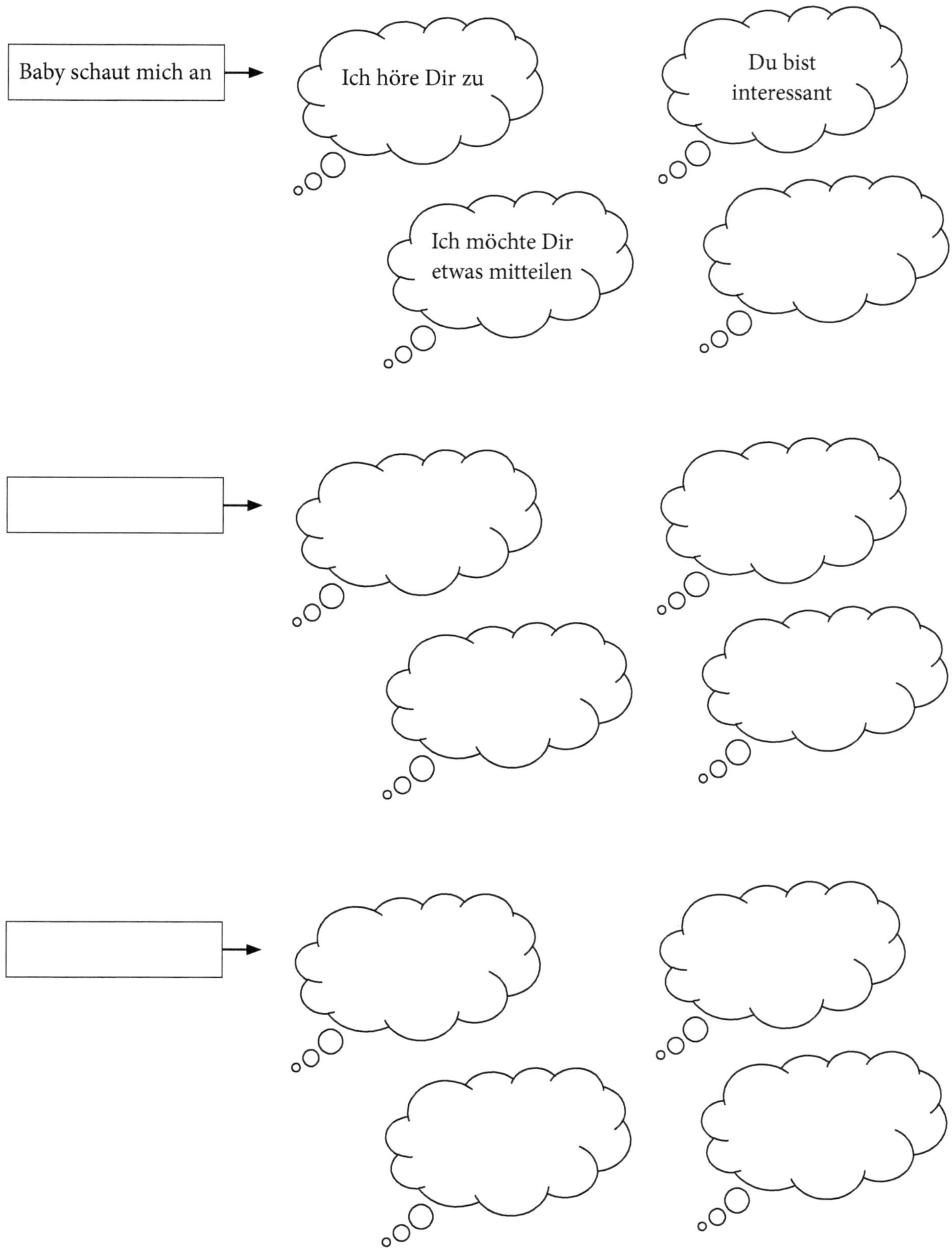

Eltern-Kind-Interaktion I – Kommunikation

Ich …

Ich teile meinem Baby mit …

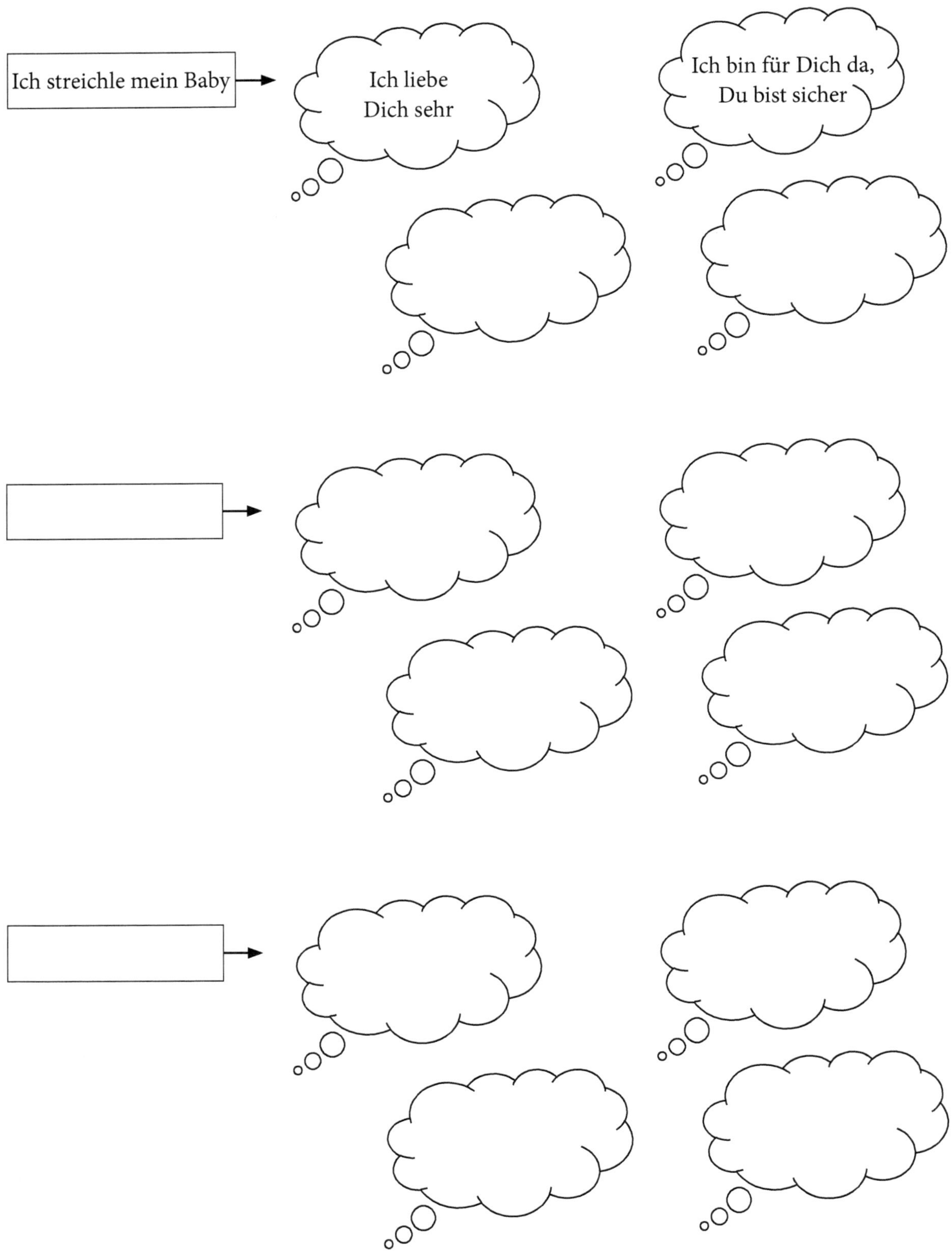

Eltern-Kind-Interaktion I – Kommunikation

(3) Beobachten Sie in den nächsten Tagen Ihr Kind und ergänzen Sie die folgende Tabelle.

Wie zeigt mir mein Kind, dass ....
(Schreiben Sie ggf. weitere Situationen auf, die Ihnen aufgefallen sind, und wie das Kind es zeigt.)

... es ihm gut geht?	
... es gerne mit mir interagieren möchte?	
... es einen Gegenstand interessant findet?	
... es eine Pause braucht?	
... es gerne meine Aufmerksamkeit hätte?	
... es überfordert ist?	
... es Hunger hat?	
.... es müde ist?	
... es entspannt ist?	
... es ihm etwas Spaß macht?	

Eltern-Kind-Interaktion I – Kommunikation

… es mag, was ich gerade tue (z. B. singen, es streicheln, etc.)?	
… es ihm nicht gefällt, was ich gerade mit ihm mache?	
… es meine Unterstützung / meinen Schutz braucht?	
… es sich selbst beruhigt?	
… es Schmerzen hat?	
… dass, was ich gerade tue, zu viel ist?	

Was sehen Sie sonst?

Eltern-Kind-Interaktion II – Signale und Reaktionen

Für eine gelungene Kommunikation zwischen Eltern und Baby ist es sehr wichtig, dass sie sich gegenseitig verstehen und entsprechend reagieren oder antworten. Auch mit ganz kleinen Babys ist dies entscheidend wichtig, denn so lernen Kinder schon ab den ersten Lebenstagen, dass sie von ihren Eltern verstanden werden. Das gelingt natürlich nicht sofort. Das ist ein Prozess, in dem die Eltern und Kinder gemeinsam ihre Kommunikationsfähigkeiten üben, aber auch ihre Emotionen und frühere Erfahrungen einbringen. Im Laufe dieses Prozesses lernen Eltern immer besser zu verstehen, wie sich ihr Kind verhält, und sie passen ihre Reaktionen an dessen Bedürfnisse an. Das Kind realisiert, dass sein Verhalten bestimmte Reaktionen bei den Eltern in Gang bringen kann, und dass es, wenn es diese braucht, sich auf die Unterstützung und Hilfe seiner Eltern verlassen kann. Wahrnehmung, Verständnis und angemessene Reaktionen sind Komponenten der Feinfühligkeit. Diese wiederum ist die Basis für das Sicherheitsgefühl der Kinder und für den Vertrauensaufbau zu den Eltern.

Wichtig

Die Gründe für das Verhalten, das Kinder zeigen, sind nicht immer leicht zu erkennen. Dabei fällt es häufig leichter, positive Signale zu erkennen oder Signale als positiv zu interpretieren als negative Signale zu erkennen. Manche Verhaltensweisen können unterschiedliche Botschaften vermitteln. Beispielsweise kann Wegschauen bedeuten »Ich bin müde, ich brauche eine Pause«, aber auch »da drüben ist ein interessantes Licht« oder »Wer kommt gerade rein?«. In dem Prozess des gegenseitigen Kennenlernens können Eltern immer klarer verstehen, was das Kind durch bestimmte Verhaltensweisen ausdrücken möchte und so ihre eigenen Reaktionen an diese Mitteilungen anpassen. Dadurch lernen Kinder, dass ihr Verhalten bestimmte Reaktionen in Bewegung setzt und dass ihre Eltern bzw. Bezugspersonen dieses Verhalten verstehen (Selbstwirksamkeit). Außerdem helfen Eltern ihren Kindern auf diese Weise, mit Situationen bzw. Gefühlen umzugehen, die sie alleine noch nicht bewältigen können (Co-Regulation).

Eltern-Kind-Interaktion II – Signale und Reaktionen

1) Was könnten folgende Verhaltensweisen der Kinder bedeuten und wie würden Sie darauf reagieren? Wie würden Sie sich dabei fühlen?

Objektives Verhalten	Hinweis auf	Wie reagiere ich?	Wie geht es mir dabei? (++ / + / +- / – / --)
Kind wird gewickelt, atmet langsam und gleichmäßig und schaut mich freundlich an.	▶ Entspannung ▶ Sich sicher-/wohlfühlen ▶ Interesse ▶ Offen für Austausch	Ich schaue das Kind an, lächele dabei und spreche mit dem Kind.	
Kind betrachtet aufmerksam einen bunten, sich drehenden Kreisel und nimmt die Finger in den Mund.	▶ Freude/Spaß/Zufriedenheit ▶ Starke Erregung ▶ Selbstregulationsversuch ▶	Nehme Körperkontakt auf, spreche ruhig mit dem Kind und wenn der Kreisel sich nicht mehr dreht, gebe ich ihn dem Kind, damit es ihn genau anschauen kann.	
Kind wird gewickelt, schreit und kann sich nicht beruhigen.	▶ Müdigkeit ▶ Hunger ▶ .... ▶	Ich höre auf zu wickeln und spreche mit dem Kind. Ich spreche mit dem Kind und streichele es. Wenn das Kind sich nicht beruhigt, nehme ich es auf den Arm.	
Kind ist auf dem Arm, schaut mich an und brabbelt.	▶ Wohlbefinden ▶ Offen für Austausch ▶ .... ▶		

Eltern-Kind-Interaktion II – Signale und Reaktionen

Objektives Verhalten	Hinweis auf	Wie reagiere ich?	Wie geht es mir dabei? (++ / + / +- / – /--)
Das Kind hat die Tüte mit den feuchten Tüchern in den Händen und möchte die Tücher herausziehen. Es runzelt angestrengt die Stirn, zieht dabei die Augenbrauen zusammen.			
Kind liegt auf dem Wickeltisch und schaut nicht auf die Mutter, die sich sehr bemüht, seine Aufmerksamkeit durch Sprache, Spielsachen, etc. zu gewinnen. Als die Mutter versucht, den Kopf des Kindes zu halten, damit es sie anschaut, schaut das Baby über die Mutter hinweg.			
Das Baby ist in seinem Bettchen und zieht die Wangen ein, schmatzt und saugt an allem, was erreichbar ist.			
Kind sitzt auf dem Teppich und versucht erfolglos, ein Spielzeug zu erreichen. Dabei saugt es an seiner zur Faust geballten Hand.			

Eltern-Kind-Interaktion II – Signale und Reaktionen

Objektives Verhalten	Hinweis auf	Wie reagiere ich?	Wie geht es mir dabei? (++ / + / +- / – / --)
Das Baby gähnt, obwohl es offensichtlich nicht müde ist.			
Der Papa hält das Baby über seinem Kopf in der Luft, spricht mit ihm und lächelt dabei. Das Kind hat einen freudigen Gesichtsausdruck, es lacht auch, brabbelt freundlich und vergnügt und schaut den Vater an.			
Das Kind hat sich wehgetan. Es weint, kneift Augen und Mund zusammen, ballt die Hände fest zur Faust, es schwitzt, atmet schnell. Es lässt sich auch auf dem Arm nicht beruhigen, sein Gesicht ist bleich.			
Das kleine Kind sitzt im Hochstuhl und wird gefüttert. Nach einer Weile presst es die Lippen zusammen, wenn der Vater ihm einen weiteren Löffel geben möchte, und wirft seinen Kopf nach hinten.			

Eltern-Kind-Interaktion II – Signale und Reaktionen

Objektives Verhalten	Hinweis auf	Wie reagiere ich?	Wie geht es mir dabei? (++ / + / +- / – / --)
Das Baby schreit ohne ersichtlichen Grund und lässt sich nicht beruhigen.			
Die Mutter hält ihr Kind auf dem Arm und schaut es an, das Baby blickt leicht zur Seite. Als das Baby von der Mutter angesprochen wird, dreht es seinen Kopf, schaut die Mutter an, lächelt und vokalisiert langsam und sanft.			
Das Baby versucht seinen Schnuller in den Mund zu stecken und nimmt seine andere Hand zum Ohr.			

Eltern-Kind-Interaktion II – Signale und Reaktionen

Objektives Verhalten	Hinweis auf	Wie reagiere ich?	Wie geht es mir dabei? (++ / + / +- / – / ––)
Mutter sitzt auf dem Teppich mit angezogenen Knien und hat das Kind auf dem Schoß. Die Füße des Kindes berühren den Bauch der Mutter. Die Mama singt ein Lied, das Kind strampelt auf ihrem Bauch.			
Der Säugling ist komplett ausgezogen und wird in die Babywanne gelegt. Er legt seine Füße zusammen, seine Augen sind sehr weit geöffnet und seine Finger gespreizt.			

Eltern-Kind-Interaktion II – Signale und Reaktionen

Lassen Sie sich von dieser Liste inspirieren, falls Sie manche Verhaltensweisen, Ausdrücke, Reaktionen Ihres Kindes nicht ganz verstehen können:

- »Ich schaffe es nicht alleine, ich brauche Hilfe«
- »Mir ist zu kalt / zu warm«
- »Ich bin zu müde / mir ist das zu viel«
- »Mir fehlt was«
- »Ich bin satt« / »ich möchte nicht mehr« / »ich mag dieses Essen nicht«
- Verlegenheit
- Schmerz, Unwohlsein
- Angst, Verzweiflung,
- Frust, Ärger
- Anspannung, Anstrengung
- Aufnahmebereitschaft

Das Verhalten der Eltern vermittelt auch wichtige Botschaften, die den Kindern helfen, mit Überforderung, Schmerz, Unruhe oder mit großer Freude, Stimulation, Veränderung, Erwerb von neuen Kompetenzen helfen. Diese Verhaltensweisen können ganz einfach sein, wie z. B. dem Kind in die Augen zu schauen, oder sehr komplex, z. B. Mutter / Vater hört beim Wickeln, dass das Kind vokalisiert, er / sie schaut das Kind an, streichelt das Kind und fragt, was es gerade Schönes erzählt. Alle diese elterlichen Reaktionen haben eine fördernde, positive Wirkung auf die kindliche Entwicklung.

Hier einige Beispiele:

Diese Aktion	**Vermittelt …**
Dem Kind in die Augen schauen, wenn Sie mit ihm sprechen	*Ich spreche mit Dir. / Ich möchte mich mit Dir unterhalten. / Ich teile Dir etwas mit.*
Dem Kind in die Augen schauen, wenn es vokalisiert. Mit Mimik und sanften Bewegungen seine Äußerungen begleiten	*Ich höre Dir zu. / Meine volle Aufmerksamkeit ist bei Dir. / Was Du mir mitteilst, ist mir wichtig.*
Beschreiben, was man gerade tut oder was das Kind macht	Auch wenn das Kind nicht von Anfang an versteht, was Sie ihm sagen, merkt es, dass das, was Sie tun, einen Rhythmus, eine Struktur, eine Regelmäßigkeit hat. Mit der Zeit fängt das Kind auch damit an, zu verstehen, dass alle Gegenstände, alle Aktionen, alle Gefühle benannt werden können, dass diese einen Namen haben … und es lernt sie nach und nach auch!
Baby ansprechen und Pausen machen	*Willst Du auch etwas sagen? / Deine Antwort, deine Meinung ist mir wichtig / Ich höre zu.*

Eltern-Kind-Interaktion II – Signale und Reaktionen

Diese Aktion	Vermittelt …
Halt geben, festhalten, begrenzen	*Ich bin da und helfe Dir. / Es ist alles ok. / Du kannst Dich beruhigen.* Körperkontakt gibt den Kindern das Gefühl von Geborgenheit und Sicherheit. Körperkontakt Hilft vor allem Babys, sich von der Umwelt abzugrenzen, sich zu differenzieren. Sie zu halten, hilft den Kindern sehr, insbesondere, wenn sie aufgeregt, unruhig, desorganisiert sind.
Trösten, liebevolle Umarmung	*Ich verstehe, was Du fühlst. / Ich bin da und helfe Dir.* Auch hier hilft der Körperkontakt zur Beruhigung und vermittelt Sicherheit, Geborgenheit und Verständnis für seine Gefühle.
Dem Kind Zeit geben, Sachen zu untersuchen, zu explorieren	*Es ist ok. / es ist in Ordnung. / Es ist gut, was Du tust. / Nimm Dir Zeit. / Du kannst die Welt erkunden. / Es gibt viel zu entdecken.*
Den Interaktionsangeboten des Kindes folgen	*Ich nehme Dein Austauschangebot an. / Dein Vorschlag ist gut. / Ich mache gerne mit. / Ich bin dabei.* Das Kind lernt, dass es die Aufmerksamkeit der Eltern auf gemeinsame Ziele lenken kann. Das Kind erfährt dadurch Zuwendung, Selbstwirksamkeit und erprobt seine Selbstständigkeit und seine Interaktionskompetenzen.
Verhalten (»Da versteckst du dich!«), Gefühle (»ach, das tut dir weh …«, »Du bist aber traurig …«), Interpretationen (»Hm, das magst du nicht, oder?«) benennen	*Ich sehe was Du tust, was Du fühlst, was Du magst …* Das Kind lernt, seine Aktionen, seine Gefühle, seine Befindlichkeiten etc. wahrzunehmen und zu benennen. Das Hilft dezidiert zur psychoemotionalen Entwicklung des Kindes.
Zeigen, dass Sie die Erfolge des Kindes merken, schätzen und sich freuen	*Du hast etwas Tolles gemacht / geschafft! / Wow, Du kannst schon … (Dich drehen, stehen, schön lachen, etc.)* Das Kind erfährt auch hier Selbstwirksamkeit und Zuwendung. Es erlebt sich als kompetent und anerkannt.

Eltern-Kind-Interaktion III – Memory-Spiel in zwei Schritten

Dieses Spiel ist eine nette Aktivität, um das Thema Eltern-Kind-Interaktion abzuschließen und spielerisch die bearbeiteten Inhalte zu verfestigen.

Die Spielregeln sind wie bei dem klassischen Memory®-Spiel: Man muss die Paare finden. Aber bevor es losgeht, machen wir einen ersten Schritt: Die Paare definieren. Auf den einzelnen Karten sind verschiedene Verhaltensweisen der Kinder oder der Eltern zu finden und auch verschiedene Interpretationen, Reaktionen oder Gefühle, die daraus hervorgehen können.

Es sind mehr Karten als mögliche Paare vorhanden. Das lässt unterschiedliche Lösungen zu, ermöglicht aber auch, negative Kognitionen oder falsche Interpretationen und Erwartungen zu korrigieren. Folgende Paare sind als zusammengehörig gedacht:

1.1 Kind vokalisiert und schaut die Mutter an.
1.2 Die Mutter schaut das Kind an, lächelt und sagt: »Heute hast du aber viel zu erzählen«.

2.1 Ich werde nach einem langen Arbeitstag von meiner Frau von der Arbeit abgeholt. Das Kind sitzt im Autokindersitz und lächelt mich an, wenn ich ins Auto einsteige.
2.2 Mein Herz explodiert vor Freude!

3.1 Die Großfamilie ist zum Kaffee gekommen. Das Baby schaut mit ganz großen Augen in die Gegend, seine Händchen sind zur Faust geballt.
3.2 »Das findest du schön und interessant, nicht wahr? Sooo viele Leute hier!«*
3.3 Die Mutter nimmt das Kind für eine Weile ins Schlafzimmer und gönnt ihm einige Zeit Ruhe.

4.1 Der Vater hebt das Kind über seinen Kopf.
4.2 Lautes Babylachen.

5.1 Das Baby spielt mit seinem Schnuller.
5.2 Ich gebe ihm Zeit dafür.

6.1 Das Baby liegt auf dem Wickeltisch und wendet seinen Blick von mir ab.
6.2 »Ich brauche eine Pause«.
6.3 »Das Baby mag mich nicht.«*

7.1 Das Baby liegt auf den Beinen des Vaters, schaut nach rechts und links, grimassiert und atmet unruhig.
7.2 »Ich bin enttäuscht. Wieso schaut es mich nicht an?«*
7.3 Der Vater spricht langsam zu ihm und legt die Hand auf seine Brust.

8.1 Der Vater wickelt das Kind und beschreibt, was er tut. Kind schaut ihn an und vokalisiert freundlich.
8.2 Der Vater wickelt weiter.*
8.3 Der Vater merkt, dass das Kind mit ihm »spricht«, schaut es an und lächelt.

9.1 Die Eltern waren an diesem Tag mit dem Kind lange unterwegs. Das Baby ist am Abend sehr unruhig.
9.2 »Das war heute ein anstrengender Tag«.

10.1 Sie halten das Kind auf dem Arm. Das Kind strampelt.
10.2 »Willst du mir wehtun?«*
10.3 »Das ist lustig! Das macht dir Spaß!«

Eltern-Kind-Interaktion III – Memory-Spiel in zwei Schritten

11.1 Das Kind nimmt den Löffel in die Hand und versucht ihn in seinen Mund zu nehmen.
11.2 »Lass' das! Du schmeißt alles auf den Boden.*
11.3 »Hey, schön! Du kannst schon alleine essen!«

12.1 Das Kind zieht sich alleine hoch und steht. Es hält sich an einem Stuhl fest.
12.2 »Halt! Du fällst gleich um und tust dir richtig weh!«*
12.3 »Wow, du kannst schon stehen!«

13.1 Das Kind spielt mit einer bunten Tüte und schaut Sie nicht an, wenn Sie mit ihm sprechen.
13.2 Mein Kind entdeckt gerade diesen interessanten Gegenstand und untersucht ihn.

(* Diese ist eine nicht adäquate Aussage, z. B. Denkfehler, Fehlinterpretation, Überreaktion, etc. Bitte im Gespräch mit der Patientin korrigieren, falls sie einer Aussage zugeordnet wird.)

Tipps für Therapeutinnen

Nicht selten ist aufgrund der psychischen Erkrankung oder Belastung sowohl die Aufmerksamkeit als auch das Gedächtnis betroffener Eltern etwas beeinträchtigt. Wenn das gesamte Kartenset zu viel ist, dann spielen Sie mehrere Sequenzen mit weniger Karten-Paaren.

Für die Arbeit mit Gruppen können mehrere Kartensets zur Verfügung gestellt werden und die Teilnehmenden in Zweiergruppen eingeteilt werden. Für den ersten Schritt können Sie zwischen den folgenden zwei Alternativen entscheiden:

- Sie lassen die Teilnehmenden die Paare sortieren und besprechen im Plenum die Ergebnisse. Auch hier sind Korrekturen möglich.
- Sie schreiben die Inhalte der Memory-Karten auf DIN-A4-Blätter und verteilen sie auf dem Boden oder kleben sie an die Wände. Lassen Sie die Gruppe diskutieren und die Karten-Paare gemeinsam zusammenbringen. Dann teilen Sie die Teilnehmenden in Zweiergruppen auf, um dann das Spiel nochmals eigenständig in Kleingruppen zu spielen.

Eltern-Kind-Interaktion III – Memory-Spiel in zwei Schritten

Kind vokalisiert und schaut die Mutter an.	**Mutter schaut das Kind an, lächelt und sagt: »Heute hast du aber viel zu erzählen.«**
Ich werde nach einem langen Arbeitstag von meiner Frau von der Arbeit abgeholt. Das Kind sitzt im Autokindersitz und lächelt mich an, wenn ich ins Auto einsteige.	**Mein Herz explodiert vor Freude!**
Die Großfamilie ist zum Kaffee gekommen. Das Baby schaut mit ganz großen Augen in die Gegend, seine Händchen sind zur Faust geballt.	**»Das findest du schön und interessant, nicht wahr? Sooo viele Leute hier!«**

Eltern-Kind-Interaktion III – Memory-Spiel in zwei Schritten

Die Mutter nimmt das Kind für eine Weile ins Schlafzimmer und gönnt ihm einige Zeit Ruhe.	**Der Vater hebt das Kind über seinen Kopf.**
Lautes Babylachen.	**Das Baby spielt mit seinem Schnuller.**
Ich gebe ihm Zeit dafür.	**Das Baby liegt auf dem Wickeltisch und wendet seinen Blick von mir ab.**

Eltern-Kind-Interaktion III – Memory-Spiel in zwei Schritten

»Ich brauche eine Pause«.	»Das Baby mag mich nicht.«
Das Baby liegt auf den Beinen des Vaters, schaut nach rechts und links, grimassiert und atmet unruhig.	Der Vater spricht langsam zu ihm und legt die Hand auf seine Brust.
»Ich bin enttäuscht. Wieso schaut es mich nicht an?«	Der Vater wickelt das Kind und beschreibt, was er tut. Kind schaut ihn an und vokalisiert freundlich.

Der Vater merkt, dass das Kind mit ihm »spricht«, schaut es an und lächelt.	**Der Vater wickelt weiter.**
Die Eltern waren an diesem Tag mit dem Kind lange unterwegs. Das Baby ist am Abend sehr unruhig.	**»Das war heute ein anstrengender Tag.«**
Sie halten das Kind auf dem Arm. Das Kind strampelt.	**»Willst du mir wehtun?«**

»Das ist lustig! Das macht dir Spaß!«	**Das Kind nimmt den Löffel in die Hand und versucht ihn in seinen Mund zu nehmen.**
»Lass' das! Du schmeißt alles auf den Boden.«	**»Hey, schön! Du kannst schon alleine essen!«**
Das Kind zieht sich alleine hoch und steht. Es hält sich an einem Stuhl fest.	**»Halt! Du fällst gleich um und tust dir richtig weh!«**

Eltern-Kind-Interaktion III – Memory-Spiel in zwei Schritten

»Wow, du kannst schon stehen!«	**Das Kind spielt mit einer bunten Tüte und schaut Sie nicht an, wenn Sie mit ihm sprechen.**
Mein Kind entdeckt gerade diesen interessanten Gegenstand und untersucht ihn.	Weitere Ideen?
Weitere Ideen?	Weitere Ideen?

2.2 Emotionale Beziehung der Eltern zum Kind

Der Zugang zur emotionalen Beziehung zum Kind ist für psychisch belastete Eltern in der Peripartalzeit oft nicht einfach. In vielen Fällen prädominieren negative Emotionen, die es den Eltern erschweren, darüber zu sprechen. Die folgenden ABs unterstützen die Wahrnehmung und Entwicklung von positiven Gefühlen dem Kind gegenüber und erleichtern dadurch die Annäherung an das Thema Bonding.

Übersicht über die Arbeitsblätter

INFO 2 Bonding – die emotionale Beziehung zum Kind
Obwohl die emotionale Beziehung zum Kind bei psychisch erkrankten Eltern in der Peripartalzeit oft beeinträchtigt ist, beschäftigt sich die Fachliteratur äußerst selten mit diesem Thema. In diesem Informationsblatt sind die wichtigsten Aspekte der emotionalen Beziehung zum Kind und deren Störung zusammengefasst.

AB 15 Emotionale Beziehung zum Kind (Bonding): Leitfaden zur Exploration
Wegen der Relevanz des Themas wird hier ein Gesprächsleitfaden vorgeschlagen, der bei Bedarf eine detaillierte Exploration der emotionalen Beziehung zum Kind ermöglicht.

AB 16 Mein imaginäres und reales Kind
Mithilfe dieses Arbeitsblattes soll sowohl das (vor der Entbindung) imaginierte Kind als auch das reale Kind genauer kennengelernt werden. Ziel ist dabei, die Diskrepanz zwischen diesen beiden Kindern zu erkunden und sich letztlich vom imaginierten Kind zu verabschieden oder den Unterschied zwischen den beiden Kindern anzunehmen. Dies soll die Eltern dabei unterstützen, sich stärker dem realen Kind zuzuwenden anstatt einer Vorstellung oder Erwartung verhaftet zu sein.

AB 17 Meine Herzensperlen
Dieses Arbeitsblatt hilf den Eltern, Ihr Kind besser kennenzulernen und die schönen Momente mit ihm zu genießen.

AB 18 Auf Entdeckungsreise I – Kuschelsessions
Sich emotional zu binden, ist ein Prozess des gegenseitigen Kennen- und lieben Lernens. Eine exzellente und erfolgversprechende Strategie dafür stellen Kuschelsessions dar. In diesem Blatt werden Vorschläge für die Durchführung solcher Sessions gemacht. Sie werden von Eltern meist gerne angenommen und mit Freude durchgeführt. Der schriftliche Teil unterstützt die Eltern dabei, auch positive Emotionen für ihr Kind wahrzunehmen und gleichzeitig die korrekte Interpretation des Verhaltens ihres Kindes zu üben. Es empfiehlt sich, auf jeden Fall dieses AB vor dem **AB 19** »Auf Entdeckungsreise II– Negative Emotionen« zu bearbeiten.

AB 19 Auf Entdeckungsreise II – Negative Emotionen
Der Umgang mit negativen Emotionen ist immer schwierig. Umso schwieriger ist er, wenn die negativen Emotionen durch das eigene Kind verursacht sind. Negative Emotionen sind oft der Grund für die Entstehung elterlicher Bindungsstörungen. Allerdings ist in den meisten Fällen nicht direkt das Kind der Grund für deren Entstehung. Es sind vielmehr die Veränderungen im Leben der Eltern oder der Verzicht auf z. B. beliebten Aktivitäten, Gewohnheiten, etc., die wegen des Kindes nicht in dieser Form weitergeführt werden können. Die Aktivitäten dieses Arbeitsblattes können den Eltern helfen, die wirklichen Hintergründe für die negativen Emotionen zu entdecken und realistische Lösungsideen oder Alternativen im Umgang mit den Veränderungen zu finden. Es empfiehlt sich, vor diesem Arbeitsblatt das **AB 18** »Auf Entdeckungsreise I – Kuschelsessions« zu bearbeiten.

Bonding – die emotionale Beziehung zum Kind

Die Entwicklung einer Beziehung zum Neugeborenen ist ein zentraler und wichtiger psychologischer Prozess der Peripartalzeit (Brockington et al., 2004, 2006a). Schon bald nach der Geburt erleben Mütter und Väter eine wachsende Zuneigung zu ihrem Neugeborenen, Zärtlichkeitsgefühle und den Impuls, das Baby zu schützen und zu pflegen. Manche Eltern entwickeln diesen affektiven Zustand schon während der Schwangerschaft, wobei die bewusst erlebte emotionale Bezogenheit zum Kind sich im Umgang mit dem realen Kind entwickelt. Die Etablierung einer emotionalen Beziehung zum Kind ist keine Selbstverständlichkeit, denn sowohl der Aufbau als auch die Kontinuität können misslingen.

Bonding umfasst nicht nur Liebe, sondern auch Verantwortung, Fürsorge, Freude, Zuneigung und Zugehörigkeit zu diesem einen Kind. Das heißt: Die emotionale Beziehung bezieht sich immer nur auf ein spezifisches Kind. Diese Nicht-Generalisierbarkeit ist besonders wichtig und häufig auf den ersten Blick schwer nachvollziehbar: Eltern von Mehrlingen z. B. können zum einen Kind eine enge emotionale Beziehung, zum anderen eine Bindungsstörung entwickeln. Andere Eltern, die schnell und problemlos zu ihren Kindern gebunden waren, können später Bindungsstörungen zu diesem oder weiteren Kindern entwickeln. Aber auch das Gegenteil ist möglich: Eine anfängliche Bindungsstörung muss nicht bestehen bleiben.

Brockington und die meisten Studien über Bonding beziehen sich nur auf Mütter, obwohl die Entstehung und die Entwicklung der Bindung zum Kind ein Phänomen ist, das bei beiden Eltern zu finden ist und Bindungsstörungen beide Eltern betreffen können.

Die Störung der emotionalen Beziehung einer Mutter zu ihrem Säugling ist durch den Mangel oder Verlust der Muttergefühle, die Entfremdung vom Kind, die Ablehnung des Kindes und die Indifferenz dem Kind gegenüber charakterisiert (Brockington et al., 2004, 2006a). Diese Störung kann starke Ausprägungen erreichen, wobei die Mutter auch Ärger, Feindseligkeit, Wut und Hass dem Kind gegenüber empfinden kann und schließlich sogar den Impuls, dem Kind schaden zu wollen. Negative Kognitionen, die sich auf das Baby beziehen, können eine feindselige Note haben, insofern als dass die Gedanken bezüglich des Kindes in Hass übergehen und die Mutter schließlich darum kämpft, ihre aggressiven Impulse dem Kind gegenüber zu kontrollieren mit der Gefahr der Kindesmisshandlung (Brockington, 1996). Der Unterschied zu Zwangsgedanken in der Postpartalzeit besteht darin, dass die Mütter weniger gegen diese Gedanken kämpfen oder weniger Kontroll- bzw. Vermeidungsstrategien entwickeln: Es steht eher nicht die Angst, dem Kind Schaden zuzufügen, im Vordergrund als vielmehr der Drang bzw. Impulse hierzu.

In seinem Buch »Motherhood and Mental Health« beschreibt Brockington (1996) drei unterschiedliche Formen der Bindungsstörung:

(1) Verzögerung oder Verlust der Muttergefühle
(2) Pathologische Wut gegenüber dem Kind
(3) Ablehnung des Kindes

Bonding – die emotionale Beziehung zum Kind

(1) Verzögerung oder Verlust der Muttergefühle. Dies ist die häufigste und leichteste Form einer Bindungsstörung. Manche Mütter können nicht gleich nach der Geburt die in der Gesellschaft als »Spontangefühl« verbreitete Mutterliebe empfinden. Andere begegnen dem Neugeborenen mit Ambivalenz, wiederum andere verlieren einige Tage nach der Geburt diese positive Verbundenheit zum Kind. Betroffene Mütter sind zuerst erschrocken über ihre mangelnde Liebe zum Kind, dann enttäuscht über sich selbst und verunsichert. Obwohl diese Gefühle für die meisten Mütter quälend sind, werden sie fast immer versteckt. Die Mütter leiden leise und alleine. Scham und Schuld prädominieren.

(2) Pathologische Wut gegenüber dem Kind. Selten, aber möglich ist, dass Mütter wegen ihrer Säuglinge verärgert sind und dass sie auf die Bedürfnisse, Anforderungen und Wünsche des Babys mit negativen bis hin zu aggressiven Gefühlen, Gedanken und Äußerungen reagieren. Feindseligkeit und Wut werden von Brockington (1996) als eine schwerwiegendere Störung der emotionalen Bindung zum Kind gesehen. Deswegen spricht er von »pathologischer« Wut. In den meisten Fällen handelt es sich um bösartige Bemerkungen, die die Mütter über das Kind machen oder um einen Impuls, das Kind anzuschreien, es zu ignorieren oder ihm etwas anzutun. Anders als bei der verzögerten Bindung verstecken manche betroffenen Mütter ihre negativen Gefühle nicht und können über ihren Ärger gegenüber dem Kind sprechen oder ihn zeigen. So kann es sein, dass sie wenig Freude äußern und das Kind lieblos oder grob behandeln. Andere dagegen verstecken diese Gefühle und machen dadurch die Situation für das Kind gefährlicher, da keine externe präventive Unterstützung oder auch Kontrolle möglich ist. Die pathologische Wut kann zur Ablehnung des Kindes führen.

(3) Ablehnung des Kindes. Eine der schwerwiegendsten emotionalen Störungen in der Peripartalzeit ist die Ablehnung des Kindes. Betroffene Mütter haben nicht unbedingt negative Gefühle gegenüber dem Kind oder lehnen es aktiv ab. Vielmehr zeigen betroffene Mütter eher keine emotionale Reaktion auf das Baby. Indifferenz und Gleichgültigkeit kennzeichnen diese Störung sowie das Bedürfnis der Mutter zu fliehen oder der Wunsch, dass das Kind verschwinden soll. Manche Betroffenen »vergessen« das Kind auf der Straße oder verlassen das Haus mit dem Ziel zu verschwinden, beides oft zum wiederholten Male. Die Mütter erleben extreme Schuldgefühle, sehen keinen Ausweg aus der Situation, fühlen sich gefangen. Für sie ist der einzige Ausweg, das Kind in fremde Betreuung oder zur Adoption zu geben oder es verschwinden zu lassen.

Begleitung und therapeutische Schwerpunkte bei Bindungsstörungen

> **Wichtig**
>
> Der Zugang zur emotionalen Dimension der Mutter-Kind-Beziehung ist ausschließlich über die Exploration der Selbstwahrnehmung von Gefühlen möglich. Das heißt: Bindungsstörungen können nicht durch reine Beobachtung festgestellt werden, sondern müssen erfragt werden.

Viele Mütter leiden monatelang unter manchmal nur leichten Bindungsstörungen, weil sie sich nicht trauen, darüber zu sprechen oder Hilfe zu suchen. Oft merken ihre Bezugspersonen oder begleitende Fachkräfte aus dem Sozial- oder Gesundheitssystem nicht, dass die Mutter Schwierigkeiten mit ihrer Beziehung zum Kind hat, weil sie entweder das Phänomen einer Bindungsstörung nicht kennen oder weil sie sich nicht trauen, die Mutter danach zu fragen. Dabei wäre es extrem wichtig, die Bindungsstörung zu erkennen und diese in die Therapie aufzunehmen, denn eine frühe und leichte nicht

Bonding – die emotionale Beziehung zum Kind

erkannte Bindungsstörung kann zu einer schweren Form derselben führen. Einige Mütter berichten, dass selbst wenn sie sich getraut haben, z. B. mit dem Vater des Kindes darüber zu sprechen, sie auf Entsetzen, Unverständnis und Skepsis gestoßen sind.

> **Wichtig**
>
> Wenn eine Mutter äußert, dass sie nichts für ihr Baby oder keine Muttergefühle empfindet, ist es unabdingbar, diese Äußerungen ernst zu nehmen.

Des Weiteren ist es wichtig, Folgendes zu versuchen:

- **Die Situation normalisieren.** Berichten Sie der betroffenen Mutter, dass dieses Phänomen bekannt ist: Sie ist nicht die einzige, nicht die erste und auch nicht die letzte Mutter, die eine solche Situation erlebt.
- **Realität und Normalität anstatt Romantik vermitteln.** Holen Sie die Mutter-Kind-Beziehung, die Mutterliebe, den Mutterinstinkt aus der rosaroten Zone heraus und sprechen Sie mit der Mutter über die normale Entwicklung einer Beziehung. Hierfür könnte z. B. helfen, einige Beispiele aus der eigenen Geschichte zu suchen und gemeinsam über die Entwicklung von Beziehungen zu reflektieren. Wie war es bspw., als sie ihren Mann / ihre beste Freundin kennengelernt hat? Hat sie sofort ein Liebesgefühl empfunden oder hat sich die Liebe nach und nach entwickelt? Waren sofort positive Gefühle da oder waren diese eher neutral? Was war vorhanden: Sympathie, Bewunderung, Spaß? Wodurch ist die Beziehung tiefer geworden? Ungefähr wie lange hat dieser Prozess gedauert? Bei der Entwicklung der Beziehung zwischen Mutter und Kind ist es nicht anders.
- **Beziehung braucht Zeit.** Verdeutlichen Sie, dass das Mutter-Kind-Paar Zeit und die Möglichkeit braucht, sich besser kennenzulernen.

In vielen Fällen genügen diese Erklärungen, um den mütterlichen Druck zu reduzieren und so zu ermöglichen, dass die Mutter sich auf das Kind einlässt.

Die Wahrnehmung der eigenen Gefühle für das Baby ist bei postpartalen psychischen Erkrankungen oft beeinträchtigt und durch die Psychopathologie der Mutter gefärbt. Bindungsstörungen treten häufig im Zusammenhang mit depressiver Symptomatik auf, wobei sie einer Depression vorangehen oder einer deren Folgen sein können. Depressive Mütter verbinden z. B. ihre mangelnde Freude am Kind mit Insuffizienzgefühlen in der Mutterrolle sowie mit Angst und Sorge um die Entwicklung des Kindes. In solchen Fällen ist es notwendig, diese spezifischen Emotionen (Insuffizienz, Schuld, etc.) zu differenzieren und therapeutisch zu bearbeiten. Bindungsstörungen können jedoch auch ohne Zusammenhang zu psychischen Erkrankungen auftreten (Brockington et al., 2006a; Reck et al., 2008).

Bei manchen schweren Erkrankungen ist die therapeutische Bearbeitung der elterlichen Bindungsstörung ohne pharmakotherapeutische Behandlung der Erkrankung nicht erfolgversprechend.

Bonding – die emotionale Beziehung zum Kind

Wichtig

Wenn negative Gefühle der Mutter gegenüber dem Kind (pathologische Wut, Ablehnung) im Vordergrund stehen, ist das Management der Situation schwieriger als mit nur fehlenden Gefühlen für das Kind.

Die dringendste Entscheidung ist, ob das Kind bei der Mutter sicher ist und wie gut die Mutter ihre negativen Impulse unter Kontrolle hat.

Ganz besonders bei ausgesprochener Ablehnung des Kindes sollten diese Punkte mit beiden Elternteilen offen und ausführlich besprochen werden. Auf jeden Fall ist es entscheidend wichtig, die Gefühle und Gedanken der Mutter ernst zu nehmen und die Betroffene nicht in die Mutterrolle zu drängen, sodass sie sich in der Mutterschaft zunehmend gefangen fühlt.

Ziel der Therapie bei Bindungsstörungen. In allen Fällen und zu jedem Schweregrad der Bindungsstörung ist das wichtigste Element der Therapie die Arbeit an der Mutter-Kind-Dyade. Die Beziehung zwischen Mutter und Baby unterscheidet sich nicht radikal von anderen Beziehungen, die durch gemeinsames Vergnügen wachsen. Daher sind Ziel und Essenz der Behandlung, dass Mutter und Kind sich gegenseitig kennenlernen und einander genießen können. In der klinischen Arbeit erfährt man immer wieder, dass die Wahrnehmung des Kindes und vor allem die Etablierung einer emotionalen Beziehung zu ihm leichter gelingt, je aktiver das Kind ist und je intensiver es mit den Eltern interagiert, z. B. in Form vom Lächeln, Vokalisieren, Antwortgeben oder einen Austausch mit den Eltern sucht.

Sobald eine Mutter beginnt, an der Interaktion mit ihrem Baby Gefallen zu finden, steht einer dauerhaften positiven emotionalen Beziehung zu ihrem Kind höchst wahrscheinlich nichts mehr im Wege (Brockington, 1996).

Emotionale Beziehung zum Kind (Bonding): Leitfaden zur Exploration

Die subjektive Qualität der emotionalen Beziehung eines Elternteils zum Kind lässt sich nur selten anhand der Interaktion beurteilen. Wenn überhaupt, ist dies eher bei Eltern möglich, die eine positive Bindung zum Baby haben aufbauen können, oder bei Eltern, die das Kind ablehnen und diese Ablehnung ungehemmt äußern. Umgekehrt ist es häufig der Fall, dass Eltern sich ihrem Kind nahe fühlen, sich ihm gegenüber jedoch aufgrund von Unsicherheiten, ihrem allgemeinen Gesundheitszustand, einer psychischen Erkrankung, sozialer Belastung, etc. nicht besonders entspannt, positiv oder feinfühlig verhalten. Das könnte zu der falschen Vermutung führen, die Eltern könnten Schwierigkeiten mit der emotionalen Beziehung zu ihrem Kind haben. Zudem ist es möglich, dass Eltern, die sich nicht mit dem Kind verbunden fühlen, sich in der Interaktion besonders lustig, fröhlich, glücklich oder liebevoll verhalten, gerade weil sie über die Interaktion mit dem Kind die emotionalen Defizite zu kompensieren versuchen.

Wichtig

All dies verdeutlicht, dass die subjektive Qualität der emotionalen Beziehung zum Kind sich nicht aus dem objektiv beobachtbaren Verhalten eines Elternteils erfassen lässt. Um etwas über die Bindung eines Elternteils zu erfahren, bedarf es aus diesem Grund einer sensiblen, gezielten Exploration.

Manche Kolleginnen und Kollegen haben Bedenken, die Eltern nach ihren Gefühlen zum Kind zu fragen, weil sie vermuten, manche Eltern könnten eine solche Frage als Eingriff in ihre Privatsphäre empfinden. Die Erfahrung zeigt aber, dass gerade diejenigen Eltern, die Schwierigkeiten in der Etablierung einer emotionalen Bindung zu ihrem Kind haben, sehr froh und entlastet sind, wenn sie darauf angesprochen werden, weil sie »endlich« und ohne Bewertung über die mangelnden (oder negativen) Gefühle für das Kind sprechen können. Aber auch wenn betroffene Eltern dadurch entlastet werden können, ist dieses Thema ein sehr sensibles und bewegendes.

Mithilfe von international bekannten, standardisierten Instrumenten kann die Qualität der elterlichen Bindung systematisch und strukturiert erhoben werden (Brockington et al., 2006b; Condon et al., 2008; Taylor et al., 2005). Diese intensiv erprobten Instrumente sind jedoch vor allem für die Bindungsforschung geeignet, für die klinische Arbeit dagegen nicht ideal. Für den klinischen Alltag hat sich ein strukturiertes, aber offenes Gespräch mit genügend Zeit für den Austausch und die Fragenklärung am meisten bewährt. Trotzdem ist die Anwendung von diesen Instrumenten für Kolleginnen und Kollegen, die noch nicht viel Erfahrung mit Bonding und Bindungsstörung haben, ein sehr guter Gesprächseinstieg.

Die folgenden Fragen orientieren sich am »Birmingham Interview for Maternal Mental Health« und am »Postpartum Bonding Questionnaire« (Brockington et al., 2006b). Sie decken verschiedene Bereiche ab, die die Qualität der Bindung beeinflussen und beschreiben können. Es ist nicht notwendig, alle Fragen zu stellen – sie dienen als Orientierung und als Hilfe für die Exploration beim Verdacht auf eine Bindungsstörung.

Dennoch ist es wünschenswert, dass bei jedem Elternteil standardmäßig die Frage nach der Qualität der Bindung zum Kind gestellt wird (ähnlich wie das Abfragen von Suizidgedanken zum Standardprozedere bei psychisch Erkrankten gehört).

Wir empfehlen, nach der Einführung allen Eltern die Fragen 1, 2 und 8 zu stellen.

Emotionale Beziehung zum Kind (Bonding): Leitfaden zur Exploration

Einführung

Der Anfang des Gesprächs bietet eine hervorragende Möglichkeit, das Thema der elterlichen Bindungsstörung zu normalisieren. Ein guter Anfang sollte daher klarstellen, dass

- … Schwierigkeiten in der Entstehung der emotionalen Beziehung zwischen Eltern und ihren Neugeborenen gewöhnlich und bekannt sind.
- … die Beziehung sich in einem Prozess des gegenseitigen Kennenlernens entwickeln wird. Genauso wie bei anderen Beziehungen.
- … es Wege aus der Bindungsstörung heraus gibt.

Block I: Wahrnehmung des Kindes

(1) Erzählen Sie mir bitte: Wie ist *(Name des Kindes)*? Wie würden Sie *(Name des Kindes)* beschreiben?
  - Unterstützen Sie die Eltern dabei, sich nicht auf die Äußerlichkeiten, das Temperament oder Verhalten ihres Kindes zu beschränken.
  - Wenn die Eltern nur positive Eigenschaften beschreiben, fragen Sie bitte, ob das Kind auch negative Eigenschaften hat – oder umgekehrt.

(2) Haben Sie sich *(Name des Kindes)* so vorgestellt oder hat Sie *(Name des Kindes)* überrascht?
  - Überprüfen Sie die Passung vom erwünschten/idealen zum realen Kind und wie das Elternteil sich dabei fühlt bzw. mit einer Diskrepanz umgeht.

(3) Glauben Sie, dass *(Name des Kindes)* Sie erkennt? Oder dass es weiß, dass Sie seine Mutter / sein Vater sind?

(4) Zeigt Ihnen *(Name des Kindes)* schon, dass es mit Ihnen kommunizieren möchte? Dass es etwas von Ihnen möchte? Wie? Seit wann?

Block II: Elterliche Emotionen in Bezug auf das Kind

(5) Wie geht es Ihnen dabei, wenn Sie merken, dass *(Name des Kindes)* Sie als seine Mutter / seinen Vater erkennt?
  - Wenn die Eltern Schwierigkeiten haben, frei über ihre Emotionen zu berichten, motivieren Sie sie dazu, Ihnen zwei bis drei Adjektive nennen, die ihre Gefühle beschreiben.

(6) Wie geht es Ihnen dabei, wenn Sie merken, dass *(Name des Kindes)* Ihnen etwas mitteilen oder etwas von Ihnen möchte?

(7) War das immer so? Haben Sie sich immer so gefühlt? Was waren Ihre Gefühle für *(Name des Kindes)* nach der Geburt?
  (7a) *(Falls sich die Gefühle für das Kind geändert haben und bei der Frage 7 nicht spontan von den Eltern berichtet wurde)* Was ist da passiert?

(8) Was mögen Sie an *(Name des Kindes)* gerne? Was mögen Sie überhaupt nicht an ihm/ihr?

(9) Was machen Sie gerne mit *(Name des Kindes)*? Was machen Sie überhaupt nicht gerne mit ihm/ihr?

(10) Wie geht es Ihnen, wenn Sie mit *(Name des Kindes)* nicht zusammen sind? Ist es immer so oder gibt es bestimmte Situationen, die anders sind?

(11) Gibt es etwas von *(Name des Kindes)*, das Sie richtig aufregt oder ärgert?

(12) Waren Sie irgendwann mal enttäuscht, besorgt, erschreckt von Ihren Gefühlen für *(Name des Kindes)*?
  (12a) *(Falls das Elternteil mit »ja« antwortet und nicht spontan davon berichtet)* In welchem Zusammenhang? Was ist da passiert? Ist dieses Gefühl noch aktuell?

Emotionale Beziehung zum Kind (Bonding): Leitfaden zur Exploration

(13) Hatten Sie mal den Gedanken oder den Impuls, *(Name des Kindes)* etwas anzutun? Ihn/sie zu verletzen?
   (13a) *(Falls das Elternteil mit »ja« antwortet und nicht spontan davon berichtet)* In Welchem Zusammenhang? Was ist das Schlimmste, was Sie sich vorgestellt haben? Ist dieser Impuls / diese Vorstellung noch aktuell?
   - Achtung! Genau von Zwangsgedanken unterscheiden!!

(14) Was, denken Sie, ist das Schlimmste, was Sie *(Name des Kindes)* angetan haben (auch wenn das harmlos war)?
   - Zielt auf Schuldgefühle ab.

Block III: Elterliche Emotionen in Bezug auf die Elternschaft

(15) Fühlen Sie sich sicher in der Versorgung von *(Name des Kindes)* oder denken Sie, dass andere Personen *(Name des Kindes)* besser versorgen als Sie?
   - Hier genau explorieren, ob es bestimmte Situationen gibt, bei denen die Mutter / der Vater sich besonders inkompetent fühlt (z. B. Stillen, das Kind beruhigen oder zum Schlafen bringen).

(16) Haben Sie *(Name des Kindes)* mal als fremd erlebt? Als wäre *(Name des Kindes)* nicht Ihr Kind? Kam oder kommt es vor, dass Sie sich nicht als *(Name des Kindes)* Mutter / Vater sehen bzw. fühlen können?

(17) Geht es Ihnen genauso gut / schlecht wie zu der Zeit, als Sie noch kein Kind hatten?
   - Hier genauer beschreiben lassen, was »gut« oder »schlecht« bedeutet.
   - Falls besser oder schlechter, genauer explorieren, was sich verändert hat.

(18) Denken Sie, dass die Versorgung von *(Name des Kindes)* Sie an etwas hindert oder Ihnen keine Zeit lässt, andere Kinder oder Familienmitglieder gut zu versorgen?

(19) Glauben Sie, dass wenn *(Name des Kindes)* nicht da wäre, Sie sich besser erholen/ausruhen könnten und nicht so übermüdet wären, wie Sie sich jetzt fühlen?

(20) Fühlen Sie sich in Ihrer Rolle als Mutter / Vater gefangen?

(21) Denken Sie, dass *(Name des Kindes)* Ihr Leben / das Leben Ihrer Familie ruiniert hat?

(22) Haben Sie mal bereut, Mutter / Vater geworden zu sein? Warum?

(23) Haben Sie mal gedacht, dass es das Beste für Sie und für *(Name des Kindes)* wäre, sie / ihn in Adoption zu geben?

Mein imaginäres und reales Kind

»Das größte Hindernis des Lebens
ist die Erwartung.«
(Seneca)

Ein Blick in die Zukunft. Schon vor der Schwangerschaft oder vor dem Kinderwunsch bildet sich bei vielen Eltern eine Vorstellung von ihrem künftigen Kind. Während der Schwangerschaft wird diese Vorstellung, Fantasie, Erwartung oder Idee konkreter. Dabei spielen häufig Idealvorstellungen eine Rolle, die Wünsche und Hoffnungen (wie das Kind sein soll) oder auch Abneigungen (wie das Kind nicht sein soll) beinhalten können.

Ein Blick in die Gegenwart. Das reale Kind, das zum Zeitpunkt der Entbindung geboren wird, entspricht in den allermeisten Fällen nicht dem imaginierten Kind. Diese Diskrepanz nehmen viele Eltern wahr: Unser eigenes, echtes, reales Kind, das wir auf dem Arm haben, sieht uns selbst gar nicht so ähnlich wie gedacht, es hat viel mehr oder viel weniger Haare, ist größer oder kleiner, lässt sich leichter oder schwerer beruhigen, schläft weniger oder mehr, ist zufriedener oder eigensinniger, »unabhängiger« oder anklammernder, ist weiblichen oder männlichen Geschlechts, gesund oder mit Krankheit geboren, …

Mithilfe der nächsten beiden Seiten können Sie das Kind, das Sie sich vorstellen, sowie das reale Kind genauer kennenlernen. Erkunden Sie, wie sich diese beiden Kinder voneinander unterscheiden. Das Ziel ist dabei, den Unterschied zwischen den beiden Kindern anzunehmen und sich letztlich vom imaginierten Kind zu verabschieden. Dies soll Ihnen dabei helfen, sich stärker Ihrem realen Kind zuzuwenden anstatt einer (ehemaligen) Vorstellung oder Erwartung verhaftet zu sein.

Eine Adjektivliste kann Ihnen dabei behilflich sein, sowohl das imaginierte als auch das reale Kind zu beschreiben – solche Listen lassen sich im Internet finden, herunterladen/ausdrucken und für die folgende Übung nutzen.

Mein imaginäres und reales Kind

Bitte fügen Sie mehrere Adjektive in die Gedankenblasen ein, die Ihr Kind beschreiben, wie Sie es sich vorstellen bzw. vorgestellt haben.

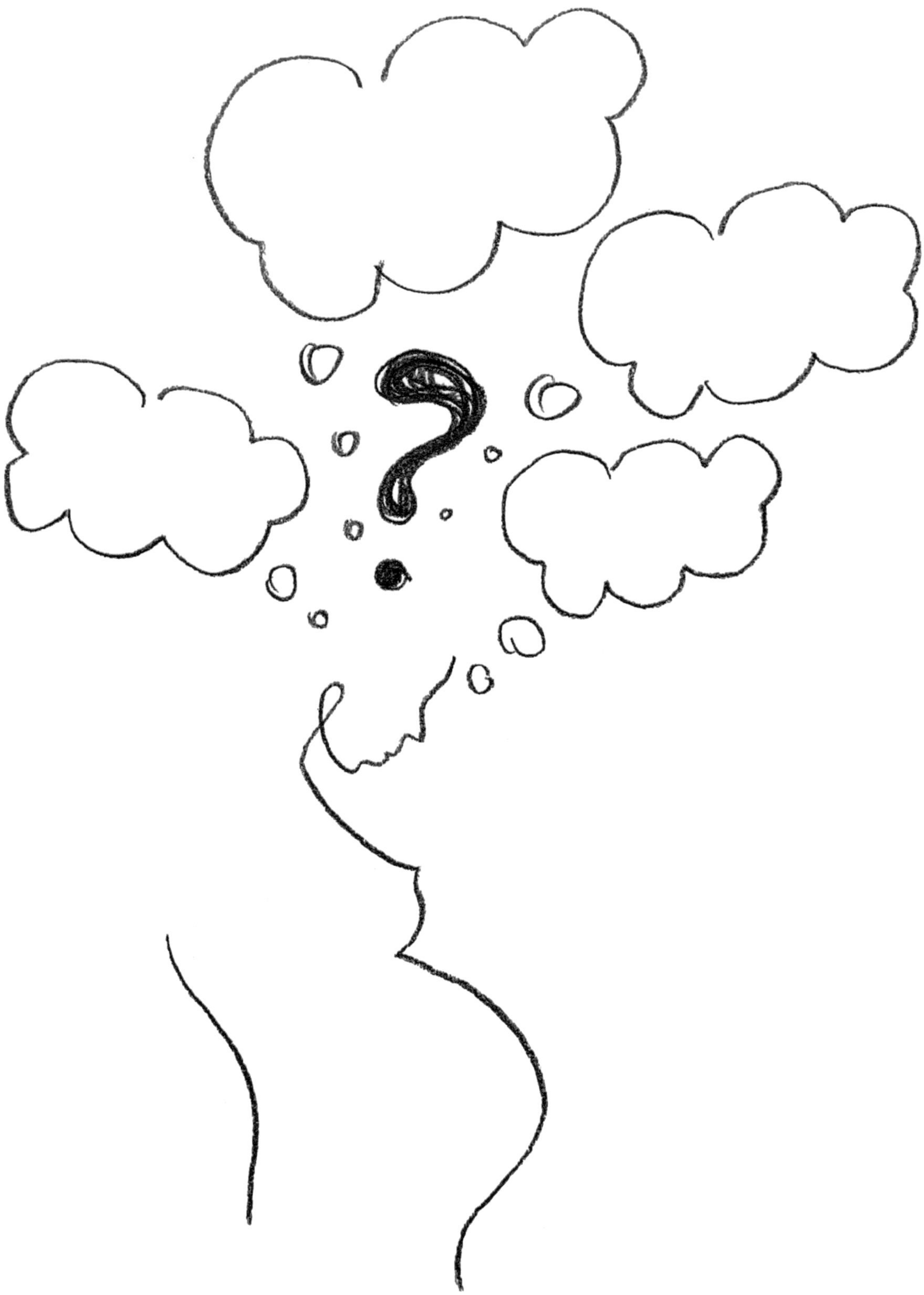

Mein imaginäres und reales Kind

Bitte notieren Sie in dem oberen Etikett den Namen Ihres Kindes. In die seitlichen Etiketten können Sie Adjektive eintragen, die dieses reale eigene Kind beschreiben.

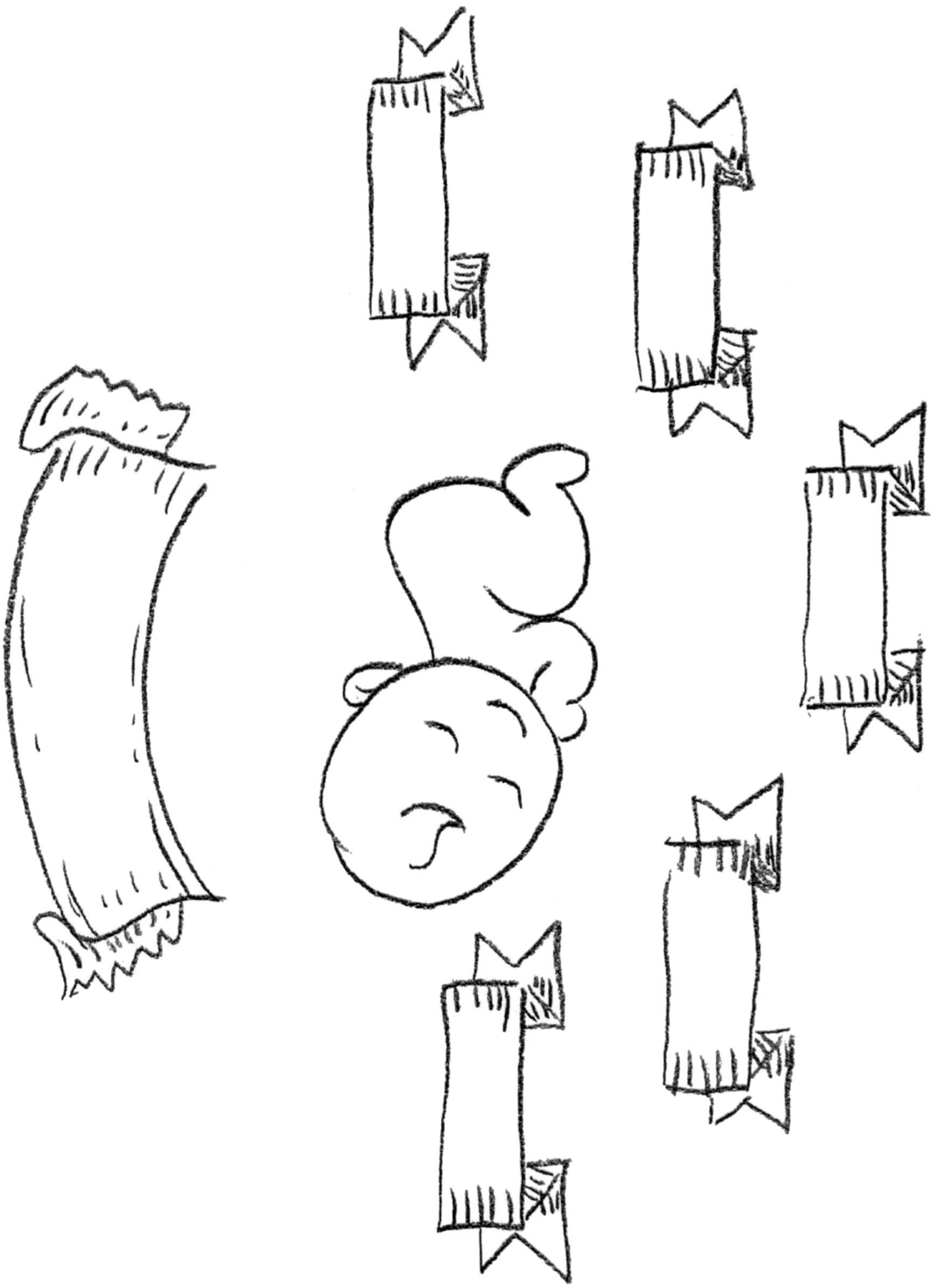

Mein imaginäres und reales Kind

Wenn wir unseren Urteilen und Vorstellungen auf die Schliche kommen, wird es uns möglich, uns von ihnen zu lösen oder sie zu akzeptieren – und sie nicht als blinde Flecken in uns zu tragen. Stellen Sie sich daher nun die folgenden Fragen:

▶ Ist der Unterschied zwischen dem imaginären Kind und meinem realen Kind ein Problem für mich?

Beispiel: Ja, weil ich allgemein nicht so gut mit Unerwartetem umgehen kann und ich die Hoffnung habe, dass es sich noch ändern könnte.

....

....

....

....

....

▶ An welcher Stelle wäre es hilfreich für mich, mich vom imaginären Kind zu verabschieden oder aber den Unterschied zu meinem realen Kind anzunehmen?

Beispiel: Mein Kind schläft tagsüber nicht so viel wie ich es mir vorgestellt hatte und ist häufig quengelig. Die Hoffnung, dass es sich noch ändern könnte, führt dazu, dass ich Dinge tue, die eigentlich nichts bringen (z. B. probiere ich verschiedene Einschlafhilfen aus ohne Erfolg); das frustriert mich.

....

....

....

....

....

Mein imaginäres und reales Kind

▶ Welche Bedeutung hat der Abschied vom imaginären Kind für mich?

Beispiel: Es ist schlimm für mich, meine Vorstellung aufzugeben, weil ich mir einfach so sehr ein pflegeleichtes Baby gewünscht habe, um viel mit ihm während der Elternzeit unternehmen zu können. Der Abschied von meiner Vorstellung bedeutet auch ein bisschen Resignation für mich und dass dieser Wunsch unerfüllt bleiben wird.

....

....

....

....

....

▶ Gibt es einen positiven Unterschied zwischen meinem imaginären und realen Kind, d.h. gibt es Aspekte, bei denen ich zufrieden oder dankbar bin, dass mein reales Kind nicht wie mein imaginäres Kind ist? Welche guten Seiten hat die Eigenschaft meines realen Kindes für mich ganz konkret?

Beispiel: Da mein Kind tagsüber nicht viel schläft, schläft es abends früh ein. Dadurch habe ich am Abend viel Zeit für mich und meinen Partner.

....

....

....

....

Meine Herzensperlen

Jeder Tag bietet die Möglichkeit, etwas Schönes zu erleben. Das Leben mit einem Kind ist voller Überraschungen und Momente, die Freude bereiten können und an die man sich gerne erinnern möchte. Man braucht nur aufmerksam genug zu sein, um diese Momente bewusst wahrzunehmen.

(1) Nehmen (oder kaufen) Sie ein schönes Glas und eine Menge bunte Perlen, Murmeln, Steine, etc. in verschiedenen Farben und Größen.

(2) Immer, wenn Sie etwas Schönes mit Ihrem Kind erlebt haben, legen Sie eine Perle, eine Murmel, einen Stein etc. in das Glas. Sie werden sich wundern, wie viele schöne Momente und Erinnerungen Sie über die Zeit sammeln.

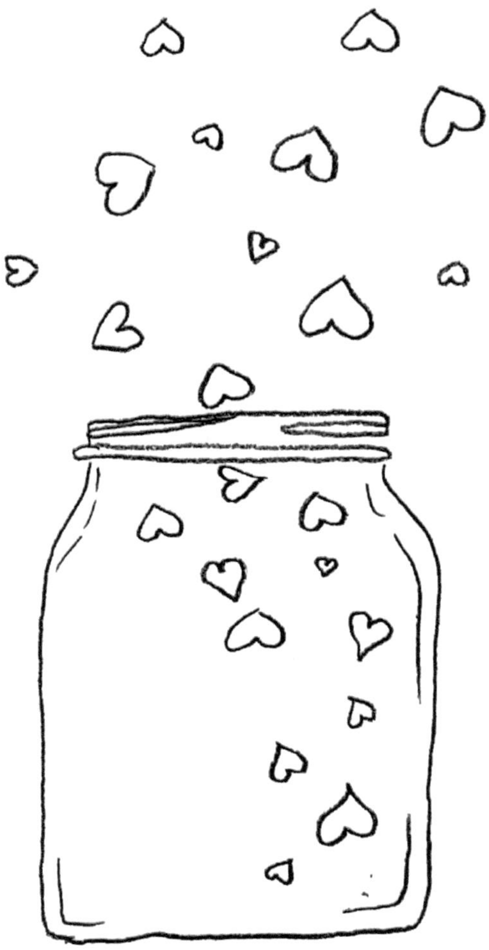

Auf Entdeckungsreise I – Kuschelsessions

Wie in INFO 2 »Bonding – die emotionale Beziehung zum Kind« beschrieben, sind Essenz und Ziel der Therapie der Bindungsstörungen, dass Mutter und Kind sich gegenseitig entdecken, kennenlernen und einander genießen können.

In diesem AB werden Ideen vorgestellt, die die Eltern dabei unterstützen sollen, ihr Kind mit all seinen Kapazitäten, Kommunikationsmöglichkeiten, Emotionen, Reaktionen, etc. wahrzunehmen. Auf diese Weise wird es den Eltern ermöglicht, das Kind immer besser zu kennen und auch zu realisieren, dass ihr eigenes Verhalten beim Kind Emotionen und Reaktionen auslöst. Dadurch entstehen neue Austauscherfahrungen, die die elterliche Wahrnehmung und Wertschätzung des Kindes erhöhen können.

In den vorgeschlagenen Übungen wird vor allem mit sensorischen Erfahrungen gearbeitet, die ein Auslöser für neue Erfahrungen mit dem Kind sein können.

Die Kuschelsessions sind eine wunderbare Ressource für die Arbeit in der Gruppe, man kann sie aber auch sehr gut in der Einzeltherapie anwenden.

Vorbereitungen

- Arbeiten Sie an einem ruhigen Ort.
- Das Kind ist dabei.
- Die Mutter sitzt oder liegt bequem mit dem Kind auf dem Arm.
  - Wichtig ist, dass das Baby ruhig und entspannt ist. Wenn das nicht der Fall ist, warten Sie, bis das Baby beruhigt wurde oder verschieben Sie diese Aktivität.
  - Bei dem ersten Textvorschlag (siehe Punkt 3) darf das Kind eingeschlafen sein. Bei manchen Müttern ist es sogar besser, diese Aktivität mit einem schlafenden Baby durchzuführen. Für die anderen Textvorschläge (siehe »Andere Vorschläge«) soll das Kind wach sein, denn es wird auf Reaktionen des Kindes geachtet oder es wird das Kind sogar mit der Musik aktiviert.
- Wenn die Mutter entspannt und auf das Baby fokussiert ist, führen Sie sie mithilfe des untenstehenden Textes durch die Übung.

(1) Fangen Sie immer mit einer Entspannungsübung an, Beispiele finden Sie in AB 36 »Atementspannung« oder AB 37 »Bauchatmung«.

(2) Nach der Entspannungsübung sprechen Sie langsam den folgenden Text. Bitte achten Sie darauf, Pausen zu machen. Auf jeden Fall sollten Sie nach jedem Punkt einige Sekunden warten, bevor Sie mit dem Text fortfahren.

(3) Und nun, lesen Sie den Text vor:

Auf Entdeckungsreise I – Kuschelsessions

Hören Sie die Musik und betrachten Sie Ihr Baby. Schauen Sie zuerst sein Gesicht an … seine Augen … seine Nase … seinen Mund … seine Haare … Wie sieht es aus? Welche Farben hat sein Gesicht? Sind seine Augen, seine Nase, sein Mund ähnlich wie Ihre Augen, Nase, Mund? … Oder sieht es eher wie sein Vater aus? … Erkennen Sie andere Ähnlichkeiten zu anderen Familienmitgliedern? … Nehmen Sie wahr, was Ihnen gefällt … Ob Sie gerade etwas entdecken, was Ihnen vorher nicht aufgefallen war? … Wie fühlen Sie sich? … Wie geht es Ihnen gerade in diesem Moment?

(machen Sie hier einige Sekunden Pause)

Nun schauen Sie seine Hände an … wie klein, aber wie perfekt sie sind … wie weich sie sind … wie sanft die Haut ist … Welche Form haben die Hände, sind sie eher rund? … Sind die Finger lang oder eher kurz? … Nehmen Sie wahr, was Ihnen gefällt … Ob Sie gerade etwas entdecken, was Ihnen vorher nicht aufgefallen war ? … Wie fühlen Sie sich? … Wie geht es Ihnen gerade in diesem Moment?

(machen Sie hier einige Sekunden Pause)

Jetzt konzentrieren Sie sich auf die Beine und die Füße … hat es kurze Beine? … Sind seine Füße groß? … Haben die Füße dieselbe Farbe wie seine Hände? … Sind seine Beine weich? … und seine Füße? … Was gefällt Ihnen besonders gut? … Haben Sie etwas zum ersten Mal wahrgenommen? … Wie fühlen Sie sich?

(machen Sie hier einige Sekunden Pause)

Jetzt betrachten Sie, wie Ihr Kind auf Ihrem Arm liegt … Wie fühlt es sich an, Ihr Baby auf dem Arm zu halten? … Was ist für Sie angenehm? … Was finden Sie besonders schön? … Was gefällt Ihnen an ihm? … Wie geht es Ihnen, wenn Sie Ihr Kind betrachten? … Welche Gefühle können Sie entdecken?

(machen Sie hier einige Sekunden Pause)

Konzentrieren Sie sich auf Ihre schönen Gefühle und bleiben Sie dabei … Genießen Sie diesen Moment und beobachten Sie Ihr Kind weiter … bis die Musik zu Ende geht.

(Lassen Sie die Musik einige Minuten weiterlaufen und beenden Sie dann die Übung)

(4) Besprechen Sie mit der Mutter deren Wahrnehmungen, was sie entdeckt hat oder zum ersten Mal gesehen hat, welche Ähnlichkeiten ihr aufgefallen sind, welche Gefühle sie wahrnehmen konnte, was ihr am besten gefallen hat, etc. Explorieren Sie aber auch, ob die Mutter negative Wahrnehmungen oder Gefühle empfunden hat, und besprechen Sie diese mit ihr, falls solche vorgekommen sind.
Den an die Patientinnen gerichteten schriftlichen Teil des Arbeitsblatts können Sie als Hausaufgabe mitgeben. Ermutigen Sie die Mutter, auch zu Hause ihr Baby genau zu beobachten und die während der Übung erlebten guten Gefühle immer wieder und in unterschiedlichen Situationen hervorzurufen.

Auf Entdeckungsreise I – Kuschelsessions

Andere Vorschläge

- Führen Sie die Aufmerksamkeit der Mutter, wie im obigen Text beschrieben, aber lassen Sie die Mutter das Kind bei der Beobachtung berühren und streicheln. Sie soll dabei merken, ob das Kind reagiert. Wie reagiert das Kind? Ist es für das Kind angenehm? Und für die Mutter selbst? Wie geht es der Mutter dabei? Welche Gefühle nimmt sie wahr?Führen Sie die Übung wie im obigen Text beschrieben durch, aber dieses Mal soll die Mutter dem Kind erzählen, was sie sieht, was sie wahrnimmt, was sie denkt. Wie nimmt das Kind seine Mutter wahr? Was glaubt sie, was das Baby denkt und fühlt? Was denkt sie, mag das Baby (am liebsten)?
- Nehmen Sie eine aktivierende, lustige Musik und führen Sie die Mutter dazu, dass sie verschiedene Bewegungen mit dem Kind macht: Ärmchen oder Beinchen dem Rhythmus der Musik folgend bewegen (z. B. nach außen und nach innen / nach oben und nach unten, beide Hände zusammenhalten und den Körper des Kindes nach links und rechts bewegen, etc.).

Tipps für Therapeutinnen

- Sie können diese Kuschelsessions als beruhigende oder als aktivierende Erfahrung anwenden. Beide bringen neue Erkenntnisse für die Eltern. Unabhängig davon, welches Ziel Sie mit dieser Aktivität verfolgen, arbeiten Sie mit Musik.
- Alle Aktivitäten können wiederholt werden, mit einer anderen Musik oder exakt gleich. Die Eltern sollen ihre Aufmerksamkeit jeweils darauf richten, ob sie bei der Wiederholung etwas anderes entdecken oder ob sich das Kind anders verhält, anders reagiert, etc.

Auf Entdeckungsreise I – Kuschelsessions

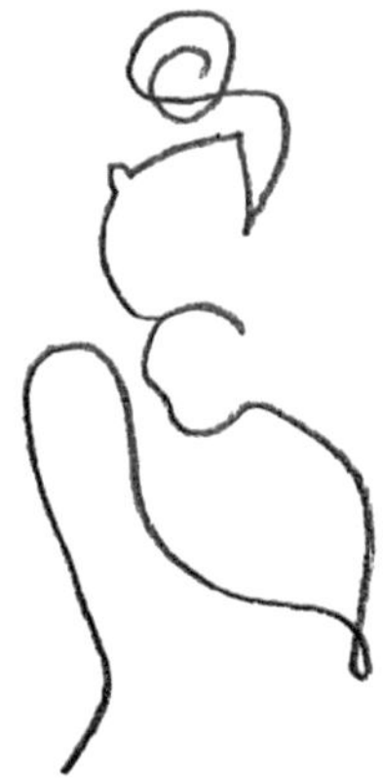

Die Wahrnehmung der eigenen Gefühle für das Baby ist in der Postpartalzeit nicht immer einfach. Manchmal denken die Eltern, dass sie keine Gefühle für das Kind empfinden können, manchmal denken sie, dass diese Gefühle eher negativer Art sind oder dass sie schlichtweg nicht die »richtigen« Gefühle sind. Dadurch werden Eltern unsicher, traurig, enttäuscht, manchmal verärgert oder wütend und halten sich für nicht fähig, Eltern zu sein. Dabei handelt es sich meistens lediglich um einen Kennenlernprozess, der noch nicht abgeschlossen ist, aber fortgeführt werden kann.

Dieses Arbeitsblatt kann Ihnen helfen, Verhaltensweisen, Reaktionen, Formen der Kommunikation, Eigenschaften und Kompetenzen Ihres Kindes zu entdecken, die die positive Wahrnehmung Ihres Kindes und die Entstehung von positiven Gefühlen unterstützen und fördern können.

Begeben Sie sich auf eine Sinnesreise und versuchen Sie dabei, die Schätze der einzigartigen Beziehung zu Ihrem Kind zu entdecken.

(1) Auf Entdeckungsreise

- Sitzen oder liegen Sie bequem mit dem Kind auf Ihrem Arm oder auf Ihrem Bauch.
- Konzentrieren Sie sich auf Ihre Atmung und entspannen Sie sich.
- Folgen Sie den Anweisungen der Therapeutin und konzentrieren Sie sich Sie dabei auf Ihre Wahrnehmungen.
- … Und jetzt geht es los!

Auf Entdeckungsreise I – Kuschelsessions

(2) Beantworten Sie bitte folgende Fragen:

- (a) Was haben Sie wahrgenommen? (b) Welche Gefühle sind Ihnen bewusst geworden? Wie ging es Ihnen dabei? (c) Was könnte diese Wahrnehmung bedeuten?
- Tragen Sie Ihre Erlebnisse in die folgenden Felder ein.
- Orientieren Sie sich am folgenden Beispiel.

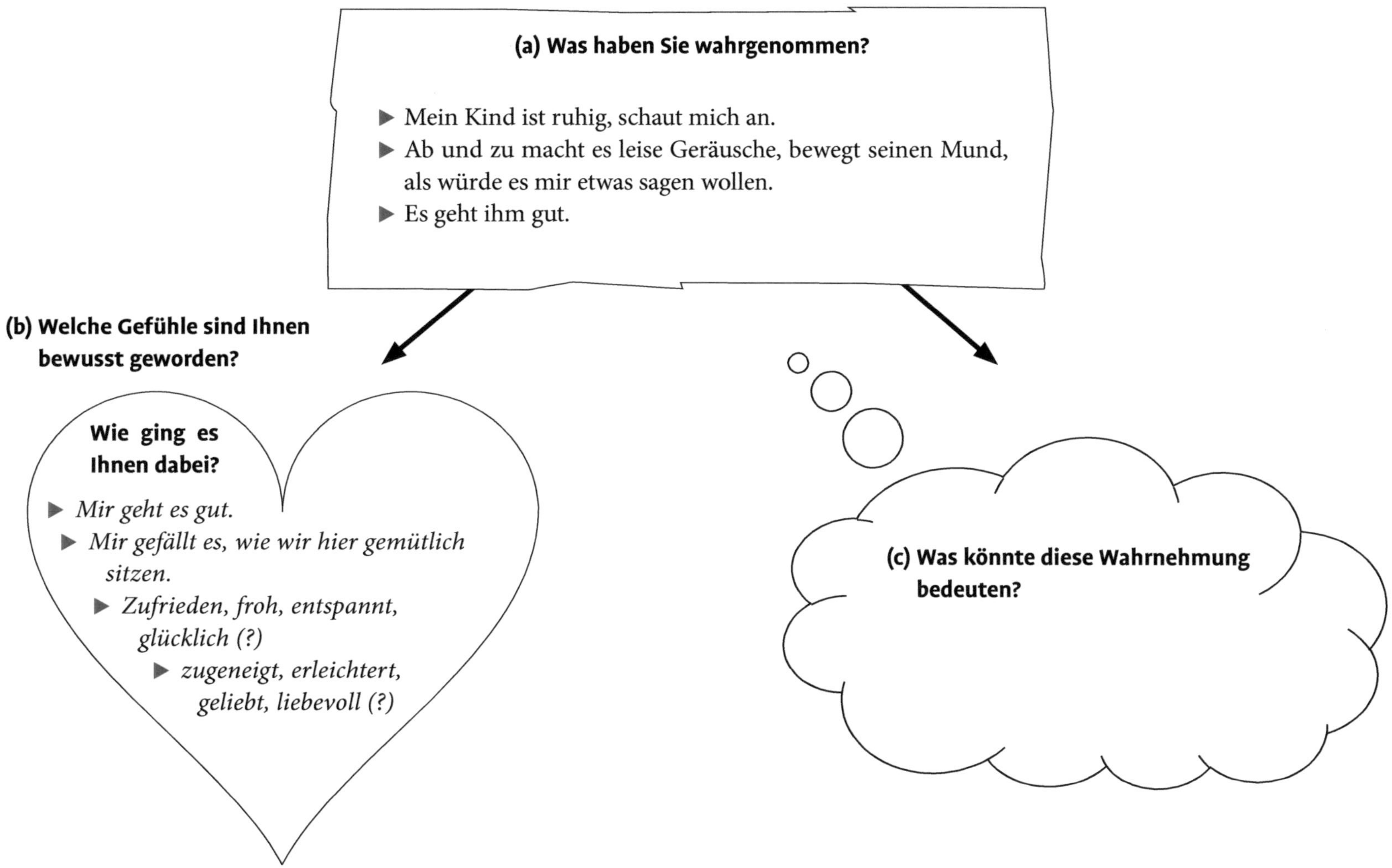

Auf Entdeckungsreise I – Kuschelsessions

Jetzt sind Sie dran!

- (a) Was haben Sie wahrgenommen? (b) Welche Gefühle sind Ihnen bewusst geworden? Wie ging es Ihnen dabei? (c) Was könnte diese Wahrnehmung bedeuten?
- Tragen Sie Ihre Erlebnisse in die folgenden Felder ein.

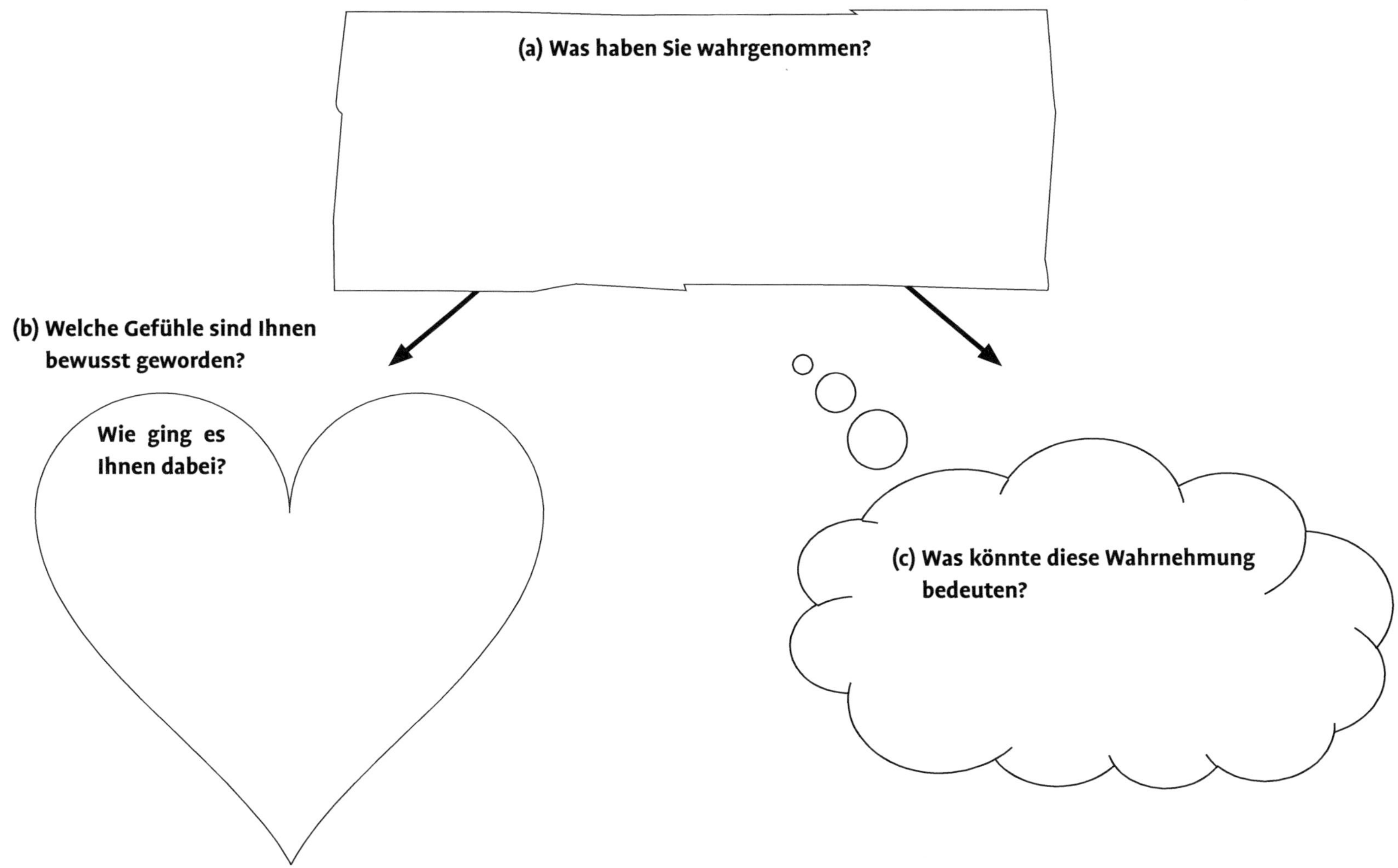

Auf Entdeckungsreise II – Negative Emotionen

Die Wahrnehmung der eigenen Gefühle für das Baby ist in der Postpartalzeit nicht immer einfach. Manchmal denken die Eltern, dass sie keine Gefühle für das Kind empfinden können, manchmal denken sie, dass diese Gefühle eher negativer Art sind oder dass sie schlichtweg nicht die »richtigen« Gefühle sind. Dadurch werden Eltern sehr unsicher, traurig, enttäuscht und halten sich für nicht fähig, Eltern zu sein. Dabei handelt es sich meistens um einen Kennenlernen-Prozess, der noch nicht komplett entwickelt ist, aber sich verbessern kann.

Mithilfe der Aktivitäten aus dem Arbeitsblatt »Auf Entdeckungsreise I – Kuschelsessions« haben Sie Verhaltensweisen, Reaktionen, und Formen der Kommunikation sowie Eigenschaften und Kompetenzen Ihres Kindes während einer angenehmen Situation entdeckt. Das vorliegende Arbeitsblatt soll dabei behilflich sein, negative Emotionen wahrzunehmen, sie zu verstehen und richtig zu interpretieren, damit Sie danach eine angemessene Lösung für die Quelle der negativen Gefühle erarbeiten können.

(1) Notieren Sie in die »Sprechblasen« negative Emotionen, die Sie für Ihr Kind schon einmal empfunden haben oder die Ihr Kind in Ihnen ausgelöst hat.

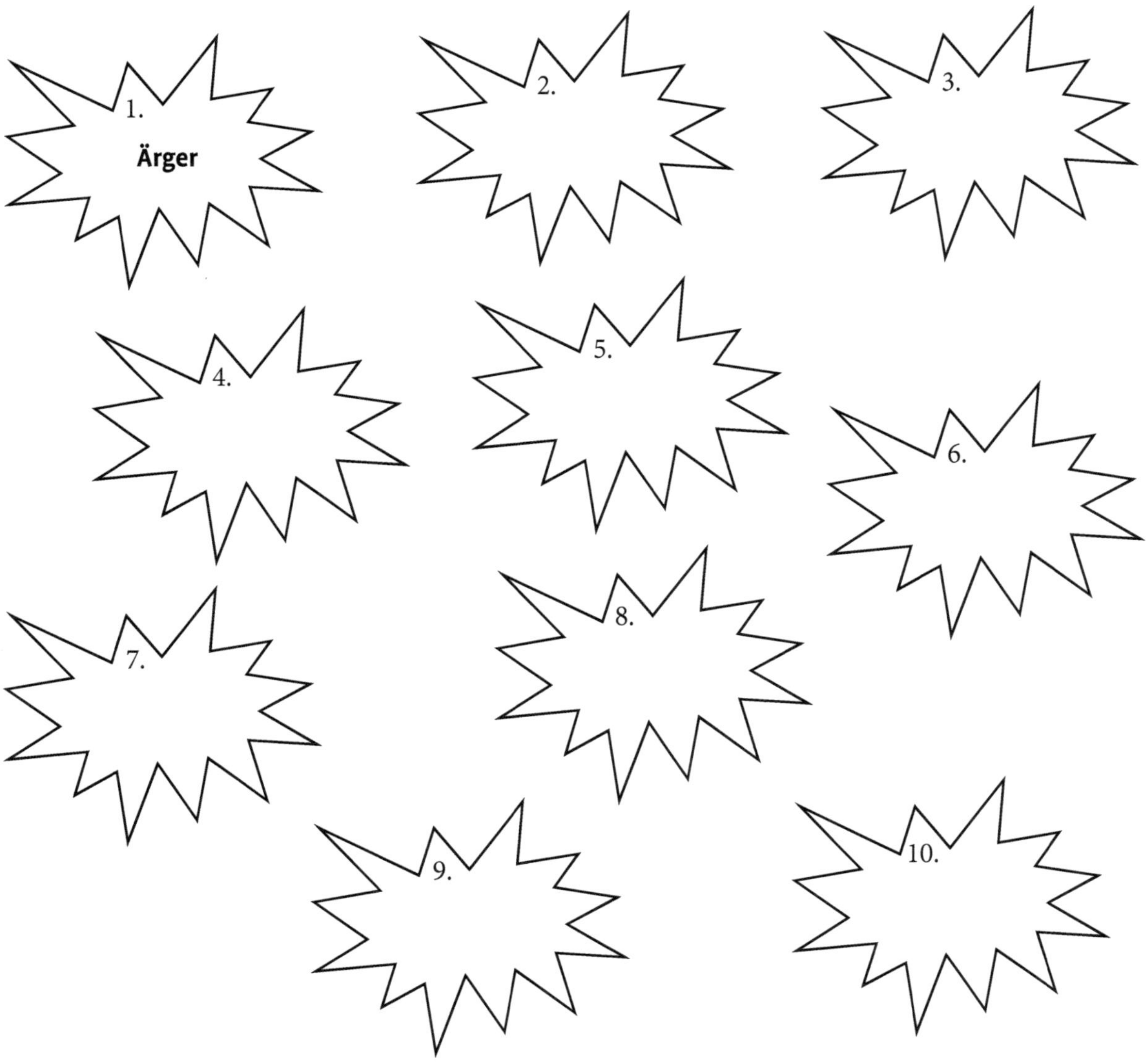

Auf Entdeckungsreise II – Negative Emotionen

(2) Folgende Fragen beziehen sich auf die Emotionen, die Sie in die obigen Sprechblasen eingetragen haben:

- ▶ In welchen Situationen ist diese Emotion aufgetreten?
  (Wenn eine Emotion in unterschiedlichen Situationen aufgetreten ist, schreiben Sie bitte alle Situationen auf, die Ihnen einfallen.)
- ▶ Welches Bedürfnis/welche Idee steckt jeweils dahinter?
- ▶ Was könnte ich anders machen? Was würde mir helfen, mich besser zur fühlen?

Beispiel

Emotion: Ärger

In welcher Situation ist diese Emotion aufgetreten?
a) Wenn ich keine Zeit für mein älteres Kind habe, weil ich das Baby versorgen muss.
b) Wenn das Baby nicht einschläft, obwohl es richtig müde ist.

Welches Bedürfnis/welche Idee steckt jeweils dahinter?
a) Ich möchte meinem älteren Kind nicht das Gefühl geben, es sei plötzlich nicht mehr wichtig.
b) Ich fühle mich inkompetent, weil es mir nicht gelingt, es zum Schlafen zu bringen.

Was könnte ich anders machen? Was würde mir helfen, mich besser zu fühlen?
a) Ich könnte mich für eine bestimmte Zeit nur mit meinem älteren Kind beschäftigen, z. B. wenn das Baby schläft.
b) Ich könnte ein anderes Einschlaf-Ritual einführen und nicht warten bis das Baby richtig müde ist, sondern früher anfangen.

Auf Entdeckungsreise II – Negative Emotionen

Beantworten Sie diese Fragen für jede der oben genannten Emotionen.

Emotion: ....

In welchen Situationen ist diese Emotion aufgetreten?

....

....

....

....

In welcher Situation ist diese Emotion aufgetreten?

....

....

....

....

Was könnte ich anders machen? Was würde mir helfen, mich besser zu fühlen?

....

....

....

....

2.3 Das Erleben von Effizienz in der Elternrolle

In diesem Abschnitt werden Themen der vorhandenen und gelungenen elterlichen Kompetenzen bearbeitet sowie Aspekte, die einen kompetenten und ausreichend guten Alltag der Eltern mit dem Kind unnötigerweise erschweren.

Übersicht über die Arbeitsblätter

INFO 3 Selbstwirksamkeit: Das Erleben von Effizienz in der Elternrolle
Dieses Infoblatt richtet sich an die Therapeutinnen und bezieht sich auf differenzierte Aspekte der subjektiven Wahrnehmung eigener Kompetenzen in der Elternrolle. Zudem werden einige Aspekte genannt, die für die therapeutische Arbeit in diesem Bereich relevant sind.

AB 20 Mein Kompetenzen-Mobile
Dieses Arbeitsblatt unterstützt an erster Stelle die Wahrnehmung von vorhandenen und gelungenen Kompetenzen und Fertigkeiten der Eltern im Umgang mit ihrem Kind, aber auch die Identifikation von verbesserungsfähigen Bereichen. Der Schwerpunkt liegt auf der Erkennung von Situationen, in denen die Eltern sich als kompetent erleben.

AB 21 Meine Gespenster im Kinderzimmer
Dieses Arbeitsblatt zielt darauf ab, ein Verständnis zu schaffen für den Bezug von Erfahrungen aus der eigenen Kindheit zum aktuellen Verhalten gegenüber dem Kind.

INFO 4 Perfektionismus
Das Infoblatt zu diesem Thema informiert über Nutzen und Kosten von Perfektionismus, insbesondere in Bezug auf die Elternschaft. Es dient der Vorbereitung auf **AB 22** »Perfektionismus« und **AB 23** »Die 10 Gebote der Perfektion«.

AB 22 Perfektionismus
Das Arbeitsblatt zum Thema Perfektionismus leitet Eltern darin an, sowohl den individuellen Nutzen als auch die Gefahren abzuwägen sowie eine konkrete Vision zu erschaffen, wie ein Leben als Eltern mit weniger stark ausgeprägtem Perfektionismus aussehen könnte. Es empfiehlt sich, dieses AB im Anschluss an **INFO 4** »Perfektionismus« zu bearbeiten.

AB 23 Die 10 Gebote der elterlichen Perfektion
Bei der Bearbeitung dieses Blattes mit paradoxer Intention soll den Eltern bewusst werden, wie wenig flexibel und vergeblich einige ihrer Verhaltensweisen, Regeln, Überzeugungen, Bemühungen etc. sind und was sie alles durch deren Einhaltung verpassen.

AB 24 Die Affenfalle
Diese kurze Geschichte, die oft auch als kognitives Experiment mit Affen in Zoos zu sehen ist, verdeutlicht, wie die Suche nach guten Lösungen blockiert werden kann, wenn nicht losgelassen wird. Diese Situation kommt oft vor, wenn Eltern alte Vorstellungen, Ziele, Strategien oder Strukturen beibehalten, die mit einem Baby oder Kleinkind nicht (mehr) adäquat sind.

AB 25 Fesseln und Luftballons
Hierbei sollen Einstellungen, Vorstellungen, Ideale, Ziele, Vorlieben und Entscheidungen auf ihre Passung zur veränderten Situation durch die Elternschaft geprüft werden. Nicht mehr Passende sollen benannt und die (zeitweise) Loslösung unterstützt werden, um ein zufriedeneres Leben mit Kind zu fördern.

AB 26 Bullshit Bingo
Das Bingo dient spielerisch dazu, Begrifflichkeiten, Floskeln, Erwartungen, Ratschläge und Vorstellungen, mit denen Eltern alltäglich konfrontiert werden, zu überdenken, zu klären oder zu revidieren.

INFO 3 • T

Selbstwirksamkeit: Das Erleben von Effizienz in der Elternrolle

Das Erleben von Effizienz basiert allgemein auf der Wahrnehmung der eigenen Fähigkeiten und vorhandenen Kompetenzen, um Probleme oder Herausforderungen erfolgreich zu bewältigen. Das bedeutet, dass dem Erleben von Selbstwirksamkeit eine subjektive Bewertung der eigenen Leistung zugrunde liegt.

Im Kontext der Elternschaft bezieht sich das Erleben von Effizienz – von Selbstwirksamkeit – auf den subjektiv wahrgenommenen Fähigkeitsgrad eines Elternteils, seine Elternrolle kompetent und effektiv zu erfüllen, d.h. eine Beziehung zum Kind aufzubauen, seine Bedürfnisse zu erkennen und zu befriedigen, für es zu sorgen, es zu verstehen, und das Gefühl zu haben, die Situation mit dem Kind unter Kontrolle zu haben und positiv zu erleben. Dieses Gefühl dient der Stärkung des Selbstwertgefühls und gibt den Eltern Sicherheit beim Ausüben der Elternfunktion.

Das Erleben von Selbstwirksamkeit ist unverzichtbar für eine gelungene Eltern-Kind-Beziehung. Zum Beispiel fühlen sich Eltern kompetent, wenn sie das Baby beruhigen, gut stillen bzw. füttern können, zum Lächeln bringen, neue Entwicklungsschritte des Kindes entdecken oder ruhig gemeinsam einschlafen. Dies gelingt umso besser, je kompetenter ein Elternteil tatsächlich ist.

Das Erleben von Selbstwirksamkeit ist aber durch die Herausforderungen der Elternschaft fragil, da Selbstwertgefühl und Selbstsicherheit durch die Versorgungsverantwortung und unbeeinflussbare Anforderungen für den Säugling immer wieder in Frage gestellt werden und trotz objektiv hoher Kompetenzen einbrechen kann.

Wichtig

Objektive Kompetenz ist keine Bedingung für Selbstwirksamkeitserleben: Auch kompetente Eltern erleben sich manchmal als hilflos und nicht wirksam.

Hohe Feinfühligkeit oder Versorgungskompetenz von Eltern können an kindlichen Eigenschaften, wie einem schwierigen Temperament oder Verhaltensregulationsstörungen, erfolglos bleiben und in Enttäuschung und Verzweiflung münden. Bandura (1977) betont die Bedeutung emotionaler Zustände als Quelle für die Einschätzung der Selbstwirksamkeit: Je negativer der emotionale Zustand ist, desto sicherer ist mit Misserfolgen zu rechnen, und je öfter ein Elternteil sich als nicht kompetent erlebt, desto geringer wird die Einschätzung der eigenen Selbstwirksamkeit. Das ist ein bekannter Verlauf bei Eltern mit affektiven Störungen (Reck et al., 2012; Teti & Gelfand, 1991; Zietlow et al., 2014). Umgekehrt erleben sich z.B. schizophrene Eltern im Gegensatz zu depressiven als kompetent und selbstwirksam trotz objektiv massiver Defizite. Hinsichtlich des Einflusses der psychiatrischen Vorgeschichte auf das elterliche Selbstvertrauen fanden Reck et al. (2012), dass sich frühere Angststörungen und Depressionen negativ auf das mütterliche Selbstvertrauen auswirkten. Dieser Befund legt nahe, dass auch bei aktueller Vollremission eine frühere affektive Störung zu einer negativen Selbsteinschätzung der elterlichen Selbstwirksamkeit führen kann.

Wichtig

Für das therapeutische Bündnis, die Therapieadhärenz und letztlich den Therapieerfolg ist es entscheidend, dass die subjektiv erlebte Selbstwirksamkeit eines Elternteils von den Therapeuten akzeptiert und nicht in Frage gestellt wird, auch wenn eine Diskrepanz zu den objektiv beobachtbaren Kompetenzen vorliegt.

Mein Kompetenzen-Mobile

In der Hektik des Alltags mit einem Säugling oder Kleinkind erledigen Sie viele Aufgaben »nebenbei«, sodass sie Ihnen nicht bewusst und dadurch »unsichtbar« sind. Was aber häufig bewusster und »sichtbarer« erlebt wird, sind die Dinge, die nicht so gelungen sind, wie Sie sich das vorgestellt haben. Sie können aber sicher viel mehr als das, was Ihnen bewusst ist!

Seien Sie Ihr eigener Detektiv und registrieren Sie bewusst alles, was Ihnen in Ihrer Funktion als Mutter / Vater gut gelingt, alles was verbesserungsfähig ist und alles, was Sie noch nicht so gut können.

Das kann ich schon gut! Das gelingt mir!

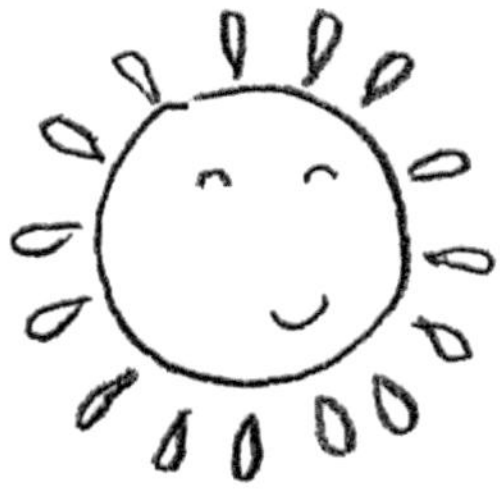

Ich merke ganz genau, wenn mein Kind müde ist.
Ich stille!
Wir können in der Nacht gut schlafen und uns die Mahlzeiten des Kindes gut aufteilen.

....

....

....

....

....

Das könnte noch besser werden!

Das Kind zu baden könnte organisierter sein.
Ich könnte besser planen, was und wann ich am nächsten Tag machen muss.
Wir könnten uns die Versorgung unseres Kindes in der Nacht besser aufteilen.

....

....

....

....

....

Mein Kompetenzen-Mobile

Das kann ich noch nicht gut:

Rechtzeitig anfangen, mich und das Kind fertig zu machen, wenn wir einen Termin haben.
Meiner Mutter Grenzen setzen.

....

....

....

....

....

Wir basteln ein Mobile

(1) Nehmen Sie einige hölzerne Schaschlikspieße oder Strohhalme und knoten Sie sie an einer Schnur in kurzen Abständen untereinander fest.
(2) Nehmen Sie für jede einzelne Verbindung einen eigenen Faden. Verknoten Sie alle Knoten mehrfach und ziehen Sie sie gut fest.
(3) Nehmen Sie die Vorlagen aus der nächsten Seite und schneiden Sie mehrere Ovale in verschiedenen Größen und Farben auf Tonpapier.
    (a) Achten Sie auf die unterschiedlichen Größen der Ovale: Schneiden Sie ganz große Ovale für die Punkte, die für Sie wichtig sind und kleine Ovale für diejenigen, die Ihnen nicht so wichtig erscheinen.
    (b) Tragen Sie auf beiden Seiten des Ovals die Punkte ein, die Sie in der ersten Spalte der Tabelle (»Das kann ich schon gut« und »Das gelingt mir«) aufgeschrieben haben. Wenn Sie nur eine Farbe Tonpapier genommen haben, können Sie unterschiedliche Farben für die Texte nehmen.
(4) Ziehen Sie mit einer Nadel einen Faden oben am Anhänger.
(5) Verteilen Sie die Anhänger auf die verschiedenen Spieße oder Strohhalme. Achten Sie bei der Verteilung darauf, dass das Gleichgewicht gehalten wird. Am besten gelingt das, wenn Sie pro »Etage« Anhänger derselben Größe nehmen.
(6) Überprüfen Sie von Zeit zu Zeit (z. B. einmal im Monat), was von der 2. oder 3. Spalte Ihrer Tabelle auf die 1. Spalte »gewandert« ist. Hängen Sie immer wieder weitere Ovale auf das Mobile auf!

Jetzt haben Sie jeden Tag vor Augen, was Sie schon gut können!

Mein Kompetenzen-Mobile

Schablonen

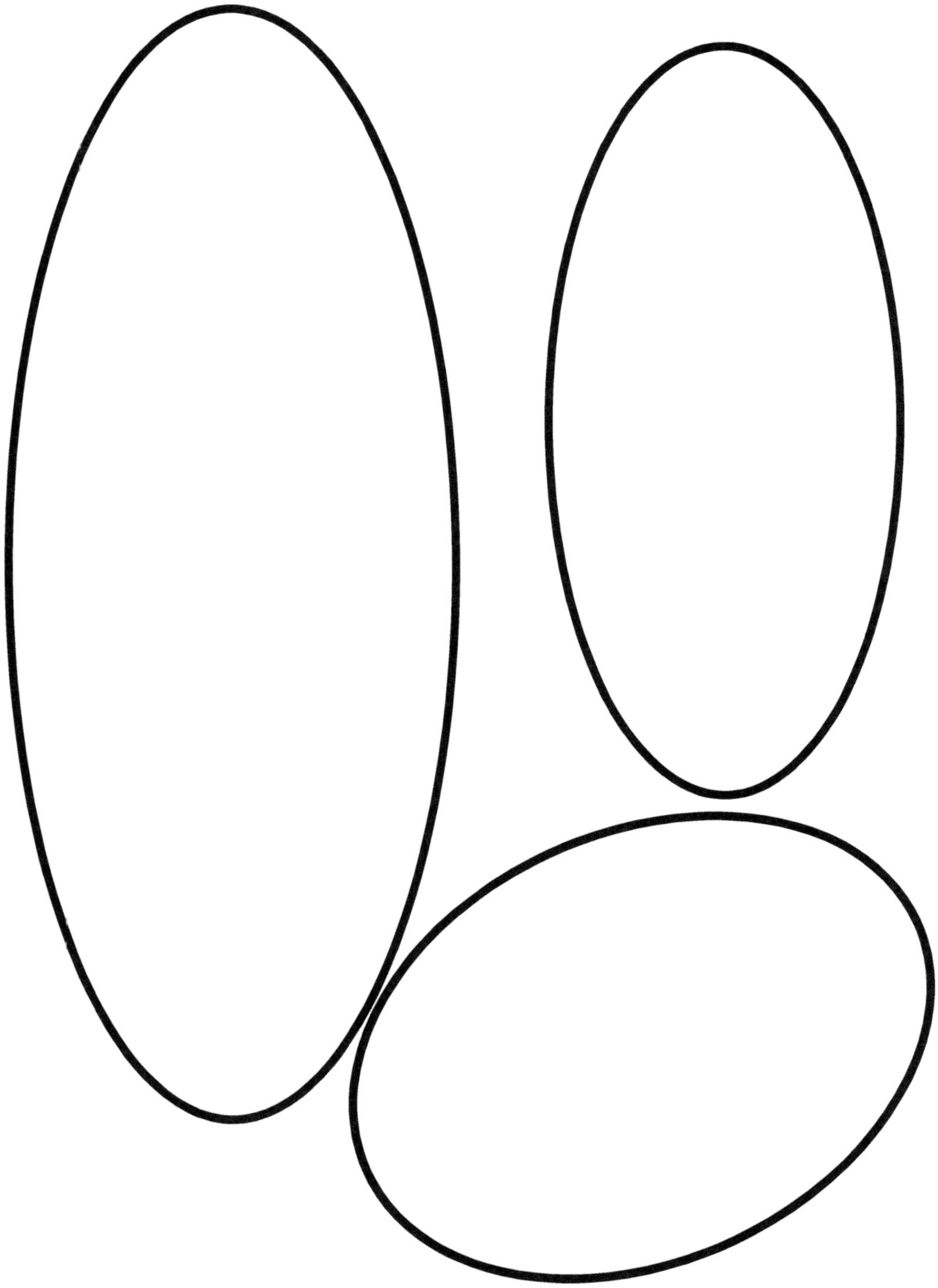

Meine Gespenster im Kinderzimmer

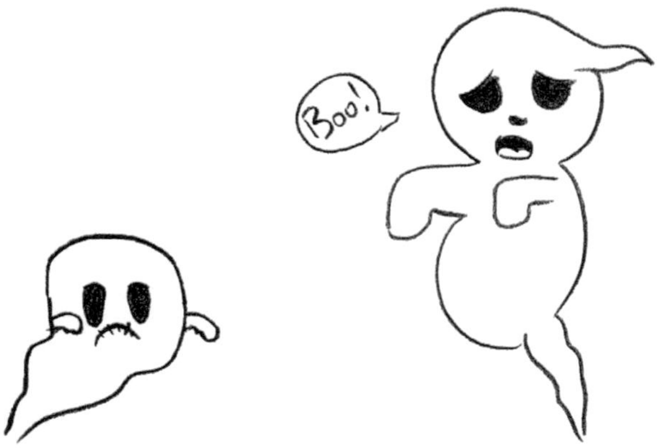

Die meisten Eltern bemerken: Unsere Kinder aktivieren Erinnerungen an die eigene Kindheit, z. B. an Erlebnisse und Beziehungen mit den eigenen Eltern, die das Verhalten im Umgang mit den heutigen eigenen Kindern prägen.

Die psychodynamische Sichtweise geht davon aus, dass ein Säugling für die Eltern unbewusst ein »Gespenst aus der Vergangenheit« repräsentieren kann, zu dem die Beziehung aus der Vergangenheit wiederholt wird (Fraiberg et al., 1990). Damit diese »Gespenster« die Eltern nicht in der Interaktion beeinträchtigen, ist es hilfreich, sie sich bewusst zu machen.

Was sind meine Gespenster im Kinderzimmer?

Das habe ich früher erlebt:	**Deshalb verhalte ich mich heute so:**
Als Kind musste ich immer, wirklich immer, um 19 Uhr im Bett sein, egal wie gut das Wetter war.	Ich bin sehr inkonsequent, was die Schlafenszeiten meines Kindes angeht, obwohl ich weiß, dass eine Struktur hilfreich wäre.

INFO 4 • T P

Perfektionismus

»There is no way to be a perfect mother,
and a million ways to be a good one.«
(Jill Churchill, Grime and Punishment, S. 4)

Wer kennt es nicht? Den Leistungsdruck in Schule, Ausbildung und Beruf, aber auch den Druck im Privatleben, z. B. den Einen oder die Eine fürs Leben zu finden und in einem bestimmten Zeitfenster eine Familie zu gründen. Aber wenn es einen Bereich in unserem Leben gibt, in dem wir wahrscheinlich den größten Druck verspüren, dann in unserer Rolle als Eltern. Wir wollen die perfekte Mutter oder der perfekte Vater sein. Denn wir wollen das Beste für unsere Kinder: Wir wollen alles richtig und nichts falsch machen.

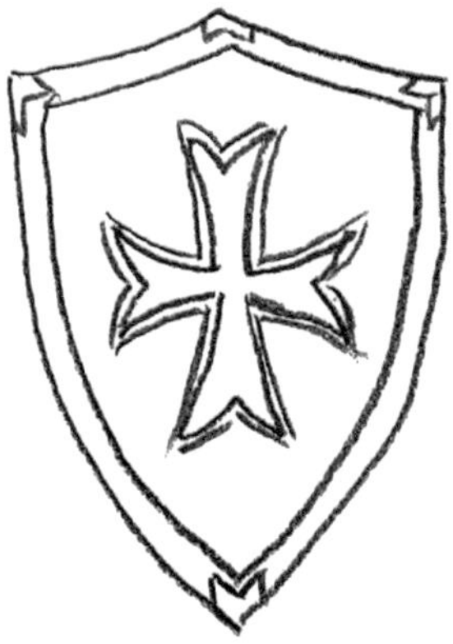

Perfektionismus ist Fluch und Segen. Wenn wir davon ausgehen, dass es perfekte Zustände gibt, können uns diese hohen Standards antreiben und motivieren, denn wir handeln durch sie orientiert und organisiert. Der Perfektionismus hat hier also die Funktion, unsere Leistung zu steigern und wir freuen uns über unsere Erfolge. Die Kehrseite des Perfektionismus kann jedoch sein, dass wir starre Maßstäbe haben, eher Fehler wahrnehmen als Gelungenes, an unserer Leistung zweifeln, mit Misserfolgen hadern und uns für solche selbst abwerten. Wenn wir uns unsicher fühlen, kann Perfektionismus eine Überkompensation darstellen – dann fungiert er als Überregulation von Verletzbarkeit im Sinne von Vermeidung dieser.

Was sind perfekte Eltern? Insbesondere als frischgebackene Eltern sind wir unsicher und haben tausend Fragen in der neuen Situation. Wenn wir uns Unsicherheit und Fehler hierbei nicht gestatten, kann dies dazu führen, dass wir unseren eigenen Ansprüchen ständig hinterherrennen und somit nicht zur Ruhe kommen. Oder es ist gänzlich unklar, wann der perfekte Zustand überhaupt erreicht wäre, falls es diesen gäbe: Wann wären wir perfekte Eltern, haben »Erfolg« in der Schwangerschaft, bei der Entbindung, der Kindererziehung, dem Familienalltag, …? Kommen wir zu Pointe: Es ist grundsätzlich unmöglich, da es so etwas wie die perfekten Eltern nicht gibt. Was es bedeutet, eine »gute« Mutter oder ein »guter« Vater zu sein, kann unzählige verschiedene Formen annehmen.

Dem Fluch entkommen, ohne auf den Segen zu verzichten. Wie kommen wir eigentlich auf die Idee, dass es perfekte Zustände gibt? Vor allem, wenn es um die eigene Familie geht? Beim Hinterfragen unseres Perfektionismus geht es nicht darum, unsere Motivation oder Vision über Bord zu werfen, sondern darum, die Belastung durch Vermeidungsziele zu reduzieren. Die Fragen auf AB 22 »Perfektionismus« sollen dabei behilflich sein, das Hilfreiche vom Quälenden zu trennen.

Perfektionismus

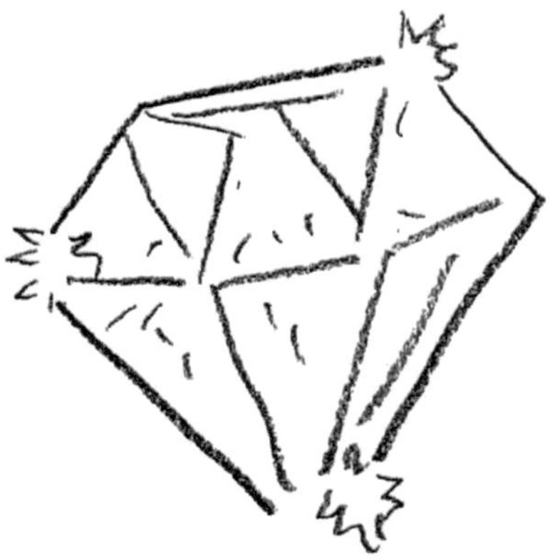

Welchen Nutzen hat mein Perfektionismus für mich? Welche Stärken ruft er hervor?

....

....

....

Welche Gefahr birgt mein Perfektionismus für mich? Welche Schwächen macht er sichtbar?

....

....

....

Was würde ich tun, wenn ich keine Angst vor Nicht-Perfektion hätte?

....

....

....

Perfektionierst du noch oder lebst du schon?
Wie könnte mein morgiger Tag aussehen, wenn ich weniger perfektionistisch wäre?

....

....

....

Die 10 Gebote der elterlichen Perfektion

(1) Negative Selbstbehauptungen: Schimpfen Sie immer mit sich selbst wegen allem, das Sie als Eltern falsch machen. Seien Sie sich Ihrer Unvollkommenheit als frischgewordene Mutter oder frischgewordener Vater bewusst.

Was sagen Sie sich / worüber schimpfen Sie mit sich selbst? Was machen Sie alles falsch mit Ihrem Kind? Ihre eigenen Beweise:

....

....

....

(2) Vermeidung: Fangen Sie nichts an, ohne sich sicher zu sein, dass Sie es perfekt beherrschen. Das Kind baden, die Babynahrung selbst kochen, Ihrem Kind ein Lied vorsingen .... Das ist alles hohe Kunst! Lassen Sie lieber die Finger davon!!

Was machen Sie lieber nicht, weil Sie sich nicht sicher sind, dass es Ihnen perfekt gelingen wird? Ihre eigenen Beweise:

....

....

....

(3) Intensive Beschäftigung mit Details: Beschäftigen Sie sich so sehr mit unwichtigen Kleinigkeiten, dass Sie gar nicht weiterkommen und vor allem, dass Sie überhaupt keine freie Minute mehr haben! Als frisch gewordene(r) Mutter (Vater) hat man sowieso keine Zeit für sich oder für Erholung – darauf kommt es also auch nicht mehr an. Falten Sie z. B. jede kleine Socke, jedes Unterhemd oder jedes Höschen Ihres Kindes perfekt und gleichmäßig, sortieren Sie jedes Kleidungsstück nach Funktion, Größe und Farbe, alles soll exakt in die Schublade passen. Wenn Ihr Kind wieder aufwacht, haben Sie garantiert nicht mal ein Viertel der gewaschenen Wäsche sortiert! Ziel erreicht!

Was kostet Sie Ihre ganze Energie und Zeit, ist Ihnen aber absolut wichtig? Ihre eigenen Beweise:

....

....

....

Die 10 Gebote der elterlichen Perfektion

(4) **Perfektionismus durchdringt (und belastet) Ihre Beziehungen:** Gerade mit einem Baby oder Kleinkind ist dieses Gebot entscheidend! Überlassen Sie Ihr Kind niemandem, aber wirklich niemandem. Kein Mensch ist so gut wie Sie und kann auf Ihr Kind so gut aufpassen und es so gut versorgen wie Sie selbst. Die Auswahl der geeigneten Personen ist klein .... Wahrscheinlich reduziert sie sich auf Ihren Partner / Ihre Partnerin. Und das nur bedingt. Großeltern, Freundinnen, Patentanten, etc. können das sicherlich nicht gut genug. Babysitter kommen erst recht nicht in Frage!

Wem trauen Sie nicht? Was können sie alle nicht?
Ihre eigenen Beweise:

....

....

....

(5) **»Alles-oder-Nichts«:** Man muss hundertprozentig hinter der Entscheidung stehen, Eltern zu sein! Man kann nicht nur »Halb-Mutter« oder »Halb-Vater« sein. Wir haben uns, ich habe mich für das Kind entschieden und jetzt bin ich für den Rest meines Lebens die Mutter / der Vater dieses Kindes. Auch wenn die Elternschaft meine ganze Zeit und meine ganze Energie in Anspruch nimmt.

Auf was sollten Sie als vollkommene Mutter / als vollkommener Vater verzichten, weil Sie sich auf Ihre Elternschaft konzentrieren?
Ihre eigenen Beweise:

....

....

....

(6) **Scheu vor neuen Erfahrungen:** Aber bitte – auf keinen Fall etwas in Ihrer Tagesstruktur oder in Ihrem Alltagsplan ändern! Mit einem Baby oder Kleinkind kann man nicht immer wieder etwas Neues probieren. Wohin soll das führen? Kinder brauchen Stabilität und keine neuen Highlights! Das Leben ist lang, da wird es schon Zeit für neue Erfahrungen geben.

Welche neuen Ideen können Sie auf keinen Fall mit Ihrem Kind umsetzen, damit Ihre Tagesstruktur nicht durcheinander gerät?
Ihre eigenen Beweise:

....

....

....

Die 10 Gebote der elterlichen Perfektion

(7) Wenn Sie die Kontrolle abgeben, geraten Sie ins Trudeln: Deswegen kommen Sie bitte nicht auf die Idee, die Kontrolle abzugeben! Wer weiß, wie Sie dann noch mit dem Kind, dem Haus, der Arbeit, dem Leben klar kommen?

Was gelingt Ihnen am besten, wenn Sie die Zügel selbst in der Hand halten?
Ihre eigenen Beweise:

....

....

....

(8) Den Geist zu beruhigen ist ein »No-Go«: Hören Sie nie auf, darüber nachzudenken, was Sie alles noch perfekter machen könnten. Letztlich geht es um Ihr Kind!

Welche Ideen haben Sie, was noch perfekter sein könnte?
Ihre eigenen Beweise:

....

....

....

(9) Sich mit Unvollkommenheit zufrieden zu geben ist nicht möglich: Das geht aber jetzt wirklich nicht. Das sind ja nur 9 Gebote obwohl im Titel 10 stehen! Soll das ein Witz sein? Wie soll es weitergehen? Auf niemanden kann man sich verlassen!

Was führen Sie zu Ende oder machen weiter, weil es nunmal so sein soll, auch wenn Sie dieses für Blödsinn oder für unnötig halten?
Ihre eigenen Beweise:

....

....

....

Jetzt haben wir Beweise genug gesammelt und können es mit großer Freude bestätigen:
Sie sind die perfekte Perfektionistin / der perfekte Perfektionist!

AB 24 • P

Die Affenfalle

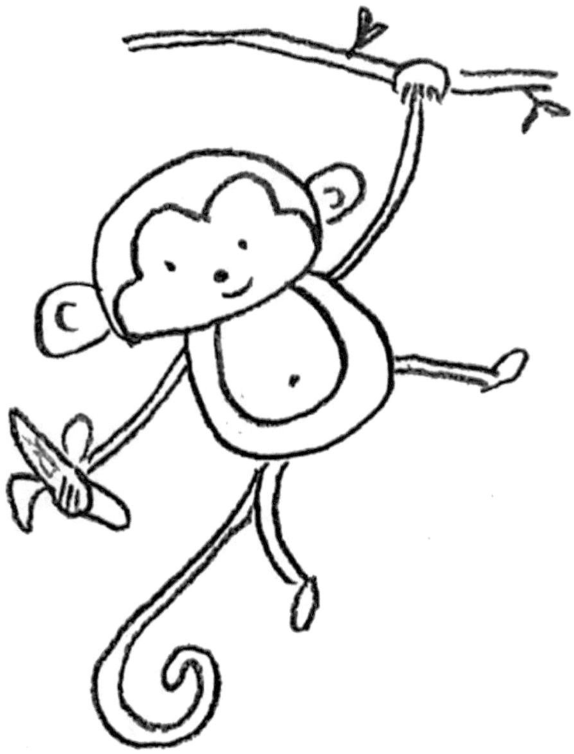

Vor vielen Jahrhunderten dachte sich ein Bauer in Südostasien einen Trick aus, um Affen fangen zu können. Dabei bediente er sich der eigenen Art der Affen zu denken.

In eine Kokosnuss schnitt der Bauer ein Loch. Das Loch war so groß, dass der Affe gerade seine Hand hineinstecken konnte. In der Kokosnuss versteckte er eine reife Banane, die so groß war, dass sie nicht herausgeschüttelt werden konnte. Die Kokosnuss selbst band der Bauer fest an einen Baum, der häufig von Affen besucht wurde. Die Affen, die daran vorbei kamen, rochen die Banane und früher oder später steckten sie die Hand in die Öffnung und griffen nach der Banane.

Das Loch war allerdings zu klein, um die Banane mit geballter Faust heraus zu holen. Da die Kokosnuss festgebunden war, konnte der Affe die Kokosnuss aber auch nicht mitnehmen. Er versuchte immer und immer wieder, die Banane mit der Hand herauszuzerren, was aber nicht gelang. Er war in der Falle gefangen.

Was assoziieren Sie mit dieser Geschichte? Welche Gedanken haben Sie dazu? Was bedeutet sie für Sie?

Fesseln und Luftballons

Was hält mich fest?

»Betrachte einmal die Dinge von einer
anderen Seite, als du sie bisher sahst,
denn das heißt, ein neues Leben beginnen.«
(Marc Aurel)

Manche unserer Einstellungen, Vorstellungen, Ideale, Ziele, Vorlieben und Entscheidungen können sich als überdenkenswürdig herausstellen. Insbesondere, wenn eine Übergangssituation wie diejenige einer Familiengründung besteht – denn vieles muss dann neu gestaltet werden. Im folgenden Bild sind Beispiele aufgeführt, die uns fesseln und von einem zufriedeneren Leben mit Kind abhalten können.

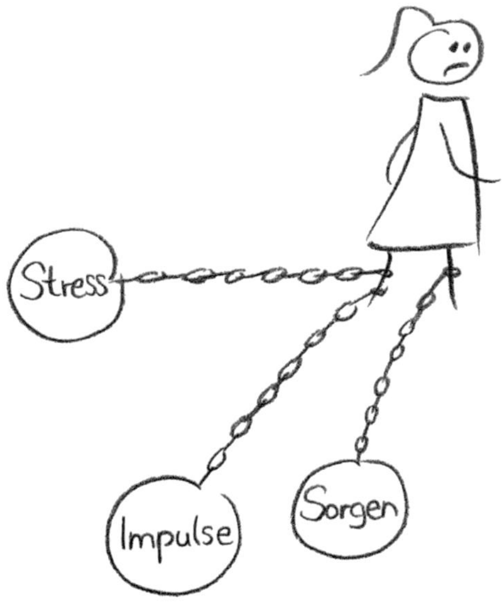

Weitere Fußfesseln könnten sein:
- Ängste (z. B. Versagens- oder Zukunftsangst)
- Schuldgefühle
- Ärger und Wut
- Aufregung und Nervosität
- Abhängigkeiten und Sucht
- Schlechte Gewohnheiten
- Die Vergangenheit
- Eitelkeiten, Verführungen und Begierden
- Abneigungen und Pessimismus
- Entscheidungsschwierigkeiten

Jetzt sind Sie dran:
- Welche der oben genannten Fesseln spüren Sie bei sich selbst?
- Und spüren Sie Fesseln, die nicht genannt sind?
- Was hält Sie – noch – von einem zufriedeneren Leben mit Ihrem Kind ab?

Fesseln und Luftballons

Notieren Sie Ihre persönlichen Fesseln. Zeichnen Sie ggf. zusätzliche Fesseln hinzu:

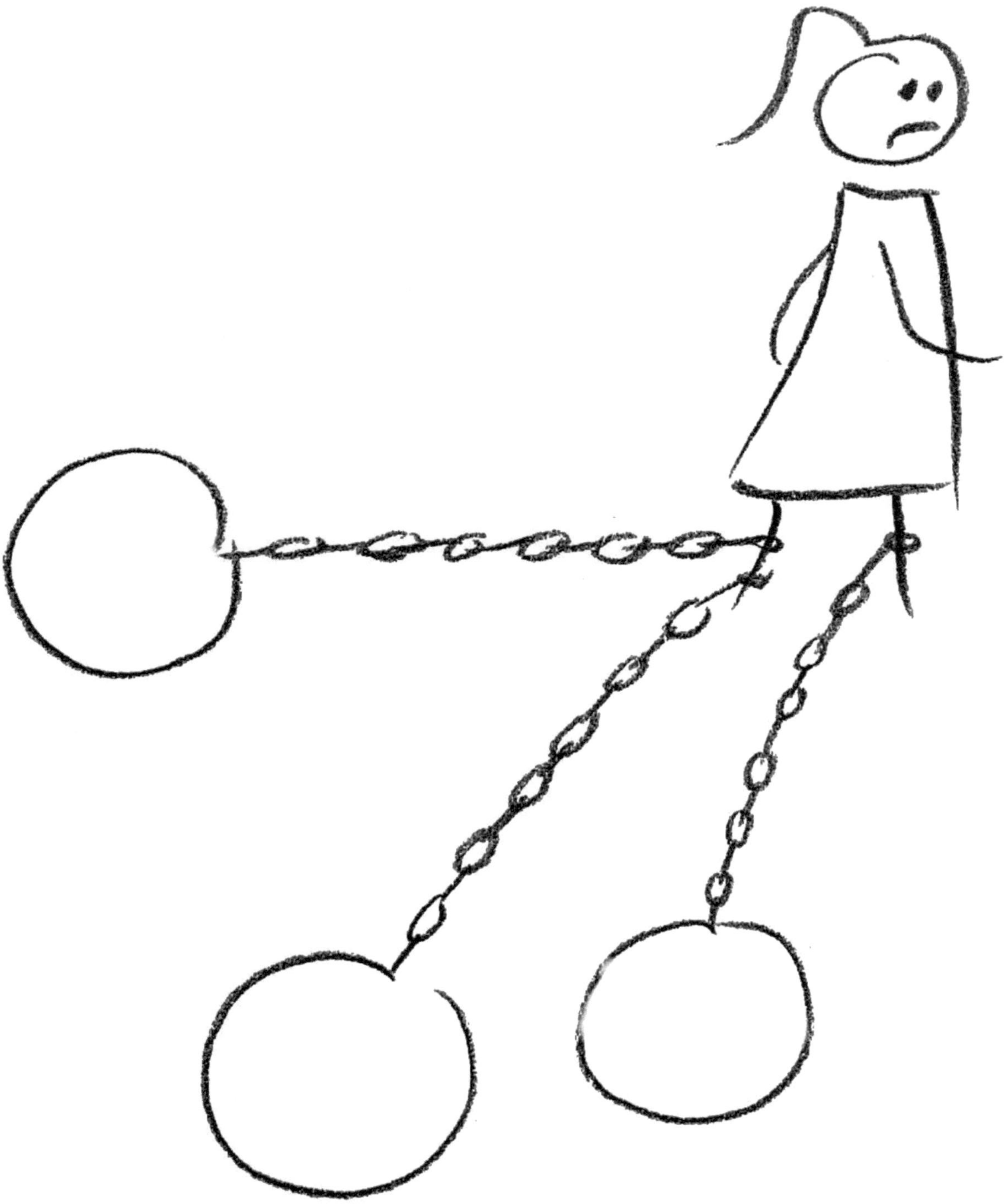

Fesseln und Luftballons

Was lasse ich los?

»Vergiss nicht – man benötigt nur wenig,
um ein glückliches Leben zu führen.«
(Marc Aurel)

- Welche Ihrer Fesseln erachten Sie als überdenkenswürdig?
- Welche davon brauchen Sie zurzeit nicht?
- Welche können Sie loslassen, um ein zufriedeneres Leben mit Ihrem Kind zu führen?

Notieren Sie, welche Fesseln Sie in Luftballons umwandeln und loslassen möchten. Zeichnen Sie ggf. zusätzliche Luftballons hinzu:

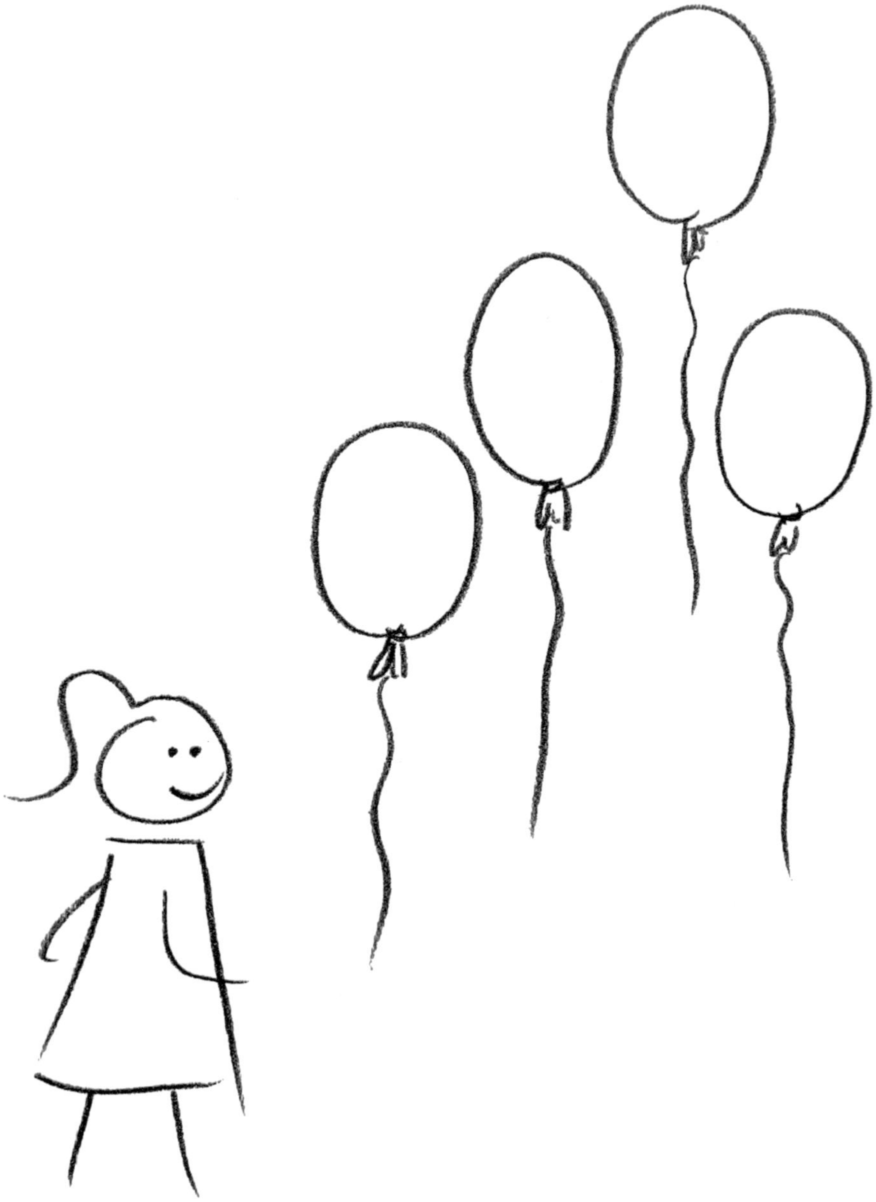

Bullshit Bingo

Wer kennt sie nicht: gut gemeinte Ratschläge, Mythen, Halbwissen, vermeintlich tröstende Worte, gedankenlose Kommentare, etc.? Bullshit eben! In diesem Spiel darf darüber ausdrücklich gelacht werden.

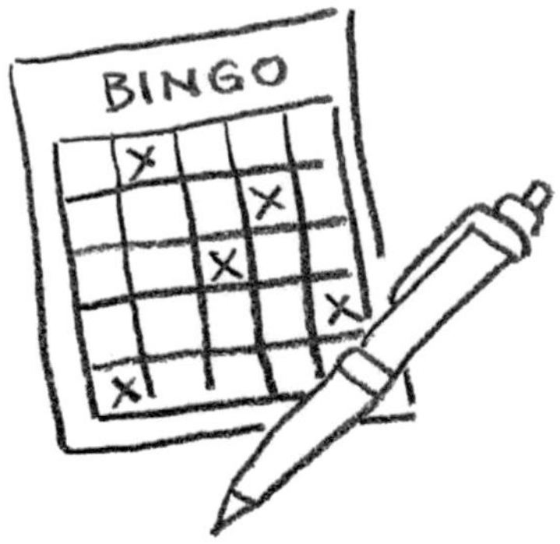

Spielanleitung:

- Pro Spieler zweimal das Bingo-Blatt (nächste Seite) ausdrucken.
- Bei einem Ausdruck die Kästchen ausschneiden.
- Die daraus entstandenen Bingo-Karten verdeckt auf den Tisch legen. Hieraus werden die »Bullshit-Sätze« gezogen und vorgelesen.
- Wenn ein vorgelesener »Bullshit-Satz« bekannt ist (z. B. schon mal gehört oder gelesen wurde), diesen auf dem eigenen Bingo-Blatt ankreuzen.
- Wer als Erste eine Zeile, Spalte oder Diagonale voll hat, gewinnt – »Bingo«!

… und wenn Sie das nächste Mal einen »Bullshit-Satz« hören:

»Humor ist der Knopf, der verhindert,
dass uns der Kragen platzt.«
(Joachim Ringelnatz)

Bullshit Bingo

Still' doch einfach ab.	Einschlafstillen ist schlecht.	Gar nicht stillen ist schlecht.	Du arbeitest nicht?!?	Du arbeitest voll?!?
Schläft es noch nicht durch?!?	Hauptsache, das Baby ist gesund.	Was einen nicht tötet, härtet ab.	Besondere Kinder suchen sich besondere Eltern.	Kleine Kinder – kleine Sorgen, große Kinder – große Sorgen.
Schreit er/sie immer so viel?	Und wann kommt Nummer zwei?	Das ist alles Gewöhnungs-sache.	Die/den bekommst du nie wieder aus deinem Bett heraus.	Ihr habt euer Kind zu sehr verwöhnt.
Du wolltest doch ein Baby!	Das Kind braucht doch seine Mutter!	Babys schreien nun mal.	Vielleicht bekommt das Baby nicht genug Milch?!	Der/die hat dich aber ganz schön im Griff.
Es ist bestimmt nur eine Phase.	Entspannte Eltern – entspanntes Kind	Darf ich dir einen Tipp geben …	Also meine/r hat in dem Alter …	Anderen geht es noch viel schlechter.

Bullshit Bingo

Entwerfen Sie Ihr eigenes Bullshit Bingo! Notieren Sie die »Bullshit-Sätze«, die Sie kennen:

3 Wohlfühlen und Bewältigungsstrategien

Die Geburt eines Kindes (vor allem des ersten) hat starke Auswirkungen auf die elterliche psychische Gesundheit. Die Geburt ist wahrscheinlich die tiefgreifendste Veränderung für die Einzelperson wie auch für die Paarbeziehung im Laufe eines Lebenszyklus. Und umgekehrt gilt: Wenn die psychische Gesundheit eines Elternteils sinkt, beeinflusst dies sowohl das andere gesunde Elternteil wie auch das Baby. Auf die Paarbeziehung wirkt das Baby wiederum verbindend und trennend zugleich. Die Verwobenheit dieser Aspekte ist zwar den meisten Professionellen der Peripartalzeit bekannt, jedoch finden sich in deren Ausbildung wenig Möglichkeiten zur Unterstützung dieser Aspekte als Schutzfaktoren.

Die Einzelperson, die Eltern, das Paar: untrennbar verwoben? Die meisten werdenden Eltern sind während der Schwangerschaft über deren Verlauf sowie über die Gesundheit von Mutter und Kind in Kenntnis. Auch vor der Geburt sind viele Eltern über diese z. B. durch Geburtsvorbereitungskurse, bestens informiert. Wenn sie dann mit dem Baby zu Hause ankommen, stellt sich den meisten die Frage: »Was machen wir jetzt?«
Neben der Alltagsversorgung des Kindes gibt es für die Beantwortung dieser Frage meist nicht ausreichend Zeit. Jedoch kommt es bei vielen Elternteilen – unter anderem durch schlafarme Nächte, durch andere Bedingungen wie stressige Tage, neue Erfahrungen, steile Lernkurven, eine als traumatisch erlebte Geburt, Ängste und Sorgen ums Kind und hohe Ansprüche an sich selbst – zu Erschöpfung und psychischer Belastung. Hierdurch stellt sich die nächste Frage: »Wie schaffen wir das?«

Daneben sinkt bei zahlreichen Müttern und Vätern die Zufriedenheit mit der Paarbeziehung. Natürlich schonen schreiende Babys nicht die Beziehungsqualität ihrer Eltern; jedoch ordnen viele Eltern die getrübte Beziehungsqualität fälschlicherweise nicht eindeutig all ihren neuen Herausforderungen zu, sondern ihrem Gegenüber.

Für die Erhaltung oder die Wiederherstellung der psychischen Gesundheit der gesamten Familie ist es daher von besonderer Bedeutung, all diese scheinbar untrennbar verbundenen Aspekte stärker voneinander zu lösen: Was kann jeder Einzelne für das Wohlbefinden, die Bewältigung schwieriger Situationen und die psychische Gesundheit tun? Welche Aspekte erleichtern das Elternsein? Und wie können wir miteinander als Paar verbunden bleiben? Um die Komplexität der Verwobenheit dieser Themen zu reduzieren, sind die Materialien dieses Kapitels in diese drei Bereiche unterteilt.

Während die Geburt über Nacht geschehen kann, braucht es etwas mehr Zeit, in eine Familie hineinzuwachsen bzw. eine Familie zu werden. Die Arbeits- und Infoblätter dieses Kapitels sollen diesen Prozess unterstützen und konkrete Ideen für den Umgang mit den genannten Hürden geben.

3.1 Fokus Einzelperson

Die Arbeitsblätter dieses Abschnitts beschäftigen sich mit den häufigsten Stressquellen von Eltern mit Babys und Kleinkindern. Jedes AB (außer **AB 39** »Leitfaden zur Exploration von Schlaf bei (werdenden) Eltern« und **AB 40** »Aktivitäten- und Schlaftagebuch«) ist als in sich abgeschlossene Einheit konzipiert, sie ergänzen sich aber gegenseitig und ermöglichen gemeinsam eine tiefere Auseinandersetzung mit verschiedenen Strategien zur Stressbewältigung, Entlastung, Selbstfürsorge und -mitgefühl, Alltagsmanagement, Resilienz, Entspannung und Emotionsregulation.

Übersicht über die Arbeitsblätter

AB 27 Stressverläufe
Dieses Arbeitsblatt zeigt verschiedene Verläufe und verdeutlicht, wie relativ die Wahrnehmung von Stress ist und warum manche eher entspannte Situationen auch zu Stress führen können. Außerdem

werden Situationen besprochen, die mit positivem Stress verbunden sein können und oft im Alltag mit Babys und Kleinkindern vorkommen können.

AB 28 Stress-Entspannungs-Wippe, ein Kinderspiel?

Das Bild der Wippe dient zur Veranschaulichung des Wechselspiels zwischen stressigen und entspannten Situationen, damit die individuelle Stresstoleranzgrenze nicht erreicht oder überschritten wird. Eltern werden motiviert, darüber nachzudenken, welche Alltagssituationen insbesondere mit Kind sie unter Stress setzen und welche sie entspannen, sodass diese als Gegengewicht zu Stress fungieren können und die »Alltagswippe« weitgehend in Balance bleibt.

AB 29 Strategien für einen stressarmen Tag

Die Aktivitäten dieses Arbeitsblattes sollen Hilfen zur Gestaltung eines stressarmen Alltags mit einem Baby oder Kleinkind bieten. Neben der Vorstellung der 5P-Strategie (adaptiert und erweitert nach Wortmann-Fleischer et al., 2006) werden Tipps für die Tages- und Wochenplanung gegeben, die den Eltern helfen können, ihre Tage besser zu strukturieren und den Alltagsstress zu reduzieren. Dieses AB lässt sich gut mit **AB 31** »Positive Aktivitäten mit (und trotz?) Kind« und **AB 38** »Revue passieren lassen« ergänzen.

AB 30 Nein sagen

Die meisten Menschen wissen genau, wann eine Verabredung, eine Aktivität, eine Aufgabe, etc. zu viel für sie wird. Trotzdem fällt es ihnen teilweise sehr schwer, »nein« zu sagen, obwohl ihnen bewusst ist, dass sie sich dadurch überfordern und sich und ihre Kinder unter unnötigen Druck setzen. Dieses Blatt unterstützt die bewusste Wahrnehmung solcher Situationen und hilft den Eltern, Strategien zu entwickeln (und zu üben), um sicherer und ohne Schuldgefühle »nein« zu sagen, wenn sie »nein« sagen wollen.

AB 31 Positive Aktivitäten mit (und trotz?) Kind

Positive Aktivitäten gehören zur 5P-Strategie für einen stressarmen Tag und sollten in jede Tagesplanung eingebaut werden. Manchmal fällt es Eltern schwer, sich vorzustellen, dass viele Aktivitäten, die sie immer schon gerne gemacht haben, auch mit Kind möglich sind. Auf der anderen Seite können sie bemerken, dass Aktivitäten, die sie durch das Kind neu kennengelernt haben, auch sehr schön sind und sie diese gerne tun. Das Arbeitsblatt hilft, diese positiven Aktivitäten zu entdecken und sie in die Tagesplanung zu integrieren.

AB 32 Wie viel »Dorf« ist für mich legitim?

Alle Eltern benötigen von Zeit zu Zeit Entlastung. Das Arbeitsblatt legitimiert und normalisiert dieses Bedürfnis genauso wie diverse Formen von Kinderbetreuung. Mithilfe differenzierter Fragen soll herausgefunden werden, welche Entlastungsvarianten individuell passend und machbar sind.

INFO 5 Was ist Resilienz?

Das Infoblatt gibt eine kurze Einführung zum Thema Resilienz und definiert, was Resilienz ist und was es nicht ist. Dieses Infoblatt dient vorbereitend zu **AB 33** »Viele Wege führen nach Rom … und zu Resilienz«

AB 33 Viele Wege führen nach Rom … und zu Resilienz

Hier werden verschiedene Strategien zu (mehr) Resilienz benannt und erläutert. Für jede Strategie werden Beispiele gegeben. Platz für Notizen sowie der Hinweis, drei Strategien auszuwählen und auszuprobieren bzw. auszubauen sollen dazu ermuntern, neue Wege zu gehen. Es empfiehlt sich, als Einstieg zum Thema Resilienz das **INFO 5** »Was ist Resilienz?« zu bearbeiten.

AB 34 Anleitung zum Eltern-Burn-out

Dieses Arbeitsblatt mit paradoxer Intention gibt fünf exklusive Tipps, wie man als Eltern garantiert einen Burn-out entwickeln kann (in Anlehnung an Wilkening, 2021).

AB 35 Ausruhen und Entschleunigen
Dieses Arbeitsblatt hilft den Eltern, sich ihre (oft unbewusst vorhandenen) Entspannungs- bzw. Entschleunigungsstrategien bewusst zu machen oder sie zu entdecken. Darüber hinaus werden einige Strategien zum schnellen »Runterkommen« vorgestellt.

AB 36 Atementspannung
Hier wird eine Anleitung zur Atementspannung gegeben, die auch mit Kindern gut durchzuführen ist. Diese Übung kann mit den Eltern geübt werden, bis sie in der Lage sind, sie ohne Anleitung durchzuführen. Die Eltern können den Text aufnehmen und bei Bedarf sich selbst durch die Entspannung führen.

INFO 6 Bauchatmung
Die Bauchatmung kann als Beruhigungsstrategie für das Kind wie auch zur Emotionsregulation des Elternteils selbst eingesetzt werden. Das Infoblatt gibt hierzu Hintergrundinformationen.

AB 37 Bauchatmung
Das Arbeitsblatt gibt konkrete Anleitungen zur Bauchatmung sowohl als Technik zur Emotionsregulation/Entspannung des Elternteils als auch zur Entschleunigung/Verbindung mit dem Kind (in Anlehnung an Harms, 2008).

AB 38 Revue passieren lassen
Mithilfe dieses Arbeitsblattes können Eltern am Ende eines Tages über den Tagesverlauf nachdenken und ihn bewerten. Die Aufgaben dieses Blattes sind eine Anregung dafür zu merken, was gut lief und was verbesserungsfähig ist. Die vorherige Bearbeitung des **AB 29** »Strategien für einen stressarmen Tag« ist erforderlich.

AB 39 Leitfaden zur Exploration von Schlaf bei (werdenden) Eltern
Guter Schlaf ist für alle (werdenden) Eltern eine richtige Herausforderung. Manchmal ist das Schlafverhalten jedoch auch ein Hinweis auf eine psychische Erkrankung. Dieser Leitfaden soll helfen, die Ursachen von Schlafschwierigkeiten bei Eltern in der Peripartalzeit umfassend zu verstehen und mit ihnen adäquate Lösungsansätze zu erarbeiten. Dieses Arbeitsblatt sollte gemeinsam mit dem **AB 40** »Aktivitäten- und Schlaftagebuch« bearbeitet werden. Darüber hinaus können **AB 36** »Atementspannung«, **AB 37** »Bauchatmung« und **AB 41** »Schlafkiller Grübeln« die Verbesserung des Schlafs unterstützen.

AB 40 Aktivitäten- und Schlaftagebuch
Dieses Arbeitsblatt ergänzt **AB 39** »Leitfaden zur Exploration von Schlaf bei (werdenden) Eltern« und ist eine weitere Hilfe für Therapeuten und Eltern, Schlafverhalten und Schlafschwierigkeiten detailliert zu verstehen und gezielte Verbesserungsansätze zu finden.

AB 41 Schlafkiller Grübeln
Oft nennen Eltern Grübeln als Hauptgrund für Schlafschwierigkeiten. In diesem Arbeitsblatt werden Ideen präsentiert, wie sie mit Grübeln umgehen können, bei Tag oder bei Nacht. Spielen beim Grübeln Ängste eine Rolle, empfiehlt sich ergänzend hierzu das **AB 44** »Was will die Angst?«.

INFO 7 Selbstmitgefühl
Das Infoblatt definiert den Begriff Selbstmitgefühl und warum es das elterliche Wohlbefinden verbessern, die Selbstsicherheit als Mutter bzw. Vater fördern und die elterliche Intuition stärken kann.

AB 42 Mehr Selbstmitgefühl – weniger Selbstkritik
Das Arbeitsblatt leitet (in Anlehnung an Eismann & Lammers, 2017) darin an, sich selbst mehr die beste Freundin bzw. der beste Freund zu sein, anstatt kritische Selbstgespräche zu führen. Bisherige Denkgewohnheiten in konkreten Alltagssituationen werden mithilfe einer Tabelle in selbstmitfühlende Varianten übersetzt.

AB 43 Einen selbstmitfühlenden Brief schreiben

In Form eines Briefes wird der Wechsel von Selbstkritik zu Selbstmitgefühl gefördert. Es wird eine Instruktion gegeben, wie ein Brief mit selbstmitfühlenden Worten formuliert werden kann (in Anlehnung an Greater Good Science Center, 2022).

AB 44 Was will die Angst?

Die Angst will uns schützen, sie will beruhigt werden – und vor allem: ausgesprochen werden. Hierzu werden jeweils Hintergrundinformationen und abschließend eine konkrete Anleitung gegeben, wie über Ängste gesprochen werden kann.

AB 45 Der Aktienkurs meiner Schuldgefühle

Individuelle Schuldgefühle (auch bekannt als schlechtes Gewissen, Zerrissensein oder Zweifel) werden benannt und »Treiber« im Sinne von Einflussfaktoren auf solche exploriert.

AB 46 »Das werde ich nie vergessen!«

Der Begriff »Trauma« wird definiert, traumatische Erlebnisse in der Peripartalzeit werden erfragt und ein möglicher Umgang mit ihnen in Form von Vergebung wird erläutert.

Stressverläufe

Stressoren und Entspannungsaktivitäten haben oft eine relative und situationsabhängige Wirkung. Die nachfolgende Übung verdeutlicht dies.

Bei den verschiedenen Beispielen ist es wichtig, auf folgende Punkte zu achten:

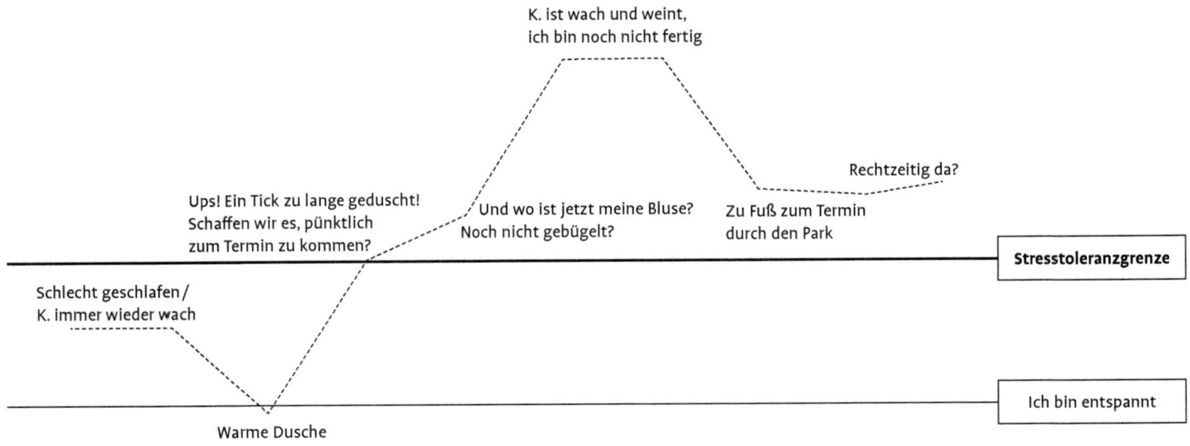

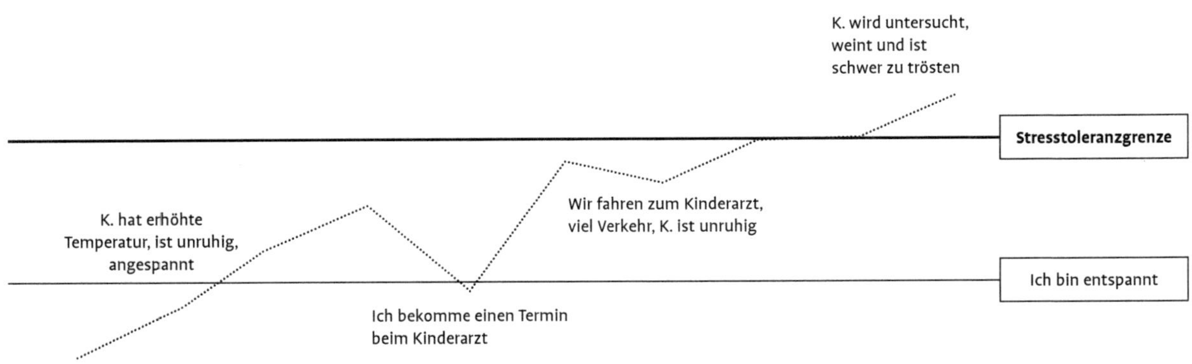

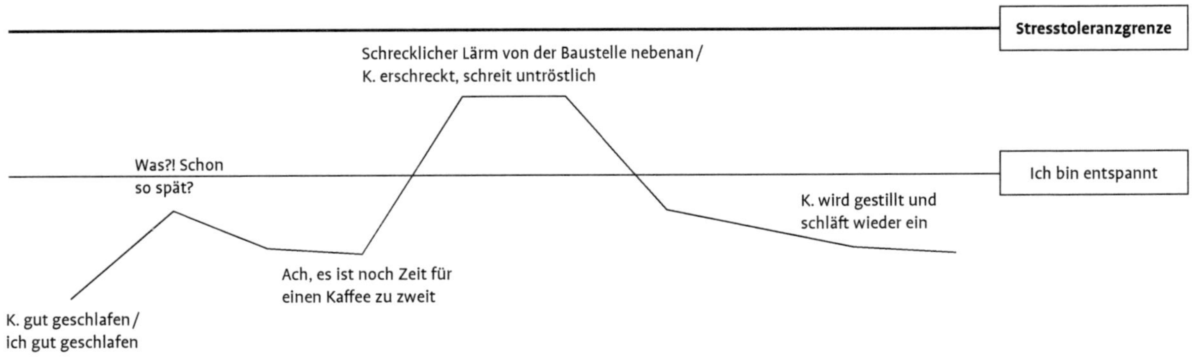

Stressverläufe

- Kleine Stressoren können kumulieren und zu einem großen Stressor werden.
- Wenn man schon ziemlich gestresst ist, kann jede Kleinigkeit einfach zu viel sein.
- Entspannung ist gut, muss aber passen, sonst kann auch sie zu einer Stressquelle werden.
- Bei starker Anspannung können manche Entspannungsstrategien nicht ausreichend sein.
- Die beste Strategie ist, immer wieder kurz zu entspannen, um die »Wohlfühlzone« nicht (oder nur kurz) zu verlassen.

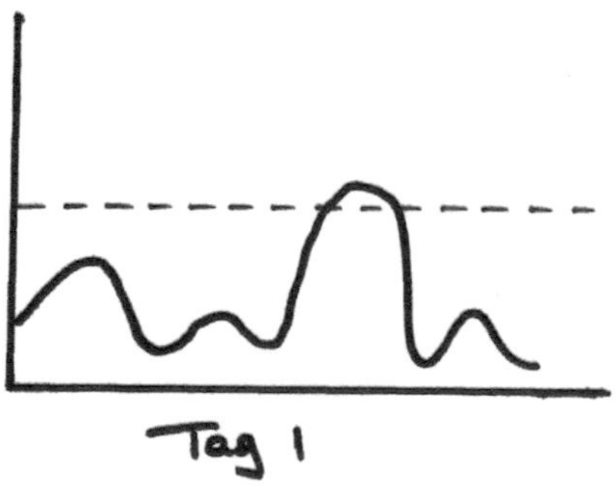

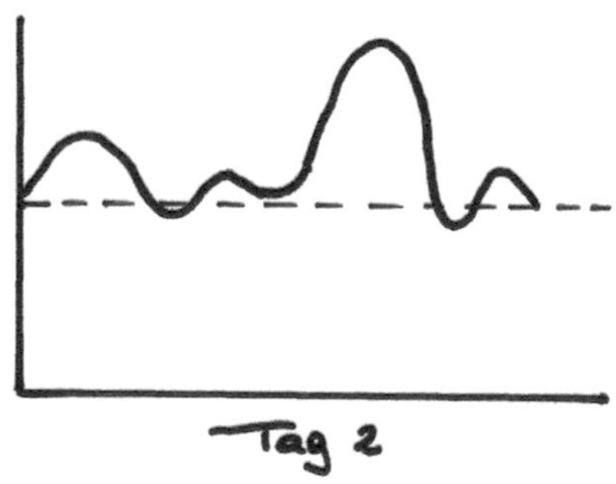

- An schlechten Tagen können exakt dieselben Ereignisse stressiger wirken als an guten Tagen. Das ist nicht ungewöhnlich und kann am nächsten Tag wieder so sein wie immer.
- Es kann dafür Gründe geben oder auch nicht. Es ist hilfreich zu versuchen, eine Erklärung zu finden, jedoch findet man nicht immer eine. Wenn es keinen offensichtlichen Grund gibt, ist das auch ok. Morgen ist ein anderer Tag!

Tipps

Hier können Sie die Bearbeitung dieses ABs unterbrechen und mit ABs aus dem Themenbereich *Entspannung* kombinieren (AB 35 »Ausruhen und Entschleunigen«, AB 36 »Atementspannung« und INFO 6/AB 37 »Bauchatmung«).

Die Aufgaben dieses ABs können über mehrere Sitzungen aufgearbeitet werden.

Bitte besprechen Sie mit der Mutter vor Aufgabe (3), was *positiver Stress* ist, und motivieren Sie die Mutter, Beispiele (vor allem mit einem Baby oder Kleinkind) zu finden. Wenn die Mutter nicht selber zu Ideen kommt, können folgende Beispiele helfen. Lassen Sie bitte die Mutter herausfinden, warum es sich hier um positiven Stress handeln kann:

- Kind möchte mit dem Finger sein Essen anfassen. (Unterstützung der Entwicklung)
- Kind anziehen, um gemeinsam spazieren zu gehen. (Spazierengehen = schöne gemeinsame Zeit = Entspannung)
- Fahren mit dem Kind zum Arzttermin.

Die Aufgabe (3) ist als Hausaufgabe besonders gut geeignet.

Die Beispiele dieser Aufgaben können mit AB 28 »Stress-Entspannungs-Wippe, ein Kinderspiel?« kombiniert werden. Lassen Sie in AB 28 die Mutter diese Beispiele in die Tabelle der Aufgabe (1) übertragen.

Stressverläufe

Jeder Mensch ist im Laufe des Tages mehreren Stresssituationen ausgesetzt: Der Zug muss erreicht werden, die Konferenz fängt in 10 Minuten an und Sie stehen im Stau, die Brille ist wieder verschwunden oder es gibt keinen Kaffee mehr in der Kaffeedose etc. Es kann aber auch sein, dass Sie zusätzlich dauerhaft von einer anderen Situation belastet sind: z. B. Probleme in der Paarbeziehung, ein anstehender Umzug, Einschulung eines Kindes, finanzielle Schwierigkeiten. All diese Situationen belasten die Menschen unterschiedlich stark. Aber wenn sie sich ansammeln, ohne dass sie zwischendurch (wenigstens teilweise) abgebaut werden, kann es sein, dass die kleinste stressige Situation sie über Ihre »Stress-Verträglichkeitsgrenze« bringt. So wie jeder Mensch jede Situation anders bewertet, so individuell ist die Stress-Verträglichkeitsgrenze. Sie ist individuell, aber jeder Mensch hat eine solche Grenze.

(1) Mit einem Baby kann ein Tag unterschiedlich stressig verlaufen. Schauen Sie folgende Tagesverläufe an:

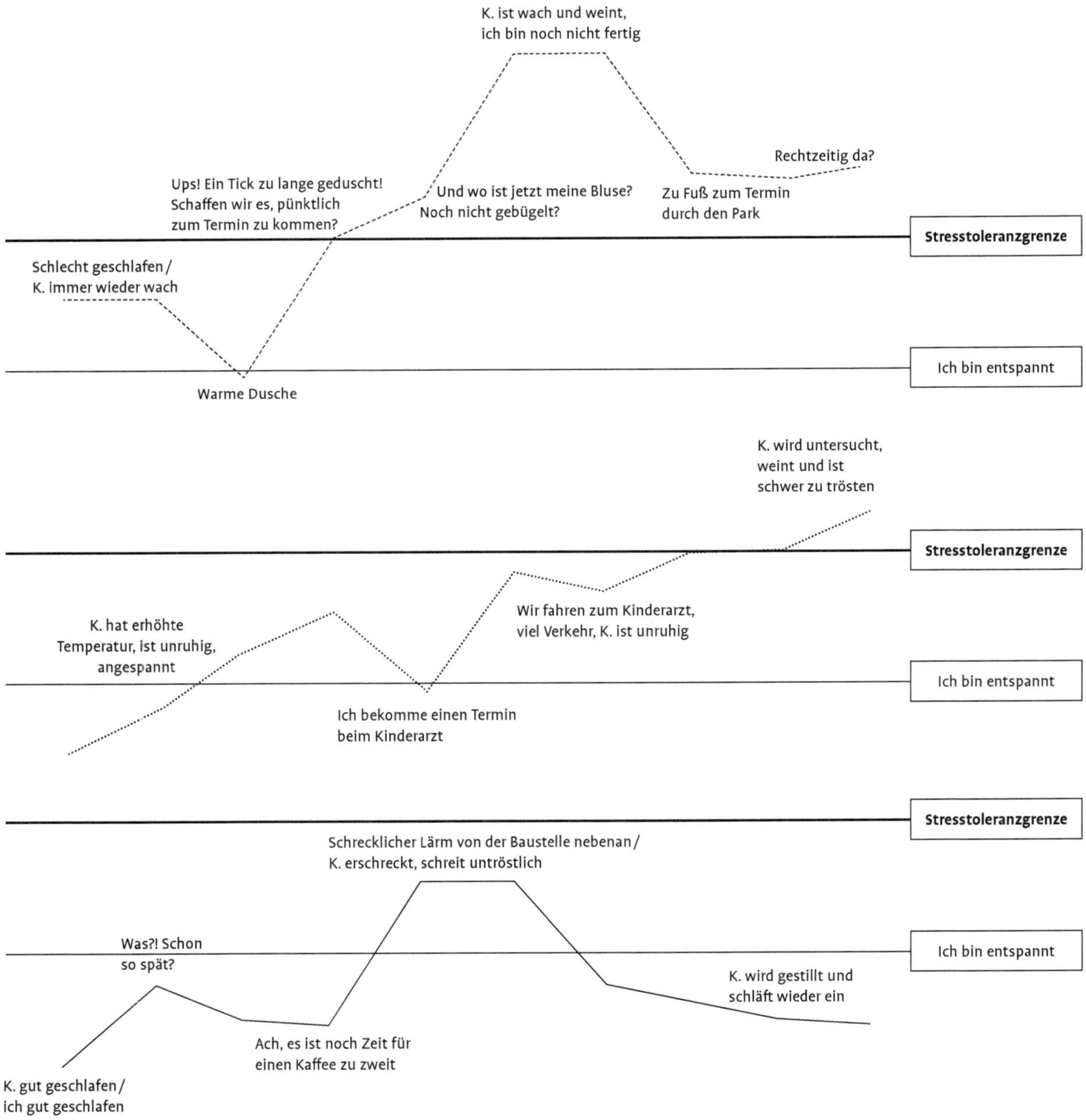

Stressverläufe

Was ist Ihnen klar geworden?

(2) Schauen Sie jetzt zwei Tagesverläufe derselben Mutter an

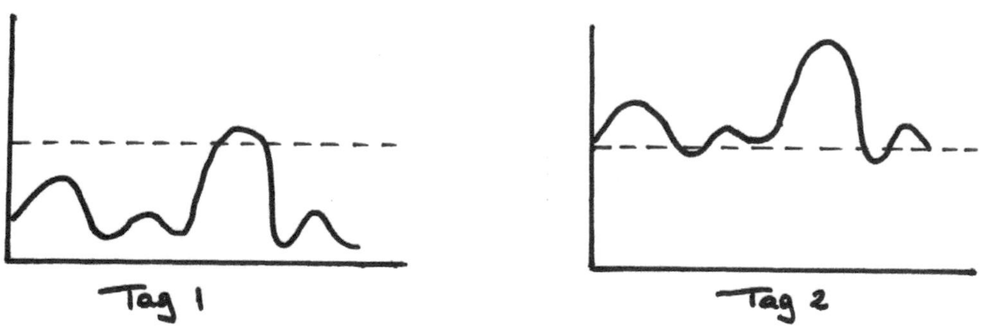

Was ist Ihnen klar geworden?

Stressverläufe

> **Wichtig**
>
> **Positiver Stress**
>
> In der Regel wird Stress negativ bewertet und mit negativen Erlebnissen und Folgen in Verbindung gebracht. Dabei kann der Stress auch positiv sein. Positiver Stress entsteht, wenn ich mit einer Herausforderung konfrontiert bin, deren Bewältigung ich für möglich halte und ich mich für fähig dazu halte. Der positive Stress kann ein Motor sein, eigene sowohl körperliche als auch psychische Fähigkeiten und Ressourcen zu aktivieren. Gelingt es mir, die Situation zu bewältigen, dann wird der positive Stress zu einer Quelle für Erfolgserlebnisse, welche das Selbstwertgefühl erhöhen und die persönliche Weiterentwicklung fördern. Entscheidend ist, dass der positive Stress nur kurz andauert und eine vorübergehende Belastung darstellt.
>
> Die kindliche Entwicklung ist eine unerschöpfliche Quelle für positiven Stress! Wenn Kinder selber unter positivem Stress stehen, weil sie zum Beispiel neue Fertigkeiten erproben, setzen sie dadurch auch ihre Eltern unter Stress. Die Gefahr, dass die Eltern unter negativen Stress geraten, ist groß. Eine hilfreiche Strategie könnte sein, das Erfolgserlebnis der Kinder als eigenen Erfolg zu sehen: Ihr Kind macht einen Entwicklungsschritt und Sie haben es erfolgreich geschafft, nicht in negativen Stress zu geraten!

(3) Erstellen Sie eine Liste mit Situationen, die für Sie zurzeit stressig sind.

....

....

....

....

....

Gehen Sie die notierten Situationen durch und markieren Sie mit **Rot** diejenigen, die Sie als besonders stressig empfinden und die Sie ganz schnell über die »Stress-Verträglichkeitsgrenze« bringen. Mit **Gelb** markieren Sie bitte die Situationen, die für Sie ziemlich stressig sind, aber nicht so extrem wie die ersten und mit **Grün** markieren Sie bitte diejenigen, die einen positiven Stress verursachen.

Was ist Ihnen klar geworden?

....

....

....

....

Stress-Entspannungs-Wippe, ein Kinderspiel?

Wenn man mit einer Wippe spielt, ist es am schönsten, wenn das Gewicht auf beiden Seiten einigermaßen ausgeglichen ist und beide Spielpartner abwechselnd mit den Füßen den Boden berühren. So können sie regelmäßig nach oben und nach unten schwingen. Manchmal kann einer der Beiden mit viel Energie ganz nach oben »schießen«. Das kann lustig sein und Spaß machen. Aber nur, wenn wir wieder schnell in die Komfortzone zurückkommen und mit den Füßen auf dem Boden die Bewegung mitsteuern können. Lange oben zu hängen, ist nicht mehr schön, ebenso ist es unangenehm, wenn der Spielpartner die Wippe verlässt und uns auf den Boden plumpsen lässt.

Bitte behalten Sie das Bild der Wippe im Kopf bei der Bearbeitung der folgenden Aufgaben.

(1) Als Mutter oder Vater sind Sie mit einer Reihe von alltäglichen neuen Situationen konfrontiert, die Sie in dieser Form vorher nicht kannten oder bei denen die Lösungsstrategien, die Sie früher angewandt haben, nicht mehr funktionieren. Wiederum gibt es sicherlich Situationen, die für Sie vielleicht ohne Kind eher neutral waren und jetzt sind sie besonders entspannt und schön. In diese Richtung kann es auch Situationen geben, die früher entweder stressig oder schön waren und jetzt neutraler geworden sind.

Überlegen Sie ganz genau, welche Situationen für Sie aktuell schön/positiv/entspannt, neutral oder stressig sind. Tragen Sie sie bitte in die folgende Tabelle ein:

Schön / positiv / entspannt	neutral	stressig
Spazieren gehen	Mit Kind einkaufen gehen	Zu Hause Besuch empfangen

Stress-Entspannungs-Wippe, ein Kinderspiel?

(2) Nehmen Sie eine stressige Situation nach der anderen aus Ihrer Tabelle und setzen Sie all diese auf die Wippe – sprich, notieren Sie sie auf einer Seite der Wippe. Überlegen Sie sich, welche neutralen und entspannten Situationen auf der anderen Seite sitzen sollten, damit Sie das Spiel mitsteuern können: Sodass Sie also nicht ganz nach oben gelangen und von dort nicht mehr zurück nach unten kommen können, aber auch nicht, dass Sie auf dem Boden landen und es nicht mehr in die Mitte schaffen. Beide Seiten der Wippe sollten »gleich schwer« sein.

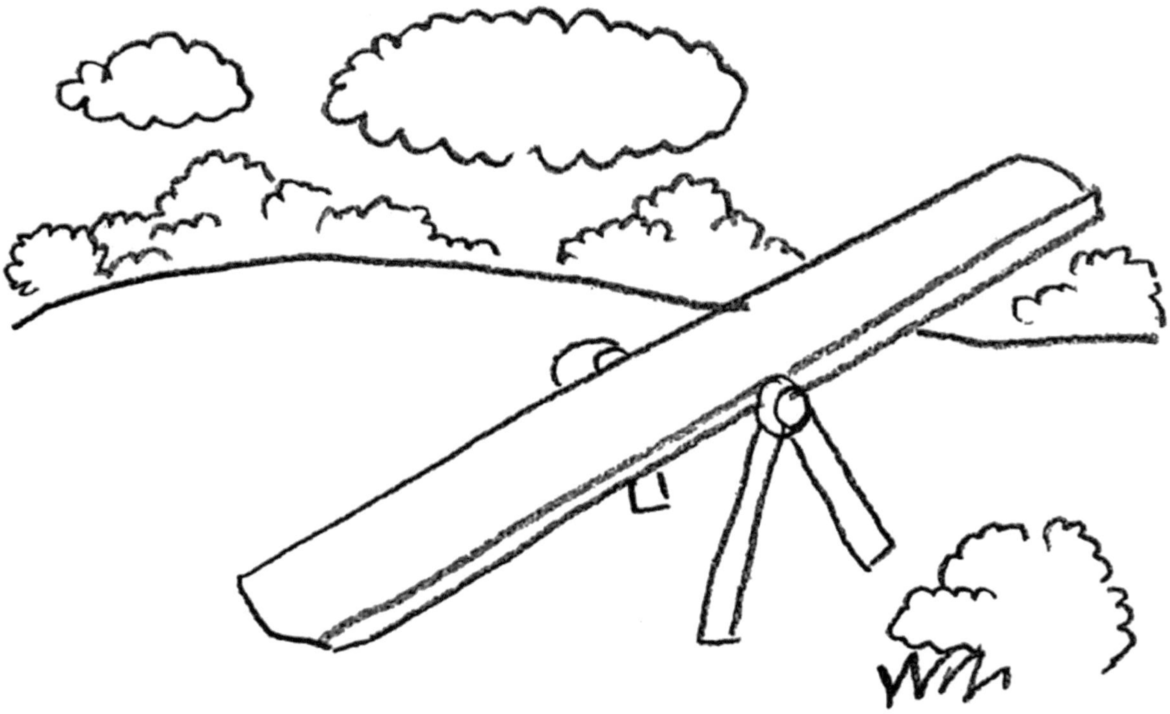

Strategien für einen stressarmen Tag

Die Gestaltung eines stressarmen Alltags mit einem Baby oder Kleinkind ist eine echte Herausforderung für alle Eltern. Diese Herausforderung mit Erfolg zu bewältigen ist nicht einfach, aber möglich. Verlangt sind: Struktur, Disziplin, etwas Flexibilität und Übung. Außerdem kann ein gelungener stressarmer Tag viele positive »Nebenwirkungen« mit sich bringen!

Hier einige Schlüsselstrategien für einen gelungenen stressarmen Tag: Die 5 Ps

Wichtig

Die 5 Ps

Plan. Ein Plan gibt dem Tag Struktur und hilft, durch den Tag »zu gleiten«. Dabei ist es wichtig, dass auch auf die 4 anderen Ps geachtet wird und dass der Plan realistisch ist. Ein gewöhnlicher Fehler bei der Planung ist, dass z. B. Ess- und Schlafzeiten vergessen werden oder, noch schlimmer, die Zeiten für die körperliche Pflege oder fürs Kochen! Hilfreich bei der Planung ist, dass die wichtigen Termine (z. B. Arztbesuch, Mütterkaffee) ganz genau feststehen, aber auch die Fahrzeiten mitgerechnet werden.

Prioritäten. Verteilen Sie auf Ihrem Plan zuerst, was unbedingt gemacht werden muss sowie die Aktivitäten, die zu einem bestimmten Zeitpunkt stattfinden müssen. Wenn noch Zeit übrigbleibt, dann können Sie etwas dazu nehmen.

Pausen. Erholungsphasen im Tagesverlauf sind in jedem Alters- bzw. Lebensabschnitt wichtig. Viel, viel wichtiger sind sie aber, wenn man ein kleines Kind hat! Pausen werden sehr häufig bei der Tagesplanung vergessen, obwohl sie am ehesten gelingen, wenn sie schon fest eingeplant sind. Außerdem sind Pausen auch für die Kinder von großer Bedeutung: Sie helfen ihnen, sich zu entspannen und neue Energie für die nächsten Stunden zu tanken. Nur wer regelmäßig Stress abbaut, bleibt ausgeglichen. Und das gilt sowohl für die Eltern als auch für die Kinder.

Puffer. Planen Sie bitte nicht eng getaktet! Mit Babys und Kleinkindern können immer wieder unerwartete Ereignisse vorkommen: Das Baby wacht 15 Minuten früher auf als sonst, das Kind hat mit Wasser gespielt und ist komplett nass geworden, etc. Aber auch sonst können uns Alltagsüberraschungen ins Schleudern bringen. Ist es Ihnen noch nicht passiert, dass Sie zu einem wichtigen Termin fahren möchten und wenn Sie das Auto anmachen, bemerken, dass im Tank fast kein Benzin mehr ist?

Wenn Sie Puffer-Zeit eingeplant haben, können Sie gelassen eine Lösung für Überraschungen finden.

Positive Aktivitäten. Schöne, angenehme Aktivitäten, die Sie gerne tun und Ihnen eine Freude machen, fördern den Stimmungsausgleich, die Erholung und Entspannung, die Zufriedenheit, das Wohlbefinden. Vielleicht haben Sie gerne gemalt, oder Sie sind lange Fahrradtouren gefahren? Viele Aktivitäten sind mit dem Kind nicht leicht zu organisieren. Sicherlich finden Sie aber eine ganze Reihe davon, die Ihnen Freude machen und sich auch mit Kind organisieren und in der Tagesplanung einführen lassen.

Strategien für einen stressarmen Tag

Tragen Sie in dieses Bild ein, wofür die 5Ps stehen, und bemalen Sie den Bilderrahmen und die »Ps« mit bunten Farben. Hängen Sie den Plan an die Kühlschranktür oder an den Spiegel im Badezimmer. So haben Sie die »Ps« immer vor Augen.

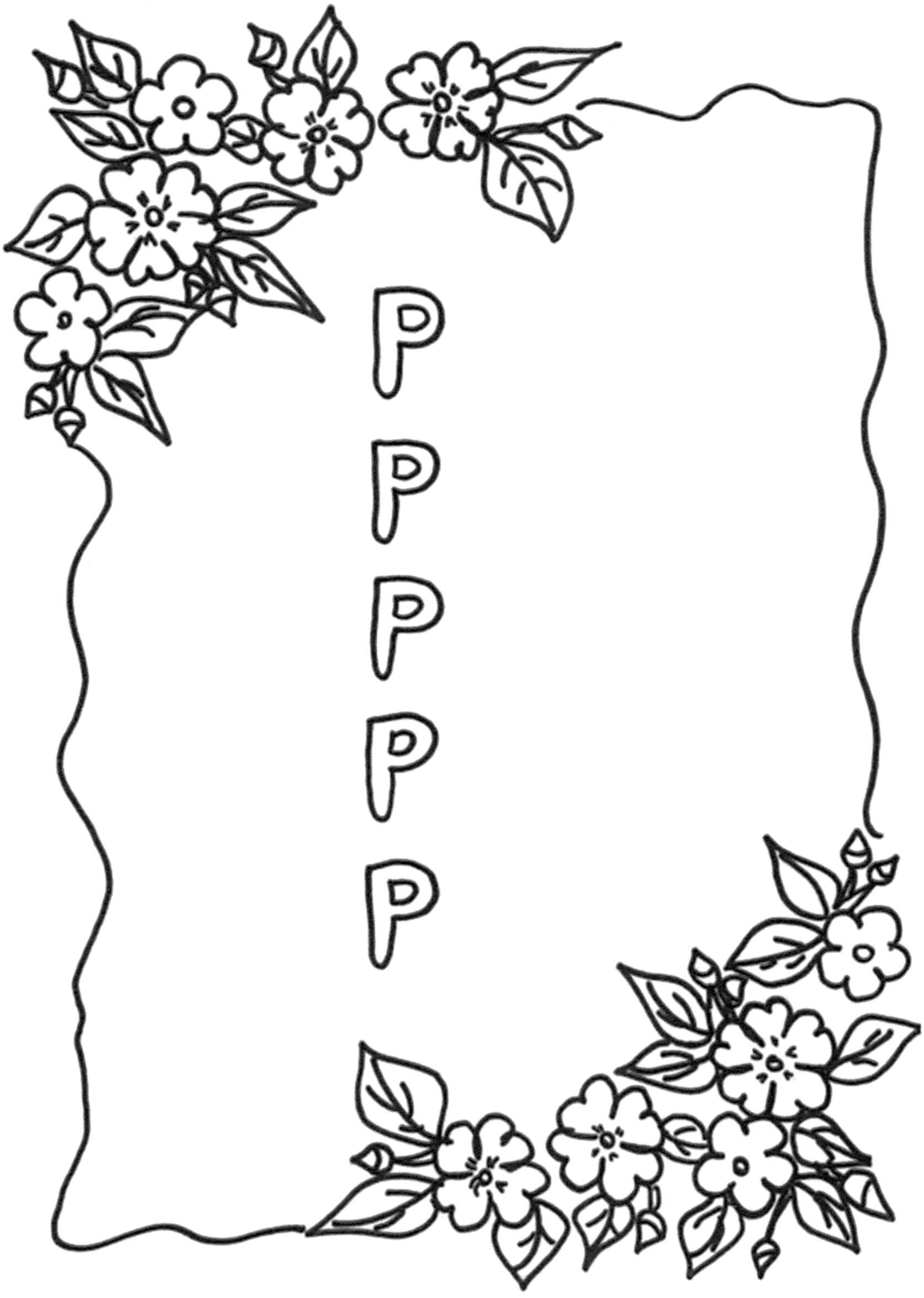

Strategien für einen stressarmen Tag

(1) Wie sollte ein Tagesplan aussehen, damit er richtig schief geht? Erstellen Sie einen Tagesplan so, dass er garantiert misslingt.

(2) Erstellen Sie nun einen guten Wochen- und Tagesplan.

Folgende Tipps können Ihnen dabei helfen:

- Fangen Sie mit dem Wochenplan an. Tragen Sie darauf zuerst nur die festen Termine ein (Arzt, Rückbildungsgymnastik, Eltern-Kind-Gruppe, etc.), dann die Aktivitäten, die zum familiären Alltag gehören (Einkaufen, Wäsche waschen, putzen, etc.) und als letztes die Sonderaktivitäten, die Sie diese Woche gerne machen würden (Oma besuchen, Spaziergang mit Freundin, etc.). Alle anderen Aktivitäten gehören zum Tagesplan.
- Nehmen Sie eine Farbe für die festen Termine, eine andere für die Alltagsaktivitäten und noch eine andere für die Sonderaktivitäten.
- Übertragen Sie die Aktivitäten in den Tagesplan und erst danach füllen Sie die Lücken!
- Bei der Tagesplanung müssen Sie nicht absolut alle Aktivitäten eintragen, es kann aber hilfreich sein, Aktivitäten, die an den Tagesrhythmus des Kindes angepasst werden können, für eine bestimmte Uhrzeit zu planen.
- Ihr Plan ist eine strategische Hilfe und kein Mandat! Planen Sie – aber bleiben Sie flexibel!
- Vergessen Sie nicht die fünf Ps.
- Kurze Schlafphasen bzw. Erholungsphasen sollten fest auf Ihrem Tagesplan stehen. Überlegen Sie, wie Sie sich daran halten können, selbst wenn das Kind zu diesem Zeitpunkt nicht schläft.

Strategien für einen stressarmen Tag

Wochenplan

Montag

Dienstag

Mittwoch

Donnerstag

Freitag

Samstag

Sonntag

Strategien für einen stressarmen Tag

Datum:

Tagesplan

Super gelaufen!!!

Kann besser werden…

Unbedingt wiederholen!!

Nicht vergessen!

Der Tag heute war…

Nein sagen

Wenn Sie schon immer eine hilfsbereite, aktive, sympathische, flexible Person gewesen sind, könnte es sein, dass Ihre Familienmitglieder, Ihre Freundinnen, Ihre Bekannten nicht sofort merken, dass sich die Situation geändert hat, seitdem Sie Mutter/Vater geworden sind. Obwohl Sie weiterhin die- bzw. derselbe sind, ist Ihre Flexibilität nicht mehr so wie früher. Es könnte sein, dass Sie sich dann unter Druck gesetzt fühlen und »ja« sagen, obwohl Sie eigentlich lieber »nein« sagen würden.

(1) Denken Sie bitte über die folgenden Fragen nach und stellen Sie sich jede Situation so genau wie möglich vor. Dann beantworten Sie bitte die Fragen:

▶ In welchen Situationen fällt es Ihnen besonders schwer, »nein« zu sagen?

....

....

....

....

....

▶ Was tun Sie dann? Wie geht es Ihnen dabei?

....

....

....

....

....

▶ Was wären die negativen Konsequenzen, wenn Sie in den oben genannten Situationen – trotz Bedenken bzw. Hemmung – »nein« sagen würden?

....

....

....

....

....

Nein sagen

▶ Und was wären die positiven Konsequenzen?

....

....

....

....

....

▶ Gibt es Situationen, in denen Sie leichter »nein« sagen können?

....

....

....

....

....

▶ Wie tun Sie das und wie geht es Ihnen danach?

....

....

....

....

....

▶ Was sind die Konsequenzen, wenn Sie in diesen Situationen »nein« sagen?

....

....

....

....

Nein sagen

Was ist Ihnen klar geworden?

....

....

....

....

....

Wichtig

»Nein« sagen leicht gemacht

- Kurze Statements machen. Rechtfertigung ist nicht das Ziel.
- Emotion verbalisieren (ich bin überrascht, ich freue mich, ich verstehe nicht, etc.)
- Sachliche und emotional neutrale Begründung mit ein bis zwei guten Gründen, warum ich diese Einladung, Bitte, Aufforderung, etc. nicht annehme.
- Ich bin nicht verpflichtet, eine Alternative anzubieten, es sei denn, ich möchte es gerne.

Wählen Sie eine Situation, bei der es Ihnen schwerfällt, »nein« zu sagen. Überlegen Sie für die gewählte Situation konkrete Sätze, die Sie mit einem guten Gefühl sagen könnten, und notieren Sie diese. Beachten Sie hierbei die Punkte aus dem obigen Kasten.

....

....

....

....

....

....

....

....

....

Nein sagen

Und jetzt wird geübt! Sie führen Regie.

- Stellen Sie sich die Situation vor, für welche Sie die Antwort geschrieben haben.
- Lesen Sie, was Sie als Antwort geschrieben haben und überlegen Sie, mit welchem Ton, welcher Lautstärke und Geschwindigkeit Sie sprechen möchten. Wo Sie Pausen in Ihrem Redefluss machen würden. Machen Sie sich auch Gedanken über Ihre Körperhaltung, Ihre Gestik. Notieren Sie all diese Überlegungen.
- Stellen Sie sich jetzt die ganze Situation vor und lesen Sie leise den Text. Achten Sie dabei auf all Ihre Notizen. Sind Sie damit zufrieden? Wenn nicht, ändern Sie Ihren Text und Ihre Randnotizen, bis Sie sich damit wohlfühlen uns sich vorstellen können, in dieser Form zu antworten.
- Sprechen Sie den Text laut aus. Einmal, zweimal, so oft, bis Sie sich mit dieser Antwort sicher fühlen.
- Nun nehmen Sie sich auf, z. B. mit dem Diktiergerät Ihres Handys. Korrigieren Sie, was Sie noch nicht überzeugt hat und nehmen Sie sich wieder auf. Sie können auch vor dem Spiegel üben. So haben Sie eine genauere und vollständigere Wahrnehmung darüber, wie Sie wirken. Oder fertigen Sie ein kurzes Video von sich mit dem Handy an.
- Üben Sie so lange, bis Sie von Ihrem Auftreten überzeugt sind und Sie sich sicher fühlen.

Wiederholen Sie die ganze Prozedur für andere Situationen, bei welchen es Ihnen schwerfällt, »nein« zu sagen.

Positive Aktivitäten mit (und trotz?) Kind

Positive Aktivitäten sind zentral für einen gelungenen stressarmen Tag. Es ist daher wichtig, täglich wenigstens eine kleine Aktivität einzuplanen, die Ihnen eine Freude bereitet oder Spaß macht, die Sie gerne tun, schöne Gefühle hervorruft oder zur Entspannung beiträgt. Wir haben eine Liste von Aktivitäten zusammengestellt, die Sie mit oder ohne Kind durchführen könnten. Sie können die Liste auch mit eigenen Ideen ergänzen.

Planen Sie für jeden Tag ein kleines oder größeres Highlight für sich ein!

Gehen Sie die Liste durch und streichen Sie die Aktivitäten durch, die Sie überhaupt nicht mögen. Bei den Aktivitäten, die Sie gerne tun, überlegen Sie, ob Sie diese mit Ihrem Kind umsetzen können oder nicht und machen Sie ein Kreuzchen in der dafür vorgesehenen Spalte. Wenn Sie eine Betreuung brauchen, um bestimmte Aktivitäten durchzuführen, überlegen Sie, wer Sie unterstützen könnte, und tragen Sie den Namen in die Spalte ein. Dann markieren Sie, ob diese Aktivität regelmäßig oder nur gelegentlich auf Ihrem Tages- und Wochenplan stehen kann.

	mit Kind	**ohne Kind: Betreuung durch**	**regelmäßig**	**unregel-mäßig**
(1) Puzzles legen				
(2) In einer Zeitschrift blättern				
(3) Ein Instrument spielen				
(4) Ein Buch / Comics lesen				
(5) Kunstbücher lesen / anschauen				
(6) Mandalas malen				
(7) Einen Brief schreiben				
(8) Basteln				
(9) Singen				
(10) Gedichte lesen oder auswendig lernen				
(11) Stricken				
(12) Alte Fotos anschauen				
(13) Einen Film anschauen				
(14) Fernsehen				
(15) Ein Bad nehmen				
(16) Sich in Ruhe eincremen				
(17) Eine neue Frisur ausprobieren				
(18) Sich massieren lassen				

Positive Aktivitäten mit (und trotz?) Kind

	mit Kind	ohne Kind: Betreuung durch	regelmäßig	unregel-mäßig
(19) In die Sauna gehen				
(20) Tanzen				
(21) Tanzen gehen				
(22) Wandern gehen				
(23) Spazieren gehen				
(24) Ins Fitness-Studio gehen				
(25) Fahrrad fahren				
(26) Eine ruhige Strecke mit dem Auto fahren				
(27) Gartenarbeit				
(28) Blumen kaufen und schön anrichten				
(29) Fotografieren				
(30) In den Zoo gehen				
(31) Ins Kino gehen				
(32) Essen gehen				
(33) Mit einer Freundin / einem Freund / einem Familienmitglied telefonieren				
(34) Musik hören				
(35) Ins Konzert gehen				
(36) Kochen				
(37) Backen				
(38) Für ein schönes Essen zu zweit kochen				
(39) Einen Kaffee in Ruhe trinken				
(40) Mit anderen Müttern Kaffee trinken gehen				
(41) Andere Mütter und ihre Kinder auf dem Spielplatz treffen				
(42) In der Sonne liegen				

Positive Aktivitäten mit (und trotz?) Kind

	mit Kind	ohne Kind: Betreuung durch	regelmäßig	unregel-mäßig
(43) Shoppen gehen				
(44) Eine Freundin / die Oma / etc. besuchen				
(45) Auf den Flohmarkt gehen				
(46) Etwas auf meiner »To do-Liste« abarbeiten				
(47) Karten spielen				
(48) Kreuzworträtsel lösen				
(49) Sich mit Tieren beschäftigen				
(50) Eine Fremdsprache lernen / sprechen				
(51) Ein Picknick machen				
(52) Dinge aus der Natur sammeln				
(53) Tagebuch schreiben				
(54) Gesellschaftsspiele spielen				
(55) Zeitung lesen				
(56) Stricken, Häkeln, Nähen				
(57) Fußball spielen				
(58) Etwas reparieren				
(59) Schwimmen gehen				
(60)				
(61)				
(62)				
(63)				
(64)				
(65)				

Wie viel »Dorf« ist für mich legitim?

»Es braucht ein ganzes Dorf,
um ein Kind großzuziehen.«
(afrikanisches Sprichwort)

In verschiedenen Kulturen oder Regionen dieser Welt werden Kinder natürlich verschieden sozialisiert. In Afrika zum Beispiel, so hört man, sei die Erziehung nicht nur eine Angelegenheit der Eltern, sondern auch der älteren Geschwister, der Verwandtschaft und der Nachbarn – eben die eines ganzen Dorfes. Aber natürlich benötigen Eltern auf der ganzen Welt Entlastung und Kooperation, unabhängig von Kultur und Traditionen rund um Familie und Gesellschaft.

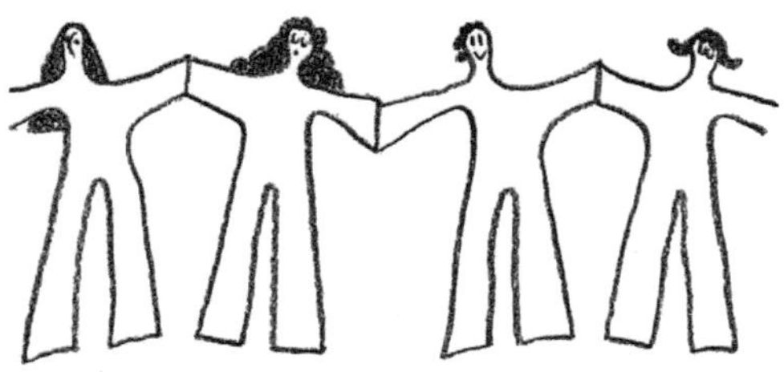

Welche Form von Kinderbetreuung nutze ich bereits oder möchte ich künftig nutzen?
Bitte ankreuzen:

aktuell	künftig	
☐	☐	Kindertagesstätte (Kinderkrippe, Kindergarten, Hort)
☐	☐	Tagesmutter/-vater
☐	☐	Babysitter
☐	☐	Nanny
☐	☐	Au-Pair
☐	☐	Großeltern / Ersatzgroßeltern
☐	☐	Tanten und Onkel
☐	☐	Geschwister
☐	☐	Sonstige: ....

Welche Personen gehören zu unserem »Dorf« aktuell dazu?

....

Wer fehlt – wohnt zu weit entfernt, hat keine Zeit, etc.?

....

Wer ist da, ertrage ich aber kaum (und woran liegt das)?

....

Wie viel »Dorf« ist für mich legitim?

Wen möchte ich in unser »Dorf« aufnehmen und einbeziehen?

....

Wie groß soll unser »Dorf« künftig werden? Welches Familien(ideal)bild hängt hiermit ggf. zusammen?

....

Wie viel (außerfamiliäre) Unterstützung möchte ich für Kinderbetreuung in Anspruch nehmen?

....

Wie viel Einfluss ist zu meiner Entlastung nötig und wie viel Einfluss bin ich (daher) bereit, zu akzeptieren und zuzulassen?

....

Und wie viel davon ist für mich Einmischung (und woran liegt das)?

....

Für welche Tätigkeiten ist Kinderbetreuung für mich legitim?

- ☐ Berufstätigkeit – »Kind und Karriere«
  - ☐ Entlohnte Arbeit
  - ☐ Fort- und Weiterbildung
  - ☐ Sonstige: ....
- ☐ Familienarbeit – »Ich führe ein erfolgreiches Familienunternehmen«
  - ☐ Haushaltsführung (waschen, putzen, einkaufen, kochen etc.)
  - ☐ Organisation von Terminen einzelner Familienmitglieder und der gesamten Familie
  - ☐ Sonstige: ....
- ☐ Selbstfürsorge – »Wo bleiben meine Bedürfnisse?«
  - ☐ Regeneration im passiven Sinne (z. B. Mittagsschlaf, Friseurtermin, Podcast hören)
  - ☐ Regeneration im aktiven Sinne (z. B. Hobbys, Essen gehen mit dem Partner ohne Kinder)
  - ☐ Sonstige: ....

> **Wichtig**
>
> Kinderbetreuung ist auch für Selbstfürsorge legitim. Denn diese kommt letztlich den Kindern zugute.

Welche Erkenntnis oder Idee kann ich für meine Familie bzw. unser »Dorf« nutzen?

....

....

....

INFO 5 • P T

Was ist Resilienz?

Resilienz beschreibt die erlernbare Fähigkeit, sich an Veränderungen anzupassen. Ereignisse, die das Leben verändern, führen häufig zu starken Emotionen und zur Wahrnehmung von Unsicherheit. Hierzu zählen traumatische Ereignisse und stressvolle Zeiten, aber auch gewünschte und geplante Veränderungen, die meist positiv bewertet werden. Schwangerschaft und Geburt eines Kindes zählen zu solch lebensverändernden Ereignissen – möglicherweise sind sie die tiefgreifendsten physischen und psychischen Veränderungen im Laufe des Lebens. Dennoch passen sich Menschen über die Zeit an Veränderungen an. Der entscheidende Aspekt, der uns zu dieser Anpassung befähigt, ist Resilienz.

Wichtig

Was Resilienz ist:
Der Begriff Resilienz steht für Widerstands- und Anpassungsfähigkeit. Sie ist die Fähigkeit, mit lebensverändernden Ereignissen, Emotionen und Unsicherheit umzugehen und umfasst Verhaltensweisen und Gedanken. Sie ist somit für alle Menschen erlernbar.

Was Resilienz nicht ist:
Resilienz bedeutet nicht, dass es kein Stresserleben oder keine Schwierigkeiten im Leben gibt oder diese nicht als solche wahrgenommen werden. Resilienz ist keine Persönlichkeitseigenschaft, d. h. man wird nicht mit oder ohne Resilienz geboren, sondern man kann sie im Laufe des Lebens erwerben.

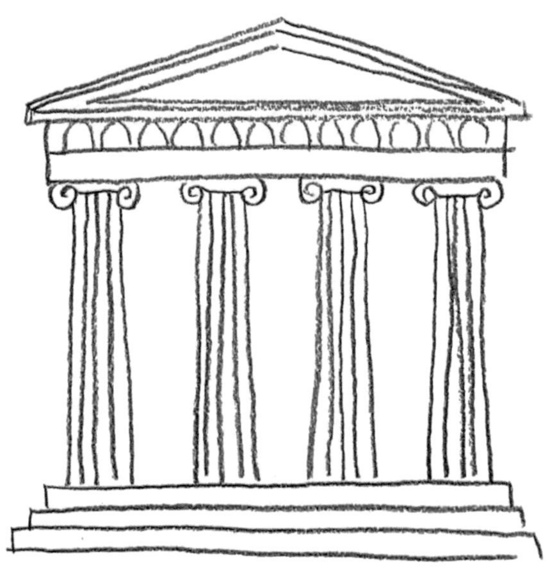

Resilienz benötigt vier Zutaten. Personen, die sich an Veränderungen anpassen sowie mit starken Emotionen und Unsicherheit umgehen können, sind besonders gut darin, auch in schwierigen Zeiten:
(1) realistische Pläne zu schmieden und Schritte zu unternehmen, um diese umzusetzen
(2) sich selbst positiv zu sehen und den eigenen Stärken zu vertrauen
(3) mit anderen zu kommunizieren und Probleme zu lösen
(4) starke Gefühle und Impulse zu bewältigen.

Viele Wege führen nach Rom … und zu Resilienz

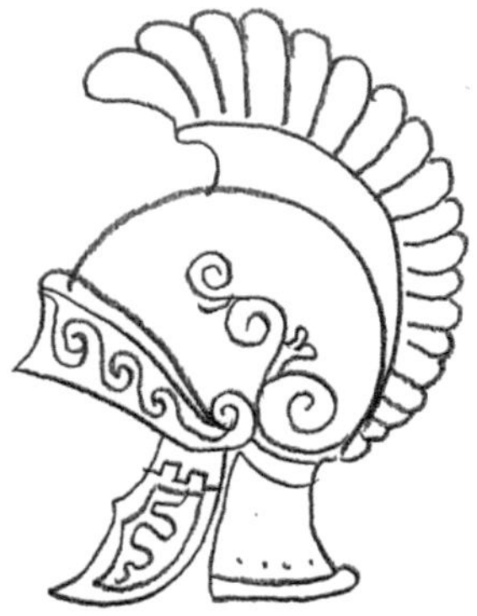

Die Entwicklung von Resilienz ist vergleichbar mit einer persönlichen Reise. Wir alle reagieren verschieden auf Veränderung. Ein und derselbe Ansatz, Resilienz zu stärken, funktioniert deshalb nicht für uns alle gleichermaßen gut – wir verwenden unterschiedliche Strategien, die uns individuell liegen. Einige der folgenden Strategien könnten Sie für Ihren ganz persönlichen Weg zu mehr Resilienz erwägen (American Psychological Association, 2014):

(1) Kontakte knüpfen
(2) Krisen nicht als unüberwindbar sehen
(3) Veränderungen als Teil des Lebens akzeptieren
(4) Auf ein Ziel zugehen
(5) Entschlossen handeln
(6) Wissen über sich selbst erlangen
(7) Probleme in Relation betrachten
(8) Sich um die eigenen Emotionen kümmern
(9) Sich um den eigenen Körper kümmern

Bitte wählen Sie drei oder mehr der folgenden Strategien, die Sie in nächster Zeit in Ihrem Alltag ausprobieren oder ausbauen könnten. Notieren Sie auch, bei welcher Gelegenheit Sie diese Strategie umsetzen möchten.

(1) Kontakte knüpfen. In schwierigen Zeiten können wir auf Unterstützung zurückgreifen, wenn wir dafür gesorgt haben, dass es diese gibt, z. B. in Form von guten Beziehungen zu Familie, Freunden, Gruppen etc. In diesen Beziehungen können wir sowohl Hilfe annehmen als auch Hilfe anbieten. Gerade in der Zeit rund um die Geburt eines Kindes ist Unterstützung durch andere Personen, aber auch gegenseitige Unterstützung, besonders wichtig. Knüpfen Sie Verbindungen mit Personen, die Ihnen guttun, die verlässlich und mitfühlend sind.
Beispiel: Vielleicht könnten Sie eine »alte Freundin« bitten, etwas für Sie einzukaufen oder bei einer »neuen Freundin« (z. B. aus einem Geburtsvorbereitungskurs) die Idee äußern, wechselseitig eine Stunde auf die Babys aufzupassen.

....

....

....

(2) Krisen nicht als unüberwindbar sehen. Krisen gehören zum Leben dazu und können nicht vermieden werden. Wir können aber beeinflussen, wie wir mit ihnen umgehen: Statt sie als unüberwindbare Probleme zu sehen, ist es günstiger, auf die Zukunft und die kleinen Schritte dorthin zu blicken. Eine attraktive Vision zu haben, kann sich positiv auf unser Befinden auswirken.

Viele Wege führen nach Rom ... und zu Resilienz

Beispiel: Falls Sie sich in Ihrer Elternrolle gefangen fühlen, könnten Sie den Wunsch äußern, eines Ihrer Hobbys wieder mal auszuüben und gemeinsam mit Ihrem Partner/Ihrer Partnerin überlegen, wie und wann Sie dies konkret ermöglichen können.

....

....

....

(3) Veränderungen als Teil des Lebens akzeptieren. Das Zitat »Nichts ist so beständig wie der Wandel« (Heraklit von Ephesus, 535–475 v. Chr.) ist nicht gerade brandneu. Es zeigt uns vielmehr, wie universell die Herausforderung von Veränderung ist. Veränderung kann Angst machen, aber auch Zuversicht hervorrufen. Seien Sie neugierig auf Neues, lassen Sie Altes los und nutzen Sie die Chance von Veränderungen. Wählen Sie einen neuen Fokus, denn manche Ziele sind durch Veränderungen nicht mehr erreichbar – entweder für einen begrenzten Zeitraum oder auch niemals mehr. Man kann sich anpassen, indem man sich Ziele setzt, die zur aktuellen Situation passen.
Beispiel: Falls Sie leidenschaftlich die Führungsposition eines Unternehmens innehatten, könnten Sie erwägen, die Karriere zunächst für Ihre einjährige Elternzeit zurückzustellen. Oder Sie finden, dass Sie bis zur Schulzeit des Kindes in erster Linie für die Familie da sein möchten und halten sich während dieser Zeit durch Fortbildungen auf dem Laufenden.

....

....

....

(4) Auf ein Ziel zugehen. Der bei Resilienz-Strategie (3) benannte neue Fokus bezieht sich auf realistische Ziele. Diese Ziele sollten regelmäßig in kleinen Schritten verfolgt werden, sodass Sie sich dem Ziel spürbar nähern können. Tag für Tag sollten Sie eine Kleinigkeit in Richtung Ihres Ziels unternehmen und heute damit beginnen. Visualisieren Sie sich, was Sie wollen; und nicht, wovor Sie Angst haben.
Beispiel: An einem Tag holen Sie die Laufschuhe aus dem Keller, am nächsten wählen Sie die Sportkleidung aus, am übernächsten einen passenden Zeitpunkt, etc.; oder an einem Tag überlegen Sie, mit wem und wo Sie sich zum Kaffeeklatsch treffen möchten, am nächsten Tag fassen Sie einen babytauglichen Zeitpunkt ins Auge, am übernächsten kontaktieren Sie die Person, etc. – statt sich Sorgen zu machen, ob Ihr Baby im Kinderwagen unruhig werden könnte oder ob überhaupt jemand Interesse zeigen wird, mit Ihnen zum Kaffeeklatsch zu kommen.

....

....

....

Viele Wege führen nach Rom … und zu Resilienz

(5) Entschlossen handeln. Hoffen Sie nicht darauf, dass etwas von allein besser wird, sondern nehmen Sie es selbst in die Hand. Denn Hoffnung kann Gift sein, wenn sie uns daran hindert, Missstände oder Fehler zu erkennen und Folgerungen hieraus zu ziehen. Tun Sie kontinuierlich so viel, wie Sie gerade können – Hauptsache, Sie tun es. Nehmen Sie Herausforderungen an, aber bleiben Sie dabei realistisch, d.h. tun Sie, was für Sie machbar ist.
Beispiel: Sie sind unzufrieden mit Ihrer Arbeitsstelle und möchten daher nach der Elternzeit nicht dorthin zurückkehren, sondern sich eine neue suchen. Hierfür könnten Sie frühzeitig beginnen, Stellenausschreibungen zu beobachten und Ihre Bewerbungsunterlagen Schritt für Schritt zu aktualisieren – immer mal, wenn es der Alltag mit Kind zulässt.

....

....

....

(6) Wissen über sich selbst erlangen. In jeder neuen Situation kann man etwas über sich selbst lernen. Man kann Veränderungen und Stress nutzen, um sich selbst zu erkunden und herauszufinden, welche Strategien sich am meisten und welche sich am wenigsten bewährt haben, und auch, was Positives passiert ist. Diese Selbsterkenntnis kann dazu führen, gestärkt aus belastenden Situationen hervorzugehen, denn sie ist eine gute Voraussetzung für das, was in Zukunft auf einen zukommt. Mithilfe des erlangten Wissens kann man sich überlegen, welche Konsequenzen man für das weitere Leben hieraus ziehen möchte.
Beispiel: Sie wissen bereits, dass Sie dazu geneigt haben, sich in stressigen Phasen sozial zurückzuziehen und allein durchzuhalten, dies jedoch häufig zu einem Gefühl von Einsamkeit und Überlastung führte, dass Sie sich in solchen Phasen aber auch stets auf Ihren Partner/Ihre Partnerin verlassen konnten. Anhand dieses Wissens könnten Sie sich auf die Zeit mit Kind vorbereiten, beispielsweise explizit um Hilfe durch Ihren Partner und andere Menschen bitten, wenn Sie erste Anzeichen von Rückzug und Belastung bemerken.

....

....

....

(7) Probleme in Relation betrachten. Nehmen Sie mal Ihre Gedanken unter die Lupe. Die Art und Weise wie Sie denken, kann eine wichtige Rolle dabei spielen, wie Sie sich fühlen und somit auch, wie widerstandsfähig Sie sind. Stoppen Sie irrationales Denken wie beispielsweise Katastrophengedanken. Gedanken wie »ich schaffe das nicht«, »das wird sich nie ändern«, »andere Eltern können das besser als ich« bis hin zu »mein Kind wäre ohne mich besser dran« sind Beispiele für negative Denkmuster. Versuchen Sie, solche Gedanken zu identifizieren und ihnen ausgewogenere, realistischere Gedanken entgegenzusetzen. Hinzu kommt: Die Zeit mit Kindern ist »die längste kurze Zeit«, d.h. in der Gegenwart wird die Zeit mit kleinen Kindern von vielen Eltern als anstrengend und zäh wahrgenommen, rückblickend jedoch als rasant vorübergegangen erlebt.

Viele Wege führen nach Rom ... und zu Resilienz

Beispiel: Was würden Sie Ihrer besten Freundin sagen, wenn sie Ihnen berichten würde, dass Ihr Kind nachts häufig aufwacht und sie dadurch stets müde und erschöpft ist? Möglicherweise würden Sie Ihrer Freundin sagen, dass diese Phase nicht endlos andauern wird und dass Sie tagsüber gut für sich sorgen sollte, z. B. indem sie Mittagsschlaf mit dem Kind macht. Oder: Was denken Sie, werden Sie in zehn Jahren sagen, wenn Sie auf Ihre heutige Situation zurückblicken? In zehn Jahren denken Sie vielleicht, dass Sie ein Stück weit auch froh sind, die Erfahrung von kuscheligen Nächten mit Stillen gemacht zu haben, auch wenn dies eine sehr erschöpfende Zeit war.

....

....

....

(8) Sich um die eigenen Emotionen kümmern. Achten Sie auf Ihre Gefühle, denn hinter ihnen stehen Ihre Bedürfnisse. Nutzen Sie die Gefühle als Hinweis darauf, was Sie brauchen. Leiten Sie daraus ab, was Sie sich Gutes tun können, vor allem Aktivitäten, die Ihnen Spaß machen und entspannend sind. Denn auf sich selbst aufzupassen hilft dabei, sich auf Situationen vorzubereiten, die Belastbarkeit erfordern. Selbstfürsorge sollten Sie also nicht nur in stressigen Zeiten betreiben, sondern auch als Vorbereitung darauf. Tun Sie auch mal etwas, das gar nichts mit Familie zu tun hat und was Ihnen ganz individuell einen wahren Ausgleich bringt.
Beispiel: Falls Sie sich eher kognitiv unterfordert fühlen nach wochen- oder monatelanger Elternzeit, lesen Sie mal wieder etwas, das Sie interessiert, fordert oder bildet; falls Sie sich eher erschöpft fühlen, tun Sie etwas, das Sie entspannend finden und wobei Sie passiv sein können.

....

....

....

(9) Sich um den eigenen Körper kümmern. Sorgen Sie für Ihren Körper, stärken Sie ihn, denn Stress wirkt körperlich sowie emotional. Führen Sie einen positiven Lebensstil mit guter Ernährung und Flüssigkeitszufuhr, genügend Schlaf und regelmäßiger Bewegung. Dies hilft dabei, sich an Stress anzupassen und kann die Ausprägung von Emotionen wie Angst oder Depression reduzieren.
Beispiel: Sie sorgen zwar für eine gute Tagesstruktur und Ernährung für ihr Kind, jedoch fühlen Sie selbst sich nicht ausgewogen ernährt. Dann planen Sie für jeden Tag mindestens eine Mahlzeit, die Sie entweder vorkochen oder im Alltag mit Kind zubereiten können; planen Sie auch, wann und wo Sie die Zutaten hierfür sowie ob mit oder ohne Kind einkaufen können.

....

....

....

Anleitung zum Eltern-Burn-out

Fünf exklusive Tipps, wie Sie als Mutter oder Vater garantiert einen Burn-out entwickeln:

(1) Setzen Sie sich ehrgeizige Ziele!
Machen Sie es Ihrem Kind, Ihrem Mann, Ihrer (Schwieger-)Mutter, Ihrer Hebamme, Ihrer Ärztin, … einfach allen: recht. Und bitte machen Sie dabei alles besser als perfekt. Zeigen Sie allen, dass Sie nicht nur deren Erwartungen erfüllen, sondern dass Sie noch viel mehr können. 100 % reichen nicht, mindestens 120 % sollen es sein. Und vor allem: Zeigen Sie, dass Sie es viel besser können als andere Mütter (diese Schwächlinge, die an den Lappalien der Mutterschaft scheitern). Setzen Sie Ihre Tages-, Wochen- und Lebensziele mit Kind so, dass das Scheitern bereits in der Planung vorprogrammiert ist.

(2) Üben Sie exzessiv Selbstkritik!
Wenn Sie an Ihren hohen Zielen scheitern, dann liegt es einfach daran, dass Sie unfähig sind. Dabei wollten Sie doch eine gute – sorry: die beste – Mutter sein. Pflegen Sie es, sich stark zu kritisieren. Je öfter, umso besser. Wenn Ihr Kind nicht sofort einschläft, weint, Hunger hat oder sich erkältet, seien Sie sich sicher, dass es einzig und allein Ihre Schuld ist. Verzeihen Sie sich keine Fehler. Konzentrieren Sie sich auf Ihr Versagen.

(3) Sagen Sie stets und bereitwillig »ja«!
Helfen Sie jedem und allen, die Ihre Hilfe brauchen. Alle wissen, dass Sie trotz Baby immer Energie und Zeit für die anderen haben. Lassen Sie niemanden hängen, selbst wenn Ihr Kind ins Bett müsste oder Sie den ganzen Tag wegen Zeitmangels nichts gegessen haben. Waschen, aufräumen, kochen … das machen Sie morgen, wenn Ihr Kind schläft. Sie werden jetzt gebraucht.

(4) Opfern Sie Ihr Privatleben und Ihre persönlichen Ziele für die Kinder!
Partner, Karriere, Job, die eigenen Eltern, Freunde und Hobbys sind nicht mehr so wichtig. Sie sind jetzt Mutter. In Ihrer Zeit- und Lebensplanung sollten die Kinder oberste Priorität genießen. Investieren Sie alles für sie. Verausgaben Sie sich so stark, dass Sie am Abend und am Wochenende keine Kraft mehr für etwas anderes als Ihre Kinder haben!

(5) Verzichten Sie auf Selbstfürsorge!
Sie wissen ja: Als Mutter sind sie vor allem da, um sich um Ihre Kinder zu sorgen. Sie können jetzt nicht auf Ihre Gesundheit und auf Ihr Wohlbefinden Rücksicht nehmen. Sport und gesunde Ernährung können genauso warten wie Spiritualität und Entspannung. Achten Sie nur darauf, dass Sie sich für Ihre Kinder aufreiben. So können Ihre Kinder sich in ein paar Jahren um Sie kümmern.

Ausruhen und Entschleunigen

Stress gehört seit jeher zur Elternschaft dazu. Stress muss aber nicht nur negativ betrachtet werden, denn er kann, im Sinne von positivem Stress, als natürliche Reaktion unseres Körpers helfen, die verschiedenen Aufgaben und Herausforderungen des Alltags mit Kindern zu meistern. Exzessiver Stress wirkt sich dagegen negativ auf unser Wohlbefinden aus und kann sowohl zu körperlichen Beschwerden als auch zu psychischer Belastung führen. Auch wenn häufig die Zeit fehlt, sind Entspannung und der regelmäßige Abbau von Stress sehr wichtig. Dabei helfen wenige Minuten, um den Kopf zu befreien und Energiereserven aufzufrischen.

Auf Ressourcensuche

Sie haben sich bis jetzt sicherlich immer wieder, und ohne viel darüber nachzudenken, entspannt. Die folgenden Fragen sollen Ihnen helfen, sich diese bewährten Entspannungsstrategien bzw. -quellen bewusst zu machen:

- Wie habe ich vor der Elternschaft Ruhe und Entspannung gefunden? Kann ich diese Strategien auch mit dem Baby einsetzen?

....

....

....

- Kenne ich Orte der Ruhe für stressige Momente oder Zeiten? Was ist das Besondere dort? Kann ich mich auch mit dem Baby dort ausruhen?

....

....

....

- Wo kann ich zu Hause am besten entspannen? Was ist das Besondere dort? Kann ich mich auch mit dem Baby dort ausruhen?

....

....

....

Ausruhen und Entschleunigen

Wenn Sie mal keine Zeit finden, um spazieren zu gehen, eine Stunde Sport zu treiben, einige 100 Meter mit dem Fahrrad zu fahren, oder wenn Sie ganz schnell »runterkommen« möchten, versuchen Sie es mit diesen Erste-Hilfe-Strategien:

Speedy Relax
Auch wenn der Titel paradox klingen mag, kann man durch Entschleunigung ganz schnell entspannen. Hier ein paar Ideen:

Zeitlupe. Versuchen Sie, einige Minuten sich ganz langsam zu bewegen. Machen Sie jede Bewegung richtig langsam und lassen Sie sie fließen, wie in einem Film, der in Zeitlupe gezeigt wird.

Atemzüge zählen. Bleiben Sie gerade da, wo Sie sich jetzt befinden. Fangen Sie an, langsam, tief und bewusst durch die Nase zu atmen und zählen Sie dabei Ihre Atemzüge. Jeweils beim Einatmen kommt die nächste Zahl: einatmen (1), ausatmen; einatmen (2), ausatmen; einatmen (3), ausatmen; einatmen (4), ausatmen; einatmen (5), ausatmen und so weiter, bis Sie wenigstens bis 10 gezählt haben.
... und falls Sie bis 50 gezählt haben und Sie immer noch nicht etwas entspannter sind, setzen Sie sich, schließen Sie die Augen und fangen Sie wieder an.

Los, an die frische Luft! Sie würden gerne gleich an die frische Luft gehen, das ist aber (warum auch immer) nicht möglich. Dann versichern Sie sich, dass Ihr Kind warm genug angezogen ist und sich nicht im Luftzug befindet. Dann öffnen Sie mehrere Fenster richtig weit und atmen Sie tief und langsam die frische Luft ein. Zwei bis drei Minuten zeigen schon eine klare Wirkung. Und wenn Sie diesen Effekt verstärken wollen, denken Sie an ein schönes Erlebnis mit Ihrem Kind (oder zu dritt) und lächeln Sie dabei. Das versorgt das Gehirn mit Sauerstoff und das Herz mit schönen Emotionen!

Strecken & Recken. Beim Einatmen die Arme in die Höhe strecken, beim Ausatmen die Arme fallen lassen und mit dem Oberkörper nach unten gehen.

Atmen wie ein Baby. Wenn Ihr Kind schläft, nutzen Sie die Gelegenheit, sich zu entspannen. Schauen Sie Ihr Kind an und konzentrieren Sie sich auf den Atemrhythmus Ihres Kindes. Versuchen Sie, im selben Rhythmus zu atmen wie Ihr Kind.

Musik hören. Suchen Sie eine Playlist mit ihrem Lieblings-Kuschel-Lied aus. Hören Sie dieses Lied und versuchen Sie, dabei Ihren Atem dem Rhythmus der Musik anzupassen. Wenn Sie keine Möglichkeit haben, das Lied zu hören, versuchen Sie es einfach im Kopf zu »singen« und dabei auf die Atmung zu achten.

Singen. Singen Sie Ihr aktuelles Lieblingslied oder das Lieblingslied aus Ihrer Kindheit oder aus Ihrer Jugend. Singen Sie sonst auch immer mal wieder und auch Ihrem Kind ein Lied vor.

Nichts tun. Erlauben Sie sich, für einige Minuten einfach nichts zu tun. Wenn notwendig, trinken Sie einen Tee, essen Sie langsam ein Stück Obst oder ein Kaffeestückchen, schauen Sie sich eine Zeitschrift an oder gucken Sie ganz einfach leer in die Luft.

Ausruhen und Entschleunigen

Visualisierung
Visualisierungsübungen sind Übungen, bei denen Sie Ihre Vorstellungskraft nutzen können. Dafür brauchen Sie mehr Ruhe als bei den Speedy-Relax-Übungen und Sie benötigen auch etwas mehr Zeit. Die Wirkung, die Sie durch diese Art zu entspannen erreichen können, ist tiefer.

Ganzkörperscan. Beginnen Sie oben mit Ihrem Kopf und arbeiten Sie sich langsam nach unten bis in die Zehenspitzen. Wo Sie eine Spannung finden, stellen Sie sich vor, Sie nehmen sie und lassen sie durch Ihre Arme und Beine, Finger und Zehen raus aus Ihrem Körper fließen.

Mein Ruheplatz. Stellen Sie sich einen Ort vor (den Sie real kennen oder auch nicht), an dem Sie sich wohlfühlen und ausruhen können. Versuchen Sie, dass Ihr Bild so konkret und genau wie möglich ist. Was sehen Sie? Was hören Sie? Was riechen Sie? Sind noch andere Personen anwesend? Etc. »Bleiben« Sie einige Minuten dort. Wenn Sie sich etwas entspannt und ausgeruht haben, kommen Sie einfach wieder nach Hause. Stellen Sie sich diesen Ort vor, wann immer Sie einen »Ruheplatz« brauchen. Er kann so zu einem »sicheren Ort« für Sie werden.

Atementspannung

Atementspannung
Diese Übung braucht etwas mehr Zeit, ist aber eine wunderbare Hilfe, um richtig »runter zu fahren« und kann gut angewandt werden, bevor Sie ins Bett gehen oder schon im Bett sind und entspannt einschlafen möchten. Viele Eltern haben mit dieser Übung gute Erfahrungen gemacht, um wieder einzuschlafen, wenn Sie inmitten der Nacht aufwachen (um das Kind zu beruhigen, es zu stillen/füttern oder wegen persistierenden Grübelns, etc.). Am besten funktioniert es, wenn die Übung anfänglich von einer anderen Person (z. B. Ihrer Therapeutin, Ihrem Partner) vorgelesen wird. Wenn Sie die Übung mehrmals gemacht haben, werden Sie sich daran erinnern und können dann die Übung selbstständig durchführen.

(Ihre Therapeutin liest die Übung vor)

Nehmen Sie eine entspannte Körperposition ein. Wenn Sie sitzen, stellen Sie die Füße bequem und fest auf den Boden. Wenn Sie liegen, legen Sie Ihre Beine bequem und fest auf die Liegefläche. Die Hände liegen flach auf den Oberschenkeln oder auf dem Bauch. Ihre Körperposition soll so sein, wie sie für Sie gut ist und sich angenehm anfühlt. Schließen Sie nun Ihre Augen …

Ihre Schulter lassen Sie lose herunterhängen *(auch beim Liegen möglich)* … Ihr Kopf sitzt mit möglichst wenig Kraft auf dem Hals auf ….

Vergewissern Sie sich, dass diese Körperposition für Sie gut und angenehm ist … wenn nicht, ändern Sie sie noch ein wenig, bis Sie sich wohl fühlen ….

Entspannen Sie nun Ihren Körper … Sie merken, wie jeder Teil Ihres Körpers immer schwerer wird …

Nehmen Sie nun ein paar tiefe Atemzüge. Atmen Sie dabei mit der Nase ein … und aus … atmen Sie ein … und lange aus …. Lassen Sie sich ins Ausatmen hineinfallen … *(längere Pause, 10–15 Sekunden)*

Und nun lassen Sie Ihren Atem spontan fließen, ohne dass Sie ihn beeinflussen … Achten Sie auf die Empfindungen der Nase … Spüren Sie wie die Atemluft durch die Nasenflügel hereinkommt … und wieder heraus strömt …

Es kann sein, dass Ihre Gedanken abschweifen oder Sie von der Übung ablenken … Dann bringen Sie Ihre Aufmerksamkeit immer wieder auf die Empfindungen in der Nase zurück … Ihren Atem lassen Sie frei fließen … Ein … und aus … ein … und aus …

Und nun lenken Sie Ihre Aufmerksamkeit auf die Bauchregion … Spüren Sie, wie sich Ihr Bauch beim Atmen hebt und senkt … sich ausdehnt und wieder zusammenzieht …

Versuchen Sie, beim Atmen die Empfindungen in der Nase und in der Bauchregion gleichzeitig zu spüren … So ist Ihr Bewusstsein ganz auf das Atmen konzentriert … Ihr Körper kann langsam zur Ruhe kommen … Und wenn Sie bemerken, dass Ihre Gedanken abschweifen, kommen Sie zurück und richten Sie Ihre Aufmerksamkeit wieder auf die Empfindungen Ihres Atems.

Denken Sie dafür beim Einatmen das Wort »ein«, bei jedem Ausatmen denken Sie das Wort »aus« … Begleiten Sie mit den Gedanken Ihren Atem … ein … aus … ein … aus … ein … aus …

Atementspannung

Und nun atmen Sie 30-mal in Ihrer eigenen Geschwindigkeit. Achten Sie dabei auf das Ein- und Ausströmen des Atems … Finden Sie Ihr eigenes Atemtempo … Ganz so, wie es für Sie passend ist …

(längere Pause, sogar einige Minuten lang)

Wenn Sie fertig sind, kehren Sie langsam in den Raum zurück … strecken Sie Arme und Beine aus … Öffnen Sie die Augen.

Übungsvarianten

- Die Atemzüge auch durch Zahlen begleiten: Beim Einatmen denken Sie z. B. »eins«, beim Ausatmen »zwei« – … eins … zwei … eins … zwei … eins … zwei …
- Den Atem mit Worten begleiten: Denken Sie beim Atmen z. B. das Wort »Ruhe« – Ru … he … Ru … he … oder das Wort »langsam« … lang … sam … lang … sam … Oder »später«
- Länger aus- als einatmen und dafür ein längeres Wort nehmen: Zum Beispiel »ausruhen« oder »entspannen« – »aus …« beim Einatmen, » … ru-hen« beim Ausatmen … aus … ru-hen … aus … ru-hen … ent … span-nen … ent … span-nen …
- Hilfreich kann es auch sein, wenn Sie ein eigenes Wort wählen. Ein Wort, das Ihnen geeignet und angenehm erscheint, das Sie mit schönen Gefühlen oder Erlebnissen verbinden und Ihren Atem gedanklich begleiten kann. Beispielsweise den Namen Ihres Kindes oder Ähnliches.

Wenn Sie auf diese Weise Zahlen oder Worte denken und auf die Empfindungen der Nase und des Bauches achten, können störende Gedanken immer weniger in Ihr Bewusstsein treten. Und wenn Sie dennoch abschweifen, kehren Sie mit Ihrer Aufmerksamkeit wieder zu Ihrem Wort zurück und machen Sie mit der Übung weiter.

Wichtig

Atmen ist die einzige unserer autonomen Körperfunktionen, die wir selbst steuern können. Wenn die Atmung langsamer wird, verlangsamt sich der Puls, das Herz schlägt langsamer, der Blutdruck sinkt und die Muskulatur entspannt.

Bauchatmung

Bauchatmung mit schreiendem Kind

Ein schreiendes Kind zieht ganz natürlich Aufmerksamkeit auf sich. Es bringt Eltern aber auch häufig in Bedrängnis, da das Schreien unangenehme Gefühle auslösen kann (z. B. Hilflosigkeit, Angst, Wut) und auch schlichtweg nervenaufreibend sein kann. Insbesondere intensives, langanhaltendes und häufiges Schreien kann für die Eltern äußerst belastend sein. Kindliche Signale werden in diesem Falle als aversiv erlebt, abgelehnt und vermieden, Stress wird ausgelöst und Verhaltensstrategien zur Beruhigung des Kindes angewendet, die langfristig eher ungünstig sein können (z. B. ununterbrochenes Stillen, stundenlanges Tragen, Stimulation durch spezifische Geräusche, Hüpfen auf Gymnastikball). Sie sind deshalb ungünstig, da sie die kindlichen Signale unterdrücken, bei Beenden der Strategie jedoch die Anspannung des Kindes und das Schreien weiter bestehen. Um solche Strategien ablegen zu können, ist es nötig, den Eltern Alternativen anzubieten, die langfristig entlastend für Kind und Eltern sind. Dies bedeutet nicht, dass die Bauchatmung stets zu einer Beruhigung des Kindes führt: Teilweise entspannen sich Kinder, wenn die Eltern sich durch die Bauchatmung entspannen; teilweise zeigen sie ein vermehrtes (bisher möglicherweise unterdrücktes) Schreien. Der Erfolg der Bauchatmung lässt sich somit nicht ausschließlich an der kindlichen Reaktion messen, sondern in erster Linie am Zur-Ruhe-Kommen der Eltern und an der langfristigen Eltern-Kind-Interaktion (Harms, 2008).

(Zum Thema Schreibaby/exzessives Schreien siehe auch den Abschnitt zum Thema Schreiambulanz auf INFO 15 »Indikation weiterer Hilfen in der Peripartalzeit«.)

Bauchatmung zur Emotionsregulation

Viele Eltern sehen sich vor der Herausforderung, im Umgang mit ihrem Kind besonnen zu reagieren. Über das vegetative Nervensystem – vor allem über die Atmung, die direkt und willentlich beeinflussbar ist – können Eltern zu Entspannung finden und hiermit das Kind im positiven Sinne »anstecken«. Die Bauchatmung kann spezifisch in Situationen mit schreiendem Säugling eingesetzt werden, sie kann aber auch in anderen alltäglichen Situationen mit oder ohne Kind Anwendung finden, in denen das Denken nicht von Impulsen überholt werden soll. Hierfür ist eine zweigeteilte Aufmerksamkeit nötig: Auf sich selbst als Elternteil (um die eigene Anspannung wahrzunehmen und durch die Bauchatmung zu regulieren) und auf die Signale des Kindes.

Bauchatmung kann

- den Eltern bei der Bewältigung von Anspannung und Stress behilflich sein, sodass sie weniger überwältigt werden (von eigenen Impulsen oder dem Schreien des Kindes), sondern mehr Ruhe mit (schreiendem) Kind bewahren können.
- die Selbstanbindung der Eltern fördern, sodass sie die Emotionen des Kindes leichter begleiten können.
- auf diesem Wege zu positiven Beziehungserfahrungen und einer Bindungsstärkung führen.

Bauchatmung soll nicht

- das Schreien des Babys abstellen oder unterdrücken, denn das Schreien dient der Mitteilung von Bedürfnissen und dem Spannungsabbau des Babys.
- die Eltern gedanklich ablenken, um stets unangenehme Gefühle zu vermeiden.

Bauchatmung

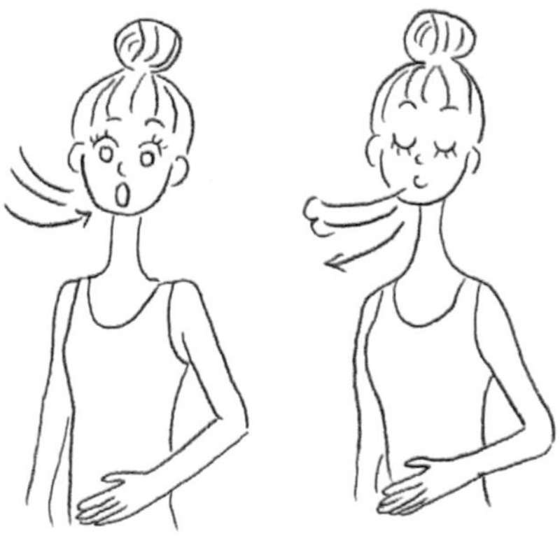

Die Bauchatmung zur Entspannung

Wenn wir ängstlich, gestresst oder belastet sind, atmen wir schnell und flach in die Brust. Sind wir hingegen entspannt, atmen wir tief in den Bauch. Umgekehrt gilt: Die Atmung ist eine der wenigen vegetativen Funktionen, die wir bewusst beeinflussen können – das können wir nutzen! Die Bauchatmung ist daher geeignet, um Anspannung zu reduzieren.

Anleitung zur Bauchatmung

(1) Legen Sie beide Hände auf den Unterbauch und
(2) beobachten Sie, wie sich Ihre Hände beim Einatmen heben und
(3) beim Ausatmen senken.

Die Bauchatmung zur Entschleunigung und Verbindung mit dem Kind

Wenn Babys weinen, geraten wir häufig in Anspannung. Um sie jedoch beruhigen zu können, müssen wir selbst innere Ruhe bewahren statt uns mitreißen zu lassen. Umgekehrt können wir die Kinder mit Sicherheit und Entspannung »anstecken«. Hierzu können wir ebenfalls die Bauchatmung nutzen. Auf den ersten Blick mag dies paradox erscheinen: Wir verlagern unsere Aufmerksamkeit zunächst auf unsere eigenen Körperempfindungen (v. a. die Bauchatmung), um daraufhin – und dadurch – in einem regulierten Zustand wieder leichter Kontakt zum Kind aufnehmen zu können.

Die Bauchatmung kann uns also helfen, innere Ruhe und Sicherheit zu bewahren, selbst dann, wenn ein Kind mal heftig weint, oder auch in anderen alltäglichen Situationen mit Kind.

Anleitung zur Bauchatmung mit Kind

(1) Nehmen Sie eine bequeme Sitzposition ein. (Optional: Statt im Sitzen können Sie die Bauchatmung im Stehen oder Liegen durchführen.)
(2) Lagern Sie Ihr Baby bäuchlings auf Ihren eigenen Brust- und Bauchbereich. Ihre beiden Hände liegen leicht auf Hinterkopf und unterem Rücken Ihres Babys.
(3) Verlagern Sie Ihre Aufmerksamkeit ins Innere Ihres Körpers und schließen Sie, wenn möglich, die Augen.
(4) Nehmen Sie die Bewegungen Ihres Atems wahr und spüren Sie von innen her, wie sich die Bauchdecke mit jedem Einatmen an Ihren Säugling schmiegt – und wie Sie mit jedem Ausatmen das Gewicht Ihres Körpers an die Lehne im Rücken (optional: an den Boden) abgeben.

Revue passieren lassen

Die Redewendung »Revue passieren lassen« beschreibt sinngemäß, etwas wiederzusehen oder zu wiederholen, also sich an etwas zu erinnern, zu durchdenken oder nochmals ins Gedächtnis zu rufen.

Es ist für viele Menschen eine gute Gewohnheit, den Tag mit Erinnerungen über diesen abzuschließen und am Ende des Tages über dessen Verlauf nachzudenken. So kann man sich über schöne Erlebnisse nochmals freuen und Alternativen für das suchen, was (noch) nicht gut genug gelaufen ist.

Dieses Arbeitsblatt gibt Ihnen die Möglichkeit, zuerst innezuhalten, sich zu entspannen, den zu Ende gehenden Tag abzuschließen und daraufhin Ihren Tagesplan für den nächsten Tag auf der Basis des Erlebten anzupassen. Daher sollte dieser Tagesrückblick nicht in der letzten Minute vor dem Schlafengehen stattfinden – und sollte genauso zu Ihrem Abendritual gehören wie das Zähneputzen ☺

(1) Wie war der heutige Tag insgesamt?
(Bitte markieren Sie das entsprechende Smiley auf Ihrem Tagesplan).

(2) Wann hätte ich mehr oder längere Pausen gebraucht?

....

....

....

(3) Was war für das Baby zu viel? Was hat es nicht gut mitgemacht?

....

....

....

(4) Was war für mich selbst zu viel? Was habe ich heute nicht geschafft?

....

....

....

(5) Bitte passen Sie Ihren Tagesplan für morgen an.

(6) Was war heute (besonders) schön? Was hat das Kind heute gut mitgemacht?

....

....

....

Revue passieren lassen

(7) Was möchte ich mit dem Baby auf jeden Fall wiederholen?

....

....

....

(8) Welches schöne Gefühl, welcher schöne Gedanke, welches schöne Erlebnis nehme ich heute mit ins Bett?

....

....

(9) Bitte übertragen Sie die wichtigsten Stichworte in Ihren heutigen Tagesplan.

Falls Sie die Gewohnheit des »Revue passieren lassen« ausbauen (oder wiederaufleben lassen) möchten: Schreiben Sie Tagebuch und besorgen sich ein schönes, sofern Sie noch keines haben.

Leitfaden zur Exploration von Schlaf bei (werdenden) Eltern

Gerade dann, wenn genug und erholsamer Schlaf für (werdende) Eltern entscheidend wichtig ist, ist er für sie oft schwer zu bekommen. Eltern leiden während der Schwangerschaft, nach der Geburt und in den ersten Lebensjahren der Kinder häufig unter Schlafproblemen. Schlafmangel, Schlaffragmentierung und Einschlaf- bzw. Wiedereinschlafprobleme gehören zu den häufigen Schwierigkeiten, die Eltern in dieser Zeit beschreiben. Dabei ist Schlaf besonders wichtig für das Wohlbefinden und die Stabilität der körperlichen Gesundheit der (werdenden) Eltern und die beste Prävention für psychische Störungen in der Peripartalzeit.

Eltern bzw. werdende Eltern berichten oft über extreme Schlafdefizite, die zu ständiger Müdigkeit, körperlicher Erschöpfung, Konzentrationsmangel, erhöhter Irritabilität, verringerter Leistungsfähigkeit und Ungeduld mit dem Kind führen.

Die berichteten Schlafdefizite sind nicht immer als Folge der körperlichen Veränderung durch die Schwangerschaft oder nach der Geburt zu bezeichnen und sind auch nicht unbedingt mit der nächtlichen Versorgung und Pflege des Kindes verbunden. Insuffizienz- und Schuldgefühle, Ängste, Grübeln, Zwangsgedanken, sogar eine sich anbahnende manische Episode können sich hinter den Schlafstörungen verstecken bzw. in ihnen ausdrücken. Aus diesem Grund sollten Schlafstörungen als mögliche Warnsignale verstanden werden. Die Frage, ob die Mutter bzw. der Vater genug schläft, ist in den meisten Fällen nicht ausreichend.

Eine differenzierte Exploration der Schlafstörungen und des Schlafverhaltens ist für die Prävention und Früherkennung von peripartalen psychischen Erkrankungen entscheidend, zumal Schlaf einer der wenigen beeinflussbaren Risikofaktoren für solche Erkrankungen ist.

Die folgenden Fragen sollen dabei behilflich sein, das Problem hinter den Schlafschwierigkeiten bei Eltern in der Peripartalzeit umfassend zu verstehen und mit ihnen Lösungsansätze zu erarbeiten. Es handelt sich hierbei um einen Leitfaden und keinen Fragebogen bzw. kein Screening-Instrument. Wir schlagen eine Reihenfolge vor, die Fragen können aber gewählt werden, wie sie für die Situation gerade relevant erscheinen.

Tipps

Wenn Eltern über Schlafschwierigkeiten berichten oder sogar wegen diesen zu Ihnen gekommen sind, lassen Sie sie zuerst frei berichten, explorieren Sie danach aber strukturiert die verschiedenen Aspekte der vorhandenen Problematik.

Für Eltern, die initial explizit wegen ihrer Schlafproblematik zu Ihnen kommen oder wenn die Schlafproblematik noch nicht vollständig geklärt werden konnte, empfehlen wir dem betroffenen Elternteil, das »Aktivitäten- und Schlaftagebuch mit Baby« (siehe AB 40) zu führen. Die dort erfassbaren Informationen ersetzen einige der Fragen aus dem nun folgenden Leitfaden und sparen Zeit.

Leitfaden zur Exploration von Schlaf bei (werdenden) Eltern

Leitfaden zur Schlafexploration

Auch wenn Eltern keine schwerwiegenden Schlafprobleme berichten, ist es wichtig, sie über den präventiven Stellenwert einer guten Schlafqualität in der Peripartalzeit aufzuklären und ihnen Information über Schlafhygiene zu geben. Wir empfehlen: Fragen Sie alle Eltern, die sich bei Ihnen vorstellen, standardmäßig nach deren Schlafgewohnheiten und Schlafqualität. Dabei können folgende Fragen helfen:

Standardfragen für alle Eltern

(1) Schlafen wie früher ist mit einem Baby oder Kleinkind für die meisten Eltern schwierig. Sind Sie trotzdem zufrieden mit Ihrem Schlaf?
(2) Fühlen Sie sich (auch wenn nicht vollständig) so erholt, dass Sie Ihre alltäglichen Aufgaben erledigen können?
(3) Gibt es etwas, das Sie bezüglich ihres Schlafs verbessern möchten?

Die folgenden Fragen können dabei helfen, die Schlafqualität und spezifische Schwierigkeiten zu explorieren. Es handelt sich hier um einen Gesprächsleitfaden, die Reihenfolge ist ein Vorschlag.

Fragen für Eltern mit Schlafschwierigkeiten

(1) Gehen Sie jeden Tag zu einer ähnlichen Zeit ins Bett?
(2) Haben Sie mit Ihrem Partner eine Verabredung darüber, wer das Kind zum Schlafen bringt?
(3) Haben Sie feste Rituale für sich selbst vor dem Zubettgehen?
(4) Können Sie dann gut und schnell einschlafen?
    (a) Falls nein: Was beschäftigt Sie, wenn Sie nicht einschlafen können? (bei Denkstörungen genauer nachfragen, um herauszufinden, ob es ich hier um Symptome von Depression, Angststörungen, Manie, traumatische Erlebnisse, akute Belastung oder Schizophrenie handelt).
    (b) Was machen Sie dann?
    (c) Hilft Ihnen das?
(5) Wie viele Stunden können Sie ununterbrochenen in der Nacht schlafen?
(6) Haben Sie vor der Schwangerschaft oder Geburt genauso lange ununterbrochen geschlafen?
(7) Wachen Sie in der Nacht auf?
    (a) Wie oft und weshalb (durch das Kind oder andere Ursachen)?
    (b) Wann begann es, dass Sie oft aufwachen?
(8) Können Sie leicht oder nur mit Mühe / ziemlich schwer / gar nicht wieder einschlafen?
    (a) Falls nicht leicht: Was beschäftigt Sie, wenn Sie nicht wieder einschlafen können? (bei Denkstörungen genauer nachfragen, um herauszufinden, ob es ich hier um Symptome von Depression, Angststörungen, Manie, traumatische Erlebnisse, akute Belastung oder Schizophrenie handelt).
    (b) Sind es dieselben Themen und Sorgen, die Sie beschäftigen, wenn Sie zu Beginn der Nacht nicht einschlafen können?
    (c) Was machen Sie dann?
    (d) Hilft Ihnen das?
(9) Können Sie tagsüber schlafen, wenn Ihr Kind schläft?
(10) Wie viel Schlaf brauchen Sie tagsüber, um sich zu erholen, aber ohne dass Sie sich danach nicht mehr aktivieren können?

Leitfaden zur Exploration von Schlaf bei (werdenden) Eltern

Tipps

- Wenn Eltern zufrieden mit der Schlafqualität sind, besprechen Sie trotzdem mit ihnen die Relevanz eines erholsamen Schlafens vor allem in der Peripartalzeit.
- Wenn Eltern aufgrund der Schlafproblematik zu Ihnen kommen, behalten Sie die jeweils spezifische Ausprägung der Schlafproblematik auch als diagnostischen Hinweis im Blick.
- Psychoedukatives Material zu verschiedenen wichtigen Schlafaspekten finden Sie zudem im Therapie-Tools Schlafstörungen.

Achtung:

- Wenn Sie mit Eltern über Schlafhygiene sprechen, denken Sie daran, dass viele der bekannten Regeln für einen guten Schlaf, die für andere Lebensphasen empfohlen werden, für Eltern mit Babys und Kleinkindern nicht umsetzbar sind.
- Viele Eltern haben Sorgen und Befürchtungen um die Sicherheit des Kindes während des Schlafs. Alle Empfehlungen und Bedingungen für eine sichere Schlafumgebung von der Deutschen Gesellschaft für Kinder- und Jugendmedizin e. V. (DGKJ) finden Sie unter www.dgkj.de/eltern/dgkj-elterninformationen/elterninfo-sicherer-schlaf. Wenn Eltern trotz Befolgung dieser Empfehlungen weiter bestehende Sorgen um das Kind während der Nacht haben, sollten die Gründe genau exploriert werden und Anlass zur diagnostischen Abklärung sein.

Die folgenden Aktivitäten können Sie zur Unterstützung und Verbesserung des Schlafs einsetzen:

- AB 38 Revue passieren lassen
- AB 35 und AB 36 Ausruhen und Entspannen
- AB 41 Schlafkiller Grübeln

Aktivitäten- und Schlaftagebuch

Anleitung

Das Aktivitäten- und Schlaftagebuch dient Eltern und Therapeutinnen dazu, Verhaltens- und Schlafgewohnheiten zu dokumentieren. Dies kann hilfreich dabei sein, Bedingungen aufzudecken, die einen guten Schlaf erschweren oder verhindern.

Das tabellenähnliche Format des Tagebuchs ist einfach und schnell zu führen und ermöglicht die Erhebung von mehr Informationen als in einem regulären Schlafprotokoll. Es erleichtert deren Auswertung und hilft bei der Visualisierung von Veränderungsmöglichkeiten. Außerdem stellt die Betrachtung von 24 Stunden im Gegensatz zur ausschließlichen Betrachtung von Abend- und Nachtstunden ein vollständigeres Bild von Einflussfaktoren auf den Nachtschlaf dar. Weil das Schlafverhalten der Eltern stark vom Schlafverhalten der Kinder beeinflusst ist, werden in diesem Tagebuch Informationen zu Aktivitäten und Schlaf der Kinder einbezogen.

Die Ausführung des Tagebuchs ist intuitiv und selbsterklärend. In der ersten Zeile der Tabelle sind die vollen Stunden eingetragen. Jede Stunde ist in vier kleine Kästchen unterteilt, die jeweils eine Viertelstunde repräsentieren.

Da für den Nachtschlaf die Aktivitäten am vorangegangen Tag von Belang sind, befinden sich in der ersten Spalte der Tabelle eine Reihe von Situationen, Stimmungen, Aktivitäten, die das Schlafverhalten der Eltern (und auch der Kinder) beeinflussen können (z. B. längere Aktivität mit dem Kind außer Haus, das Kind war zu einer bestimmten Zeit besonders unruhig oder friedlich). Zusätzlich ist es hilfreich, Besonderheiten während des Schlafs oder Gründe für das Aufwachen zu notieren (z. B. das Kind war sehr unruhig oder hat sehr oft geweint; Angst, dem Baby könnte in seinem Bettchen etwas passieren; das Baby musste gestillt werden).

Bitte markieren Sie die Kästchen für die jeweilige Zeit, in der Sie die aufgelisteten Aktivitäten durchgeführt haben oder wie Sie sich selbst oder die Kinder entsprechend gefühlt haben. Nicht alle aufgelisteten Punkte müssen erfüllt sein! Umgekehrt können Eltern andere Dinge als die bisher aufgelisteten tun. Hierfür gibt es leere Zellen in der Tabelle, in denen individuelle Ergänzungen Platz finden. Die Tabelle soll keinesfalls den Eindruck erwecken, alles auf der Liste sollte an einem Tag stattfinden. Ebenso gibt es keinen richtigen oder falschen Tagesablauf.

Wichtig ist, das Tagebuch jeden Tag so vollständig und sorgfältig wie möglich zu führen. Dokumentieren Sie die Informationen mindestens einmal morgens und einmal abends, sodass Sie sich an die Informationen und Aktivitäten zu den jeweiligen Uhrzeiten noch gut erinnern können. Sie brauchen dafür nur wenige Minuten. Ein Minimum von sieben Tagen ist wahrscheinlich notwendig, um Muster aufzudecken, Schwierigkeiten und Probleme zu verstehen sowie passende und hilfreiche Maßnahmen in die Wege zu leiten.

Wenn Sie die Tabelle ausfüllen, denken Sie immer an den jeweils aktuellen Tag und beantworten Sie als Zusatzinformationen die folgenden Fragen:

(1) Waren Sie **heute** ausgeschlafen?
(2) Hatten Sie **heute** die Möglichkeit, sich auszuruhen, wenn es für Sie notwendig war und Ihr Kind nicht schlief?
(3) Falls Ihr Kind **heute** sehr intensiv geweint hat, hat es sich leicht beruhigen lassen? Ist es immer so, wenn es sich in diesem Zustand befindet? Was hilft dann?

Aktivitäten- und Schlaftagebuch

⏲	6:00	7:00	8:00	9:00	10:00	11:00	12:00	13:00	14:00	15:00	16:00	17:00
Baby pflegen												
Stillen/Fläschchen/Füttern												
Mutter & Kind spielen												
Mutter & Kind unterwegs												
Baby wach in Laufstall o. Ä.												
Herumtragen/auf dem Schoß												
Baby gut gelaunt												
Baby unruhig												
Baby quengelt / weint leicht												
Baby weint untröstlich												
Baby schläft												
Mutter schläft												
Mutter müde												
Mutter im Bett												
Ängste/Grübeln/Sorgen												
Mutter Entspannung/Sport												
Mutter Medienkonsum												

Aktivitäten- und Schlaftagebuch

🕒	18:00	19:00	20:00	21:00	22:00	23:00	24:00	1:00	2:00	3:00	4:00	5:00
Baby pflegen												
Stillen/Fläschchen/Füttern												
Mutter & Kind spielen												
Mutter & Kind unterwegs												
Baby wach in Laufstall o. Ä.												
Herumtragen/auf dem Schoß												
Baby gut gelaunt												
Baby unruhig												
Baby quengelt / weint leicht												
Baby weint untröstlich												
Baby schläft												
Mutter schläft												
Mutter müde												
Mutter im Bett												
Ängste/Grübeln/Sorgen												
Mutter Entspannung/Sport												
Mutter Medienkonsum												

Schlafkiller Grübeln

Werden Sie der Killer Ihres Grübelns und lassen Sie nicht das Grübeln der Killer Ihres Schlafes werden. Viele (werdende) Eltern klagen über Schlafschwierigkeiten. Sie können entweder nicht einschlafen oder finden nicht wieder in den Schlaf, wenn Sie aufgeweckt worden oder aufgewacht sind. Dabei nennen viele an erster Stelle das Grübeln als Hauptgrund. Es kann auch tagsüber sehr präsent sein – und setzt sich in der Nacht fort. Hier finden Sie einige Ideen, wie Sie mit Grübeln umgehen können, ob bei Tag oder bei Nacht.

Erste Hilfe gegen Grübeln

Den Parasympathikus aktivieren: Atementspannung. Machen Sie eine Atementspannung (Ihre Therapeutin kann Sie bei Bedarf hierzu anleiten) und konzentrieren Sie sich möglichst gut auf die Übung. Sollte Ihnen die Konzentration schwerfallen oder wenn Sie sich nicht gut an die Übung erinnern können, üben Sie sie zunächst tagsüber. Je öfter Sie diese Entspannungsstrategie »trocken« üben, desto leichter wird es Ihnen fallen, diese in der Nacht einzusetzen, wenn Sie sie brauchen.

Gedankliche Ablenkung: das Alphabet »durchdeklinieren«. Rufen Sie sich alle Namen, die Sie für Ihr Kind in Betracht gezogen hatten, in Erinnerung. Waren es nur Mädchen- bzw. nur Jungennamen? Können Sie sich an alle erinnern? Mit welchem Buchstaben fingen sie an? Und dann suchen Sie weitere Namen für alle anderen Buchstaben. Wenn Sie immer noch nicht eingeschlafen sind, dann gehen Sie das Alphabet nochmals durch und suchen Sie für jeden Buchstaben ein Adjektiv, das zu Ihrem Kind passt und es beschreibt.

Entkatastrophisieren: Schlafmangel runterkochen. Machen Sie sich bewusst: Auch wenn Sie in einer Nacht viel weniger Schlaf finden als Sie gewohnt sind oder über mehrere Nächte hinweg weniger schlafen, sind Sie tagsüber dennoch leistungsfähig und können für Ihr Kind sorgen. Möglicherweise haben Sie genau diese Erfahrung bereits gemacht. Lassen Sie sich also nachts nicht auf Katastrophengedanken ein, wie z. B. »Wenn ich nicht endlich bald einschlafe, wird der morgige Tag furchtbar« oder »Wenn ich jetzt noch länger wachliege, werde ich verrückt« etc. Solche Gedanken entsprechen nicht der Wahrheit, sie sind nicht hilfreich und sie sind sogar kontraproduktiv. Sie sollten solchen Gedanken keinen Glauben schenken. Stattdessen können Sie versuchen, diese Gedanken wie Wolken vorbeiziehen zu lassen, sie loszulassen, oder Sie können Sie korrigieren, z. B. durch Gedanken wie »wenn ich heute weniger schlafe und morgen müde bin, dann machen wir uns einen langsamen, gemütlichen Tag« oder »selbst wenn ich nur sehr kurz schlafe, kann ich für mein Kind da sein und es versorgen«.

Intensivere Hilfe

Das Gehirn »beruhigen«: Gedanken aufschreiben. Unser Gehirn möchte nichts vergessen, was uns relevant erscheint. Legen Sie sich einen Notizblock und einen Stift neben das Bett. Notieren Sie sich Gedanken, die Ihnen nachts durch den Kopf gehen und Sie am Schlafen hindern. So kann Ihr Gehirn sich »entspannen«, da es weiß, dass nun nichts davon in Vergessenheit geraten wird. Widmen Sie sich am nächsten Tag diesen Gedanken; geben Sie ihnen tagsüber Raum, sodass sie nicht erst im nächtlichen Leerlauf Platz haben, um (unpassenderweise) aufzutauchen. So können Sie besser bestimmen, zu welchem Zeitpunkt Sie ihnen Raum geben. Sie könnten Ihre Gedanken auch über den Tag verteilt oder am Tagesende im Sinne eines Abend- oder Einschlafrituals notieren und sie dadurch »ablegen«. Hierdurch können Sie sich zwischen dem Tag und der Nacht eine »Pufferzone« schaffen.

Schlafkiller Grübeln

Tägliche Dates mit meinen Problemen: Problembewältigung. Ergänzend zum Aufschreiben von Gedanken könnten Sie folgendermaßen vorgehen: Setzen Sie sich bewusst mit Ihren Problemen innerhalb eines täglich festgelegten Zeitkontingents auseinander. Nehmen Sie sich beispielsweise jeden Abend 30 Minuten Zeit und widmen Sie sich Ihren Problemen, Sorgen, Grübelgedanken, etc. Schreiben Sie Ihre Probleme auf drei bis fünf Karten und benutzen Sie für jedes Problem eine separate Karte. Hierbei kann es sich um ganz banale Angelegenheiten handeln, wie z. B. an einen Anruf denken, oder auch um ernste Probleme, wie z. B. eine ärztliche Untersuchung Ihres Kindes oder Probleme finanzieller Art. Wenn Sie auf diese Weise drei bis fünf Probleme verschriftlicht haben, ordnen Sie diese nach Schwere und Bedeutung. Betrachten Sie dann Karte für Karte und suchen Sie Lösungen für jedes einzelne Problem. Sicher wird es nicht für alle Probleme leichte und sofortige Lösungswege geben, aber schon kleine Erfolge können die Psyche entscheidend entlasten. Sehen Sie die Karten am nächsten Tag wieder durch und fangen Sie Schritt für Schritt an, die angedachten Lösungsvorschläge in die Tat umzusetzen. Falls Sie nachts an bereits notierte oder auch noch nicht notierte Probleme denken, nutzen Sie Ihren Notizblock neben dem Bett (siehe oben) und vertagen Sie die Bearbeitung der Probleme auf die am nächsten Tag wieder stattfindende Problembewältigungszeit.

Das Gegenteil anstreben: paradoxe Intention. Wenn man nicht schlafen kann, setzt man sich häufig unter Druck, jetzt doch verflixt nochmal aber endlich einzuschlafen zu wollen. Wenn wir dabei also ständig denken, »Ich muss jetzt schlafen«, passiert das Gegenteil. Denn durch den aktiven Versuch, etwas zu tun, erhöhen wir den Druck und schließlich die Angst davor, genau das nicht zu schaffen – dadurch wird mit hoher Wahrscheinlichkeit das Gegenteil erreicht. Versuchen Sie also mal, das zu fördern, was Sie nicht wollen: Nehmen Sie sich vor, wach zu bleiben!

Wie kann das gelingen?

Wenn Sie schon sehr lange im Bett liegen und nicht schlafen können, versuchen Sie nicht weiter, mit Druck einzuschlafen. Konzentrieren Sie sich stattdessen darauf, wach zu bleiben. Konzentrieren Sie sich darauf, dass Ihre Augen offenbleiben und auf gar keinen Fall geschlossen werden. Sie bleiben wach! Ihre ganze Energie und Aufmerksamkeit sind auf dieses Ziel gerichtet. Fixieren Sie einen Punkt im Raum. Schauen Sie z. B. auf die Hände oder die Nase Ihres Kindes. Sie schauen fest nur auf diesen Punkt und bemühen sich, wach zu bleiben. Auch wenn Sie sich immer müder fühlen und gerne Ihre Augen schließen würden, strengen Sie sich umso fester an, wach zu bleiben, Ihre Augen offen zu halten. Es geht noch ein bisschen, noch einige Minuten, das schaffen Sie schon …

Assoziationsbildung: Das Bett ist zum Schlafen da! Bleiben Sie nicht länger als 15 Minuten grübelnd im Bett! Besonders im Winter ist es häufig eine Hürde, aus dem warmen Bett aufzustehen. Dennoch: Die Assoziation von Bett und Grübeln sollte unterbrochen werden – das Bett ist nicht zum Grübeln da! Unterstützen Sie so die Assoziation, dass das Bett ein Ort ist, wo angenehme, schöne, entspannte Sachen passieren: schlafen, kuscheln, den Kindern Bücher vorlesen oder Sex. Daher:

- Stehen Sie auf und machen Sie etwas Beruhigendes (Kreuzworträtsel, Lesen, …) oder etwas Langweiliges (aus dem Fenster schauen, durch die Wohnung spazieren, …). Vermeiden Sie hierbei helles Licht, denn es ist ein Wachmacher. Das heißt auch, Sie sollten keine elektrischen Geräte wie TV, Smartphone, Tablet etc. verwenden. Sobald Sie sich einschlafbereiter fühlen, gehen Sie wieder zu Bett.

Schlafkiller Grübeln

- Kämpfen Sie nicht gegen Ihr Gedankenkarussell an. Erlauben Sie sich, 30 Minuten zu grübeln. Auch hierzu sollte das Bett verlassen werden und an einem anderen Ort gegrübelt werden. Nach der avisierten Zeit ist aber Schluss! Dann sagen Sie sich STOP – Sie hören mit dem Grübeln auf und gehen wieder ins Bett zurück oder machen zuvor noch etwas Beruhigendes, bis Sie sich wieder müde fühlen.

Falls das Einschlafen weiterhin nicht gelingen sollte, wiederholen Sie diese Strategien. Das klingt erst einmal mühsam, aber Ihr Körper wird die Assoziation von Bett und Schlaf lernen.

Wichtig • Sicherer Schlaf des Kindes und Ängste der Eltern

Falls Sie unruhig schlafen und häufig aufwachen, weil Sie Angst um die Sicherheit Ihres Kindes während der Nacht bzw. des Schlafs haben, beachten Sie bitte die Hinweise und Informationen der Deutschen Gesellschaft für Kinder und Jugendmedizin (DGKJ) zum Thema »sicherer Schlaf« unter www.dgkj.de/eltern/dgkj-elterninformationen/elterninfo-sicherer-schlaf. Haben Sie diese Tipps beachtet, besprechen Sie darüberhinausgehende Befürchtungen mit Ihrem Partner oder Ihrer Psychotherapeutin. Denn: Ängste wollen ausgesprochen werden.

Selbstmitgefühl

Selbstmitgefühl ist, sich selbst die beste Freundin statt die stärkste Kritikerin zu sein

Selbstmitgefühl ist unsere mitfühlende, freundliche innere Stimme uns selbst gegenüber statt unserer kritischen Stimme. Es führt zu Verständnis für Emotionen, Akzeptanz dieser Emotionen sowie Selbstfürsorge im Sinne von Versorgung dahinterstehender Bedürfnisse. Und es erkennt Fehler und Belastungen als universales Leid im Leben aller Menschen an (Neff, 2013). Es führt zu Trost und Beruhigung – warum sollten wir also nicht mit uns selbst auf diese Weise umgehen, wo wir es uns auch für unsere Kinder wünschen?

Wichtig

Was Selbstmitgefühl ist:

- **Freundlichkeit**: Gefühle und Bedürfnisse annehmen und versorgen statt sie zu scheuen, zu ignorieren, zu bewerten oder zu verurteilen. Unangenehme Gefühle sind nicht unsere Schuld oder eine Schwäche.
- **Normalisieren**: Erkennen, dass man mit diesen Gefühlen und Bedürfnissen nicht allein ist, sondern dass sie normal sind und andere Menschen ähnliche leidvolle Erfahrungen machen.
- **Selbstfürsorge**: Sich auf die Linderung unangenehmer Gefühle fokussieren (z. B. durch Selbstberuhigung, Einnehmen einer hilfreichen Perspektive, Mut zu anderen Schritten der Problembewältigung).

Was Selbstmitgefühl nicht ist:

- Selbstmitleid und Fokus auf die eigene Person
- Sich verlieren in bzw. sich festhalten an Problemen und Leid
- Passivität bezüglich der Überwindung von Leid
- Weder Überidentifikation mit noch Vermeidung von eigenen Gefühlen und Bedürfnissen
- Sich selbst anlügen, Schwäche oder Faulheit
- Verwendung von Fehlern und Schwächen als Ausreden

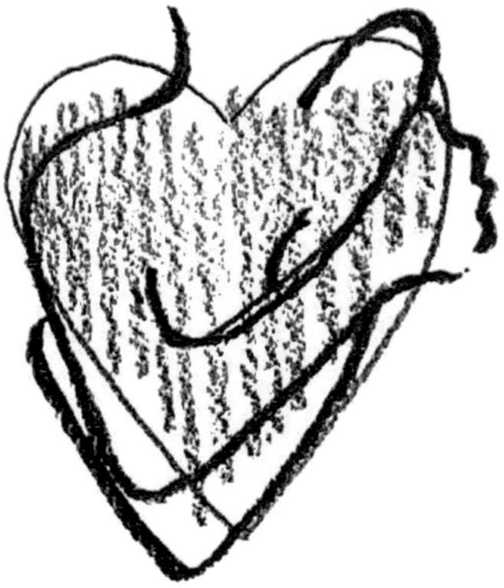

Selbstmitgefühl

Selbstmitgefühl kann das elterliche Wohlbefinden verbessern
Denn es kann behilflich sein bei der Bewältigung von Selbstkritik und -ärger, Schuld- und Versagensgefühlen, Scham und Stress, Ängsten, Sorgen und Grübeln. Es stellt daher eine Möglichkeit dar, die emotionale Belastung von Eltern im Alltag mit ihrem Kind zu reduzieren – und zwar dadurch, dass es sie in die Lage versetzt, sich selbst zu verzeihen und zu akzeptieren, vor allem wenn die Voraussetzungen hierfür nicht gerade optimal sind. Hierfür bietet sich die Einübung der drei Facetten des Selbstmitgefühls an: Freundlichkeit, Normalisieren und Selbstfürsorge.

Selbstmitgefühl kann die Selbstsicherheit als Mutter bzw. Vater fördern
Selbstmitgefühl kann Sie in die Lage versetzen, Neues auszuprobieren – und davon gibt es jede Menge in der Zeit rund um die Geburt eines Kindes. Denn wenn Sie sich schlecht machen, sobald Ihnen etwas misslingt, hindert Sie dies natürlich daran, neue Dinge auszuprobieren und Risiken einzugehen. Aber wenn Sie mit sich selbst mitfühlen, wissen Sie, dass Sie sich selbst auch mögen, wenn etwas danebengeht. Auf diese Weise gibt Ihnen Selbstmitgefühl die Fähigkeit zu experimentieren und mutig zu sein, d. h. Sicherheit. Insbesondere in der Peripartalzeit, in der viele neue Situationen für Eltern entstehen, sind Selbstmitgefühl und Selbstsicherheit daher von Vorteil. Sie erkennen immer noch, welche Fehler Sie gemacht haben, aber anstatt sich in Schuldzuweisungen und Urteilen zu verfangen, können sie aus den Erfahrungen lernen und sich für das nächste Mal anpassen (David, 2020).

Selbstmitgefühl kann die elterliche Intuition stärken
Beginnen Sie damit, das Tauziehen der Selbstbewertung zwischen »gut« und »schlecht« zu stoppen. Lassen Sie einfach das Seil fallen, und zwar indem Sie statt etwas zu bewerten, es mit Neugier beobachten und benennen, um es dann als Information zu nutzen, z. B.: »Ich bin traurig. Wofür ist diese Traurigkeit ein Hinweis oder Wegweiser?«. Gefühle können uns also wertvolle Informationen darüber geben, worauf es uns gerade ankommt.

Tipps für Therapeutinnen

Relevante Themenbereiche im elterlichen Erleben und Alltag können u. a. sein:
- Unerwarteter Entbindungsverlauf
- Erkrankung oder Behinderung des Kindes
- Stillprobleme
- Umgang mit dem Kind und Erziehungsschwierigkeiten
- Partnerschaftsprobleme
- Vergleich mit anderen Eltern

Mehr zu Selbstmitgefühl
siehe auch Eismann und Lammers (2017) Therapie-Tools Emotionsregulation, sowie die folgenden Arbeitsblätter:
AB 66 / Patienteninformation: Selbstmitgefühl
AB 67 / Patienteninformation: Selbstmitgefühl trainieren
AB 68 / Wochenprotokoll der abwertenden Selbstkritik und Selbstbeschimpfung
AB 69 / Veränderung abwertender Selbstkritik
AB 70 / Mit den Augen eines Freundes
AB 71 / Selbstmitfühlendes Tagebuch

Mehr Selbstmitgefühl – weniger Selbstkritik

Wir sind es gewohnt, Menschen nach ihren Erfolgen zu beurteilen und zu vergleichen. Beispiele dafür kennen Sie sicherlich mehr als genug. Auch mit der Elternschaft ist eine enorme Anzahl von Erwartungen verknüpft: gesellschaftliche und eigene Erwartungen. Wenn diese Erwartungen nicht erfüllt werden, oder die Vorstellung nicht mit der erbrachten »Leistung« übereinstimmt, ärgert man sich und beginnt mehr oder weniger automatisch, sich selbst innerlich zu kritisieren oder zu beschimpfen. Und das ganz unabhängig davon, wie sehr man sich bemüht oder angestrengt hat.

Die folgende Übung (in Anlehnung an Eismann & Lammers, 2017) kann Ihnen dabei helfen, Ihrer Selbstkritik auf die Schliche zu kommen und die kritischen Selbstgespräche zu identifizieren. Wenn das geschehen ist, gilt es, den Zusammenhang der Selbstkritik mit bestimmten Emotionen herzustellen. Auf dieser Basis können letztlich negative in mitfühlende Gedanken »übersetzt« werden. Sie können es sich zunächst sogar explizit wie eine Fremdsprache vorstellen – die Sprache des Selbstmitgefühls, für die Sie neue Vokabeln lernen müssen.

Und so geht's: Notieren Sie Beispielsituationen aus Ihrem Alltag als Mutter/Vater, in denen Sie Selbstkritik üben (1. Spalte). Identifizieren Sie dann die einzelnen selbstkritischen Gedanken, die Ihnen in der jeweiligen Situation durch den Kopf gegangen sind (2. Spalte). Versuchen Sie, die Emotion(en) zu benennen, die Sie wahrgenommen haben (hierzu könnten Sie einen Gefühlsstern zu Hilfe nehmen) (3. Spalte). Finden Sie nun selbstmitfühlende »Vokabeln«, d. h. freundliche Worte für sich und Ihre Situation (4. Spalte). Versuchen Sie dabei jeweils einen der folgenden Aspekte zum Ausdruck zu bringen: **Freundlichkeit, Normalisieren, Selbstfürsorge**.

Die folgenden Beispiele sollen den Einstieg erleichtern, um eigene Situationen zu finden, bei denen Sie selbstkritisch mit sich umgegangen sind und wie eine Übersetzung in Selbstmitgefühl lauten könnte:

Von Selbstkritik zu Selbstmitgefühl			
Situation	**Selbstkritische Gedanken**	**Emotion**	**Selbstmitfühlende Gedanken** **(1) Freundlichkeit** **(2) Normalisieren** **(3) Selbstfürsorge**
Ich habe nicht gestillt.	Ich bin eine schlechte Mutter, ich habe meinem Kind nicht die beste Nahrung gegeben. Es wird sich nicht so gut entwickeln wie gestillte Kinder.	Schuld Minderwertigkeit Angst Hilflosigkeit Neid	(1) Ich habe alles versucht und mich sehr bemüht und angestrengt. (2) Auch andere Mütter schaffen es nicht, ihre Kinder zu stillen. Manche versuchen es nicht einmal. (3) Es hat so wehgetan, meine Brüste waren so wund und ich war auch so erschöpft. Ich konnte nicht mehr. Fläschchennahrung war die beste Lösung.

Mehr Selbstmitgefühl – weniger Selbstkritik

Von Selbstkritik zu Selbstmitgefühl			
Situation	**Selbstkritische Gedanken**	**Emotion**	**Selbstmitfühlende Gedanken** **(1) Freundlichkeit** **(2) Normalisieren** **(3) Selbstfürsorge**
Ich habe meiner Frau bei der Entbindung nicht helfen können.	Ich bin eine Flasche, ein Verräter, ein Feigling. Das denkt bestimmt auch meine Frau von mir. Ich bin ein schlechtes Vorbild für mein Kind, es wird sicherlich auch ein Weichei.	Ärger Reue Scham Angst Unsicherheit	(1) Wir haben uns gut vorbereitet und informiert, ich konnte mir aber nicht vorstellen, dass die Entbindung so schmerzhaft und schwer für die Frauen ist. Das hat mich erst mal einfach überrascht und überwältigt. (2) Auch anderen Vätern ging es nicht gut bei der Geburt ihrer Kinder. Manche fallen sogar in Ohnmacht. (3) Ich hatte solche Angst um meine Frau und um das Kind. Ich konnte nicht glauben, dass alles in Ordnung war. Es war nachvollziehbar, Angst zu haben. Aber jetzt weiß ich, dass meine Frau und das Kind in guten Händen waren, ich konnte mich auf das medizinische Personal verlassen.
Alles ist perfekt. Ich kann mich aber trotzdem nicht freuen und empfinde nichts für das Kind.	Ich bin ein Monster. Ich kann mein Kind nicht lieben und mich nicht über meine neue Familie freuen.	Wut Verzweiflung Hoffnungslosigkeit Hilflosigkeit	(1) Ich bin nicht freiwillig an einer Depression erkrankt. Das habe ich nicht gewollt. Es ist einfach passiert und ich trage keine Schuld. (2) Mehr Eltern als man denkt leiden an einer Depression nach der Geburt des Kindes. (3) Ich bin krank und diese komischen bzw. nicht vorhandenen Gefühle sind ein Teil der Erkrankung. Ich kümmere mich jetzt darum, dass es besser wird.

Mehr Selbstmitgefühl – weniger Selbstkritik

Und nun sind Sie dran:

Von Selbstkritik zu Selbstmitgefühl			
Situation	**Selbstkritische Gedanken**	**Emotion**	**Selbstmitfühlende Gedanken** **(1) Freundlichkeit** **(2) Normalisieren** **(3) Selbstfürsorge**

Einen selbstmitfühlenden Brief schreiben

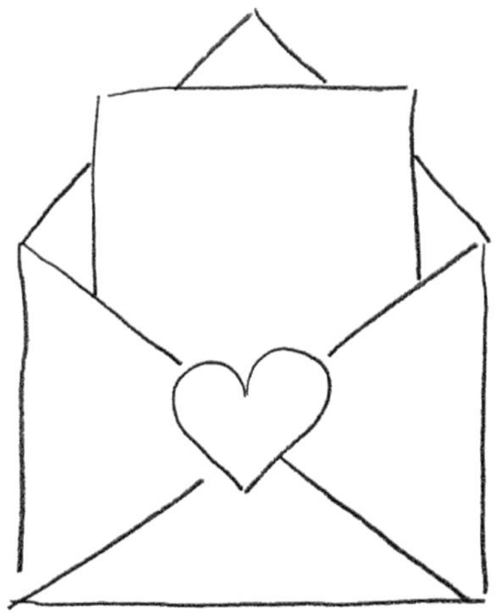

Eine Methode, um Selbstkritik durch Selbstmitgefühl zu ersetzen, besteht darin, einen mitfühlenden Brief an sich selbst zu schreiben. Hier ändert man die Perspektive von Selbstkritik zu Selbstmitgefühl.

Briefe sind eine schriftliche Form des (emotionalen) Ausdrucks. Sie verlangen von uns zumeist, eine gewisse Hemmschwelle zu überwinden und z. B. über Erfahrungen zu schreiben, die mit Gefühlen zusammenhängen, die wiederum Selbstkritik auslösen können. Das mag zunächst paradox klingen: Ist diese Hürde jedoch einmal genommen, kann es zu größerem Wohlbefinden führen. Denn Briefe können uns dabei helfen, uns von Problemen zu distanzieren, Emotionen zu regulieren und negative Gedanken zu lindern.

Also: Fassen Sie Ihre Gedanken in Worte – auch wenn es sich zunächst nicht natürlich anfühlt. Hier finden Sie eine Anleitung:

Entscheiden Sie, mit welchem konkreten Problem Sie zu kämpfen haben, und stellen Sie dies in den Mittelpunkt des Briefes. Dies kann daher eine schwierige Situation, das Nachdenken hierüber, Sorgen über die Zukunft sowie aktuelle unangenehme Emotionen oder körperliche Empfindungen sein, mit denen Sie möglicherweise zu kämpfen haben.

Stellen Sie sich beim Schreiben vor, Sie würden einem guten Freund bzw. einer Freundin mit dem gleichen Problem einen zutiefst fürsorglichen und freundlichen Brief schreiben. Versuchen Sie wirklich, diese Haltung einzunehmen.

Es steht Ihnen völlig frei, den Brief mit der Hand zu schreiben – vielleicht auf schönes Briefpapier – oder auf dem PC, Tablet oder Smartphone. Entscheiden Sie ganz nach Ihrem Wohlbefinden.

Nachfolgend finden Sie Satzanfänge und Satzteile als Ideen, wie Sie mit dem Schreiben beginnen könnten. Fühlen Sie sich frei, diese zu ändern, wie Sie sie für richtig halten! Es sind nur Vorschläge und Sie können für jeden Satzanfang so viel oder so wenig schreiben, wie Sie möchten.

Denken Sie daran, dass Sie diesen Brief an sich selbst schreiben und versuchen, eine fürsorgliche und freundliche Perspektive einzubringen – was auch immer das Problem ist.

Einen selbstmitfühlenden Brief schreiben

Liebe/lieber … [Ihr Name],

Freundlichkeit

ich schreibe Dir, weil ich verstehe, dass es Dir im Moment wirklich schwerfällt. Ich weiß, dass Du Dich mit ………. [Situation/Problem/Auslöser] quälst.

Es tut mir leid, dass du ………. durchmachen musst.

Ich hoffe, du weißt, dass es in Ordnung ist, sich ………. zu fühlen.

Normalisieren

Ich hoffe Du weißt, dass jeder mal Erfahrungen mit ………. macht.

Menschen sind unvollkommen und wir alle tun uns mal schwer, also hoffe ich, dass Du weißt, dass Du damit nicht allein bist. ……….

Selbstfürsorge

Ich frage mich, ob Du schon einmal darüber nachgedacht hast, ………. [fügen Sie hilfreiche Perspektiven zum Problem hinzu].

Ich möchte wirklich, dass dein Ringen mit Selbstkritik leichter wird. Damit Du Dich besser fühlst, das Problem ansprechen und hinter Dir lassen kannst, frage ich mich, ob es helfen würde, ………. [Verhaltensweisen einfügen, die Trost bringen könnten oder helfen, das Problem zu lösen].

[Fügen Sie alles hinzu, was noch gesagt werden soll.]

Du weißt, dass ich mich um Dich kümmere und für Dich da bin, wann immer Du mich brauchst.

Alles Gute,

Dein(e) ……………………………………………………………………… [als Sie selbst unterschreiben]

Einen selbstmitfühlenden Brief schreiben

Beispiel

Liebe Lisa,

ich schreibe Dir, weil ich weiß, dass Du es Dir im Moment wirklich nicht leicht machst. Du quälst Dich mit Selbstvorwürfen, weil Du nicht wie gewünscht auf natürliche Weise entbinden konntest, sondern ein Kaiserschnitt nötig war. Das tut mir leid.

Ich hoffe, Du weißt, dass es in Ordnung ist, sich nach einem Kaiserschnitt überwältigt zu fühlen und auch enttäuscht zu sein. Jeder kann von verschiedenen Dingen im Leben enttäuscht sein. Wenn etwas nicht unseren Hoffnungen entspricht, ist dies wirklich üblich und normal.

Wir alle tun uns mal schwer – Du bist nicht allein damit. Deshalb haben die meisten Leute hierfür Verständnis, auch wenn es unausgesprochen ist.

Ich frage mich, ob Du schon einmal darüber nachgedacht hast, dass Du wirklich alles dafür getan hast, was in Deiner Macht stand, um einen Kaiserschnitt wie gewünscht zu vermeiden. Du musst nicht daran festhalten, dass es nicht so gelaufen ist wie gedacht. Es gab gute Gründe für den Kaiserschnitt. Und bitte erinnere Dich auch an all die anderen Dinge, die Du während der Schwangerschaft schon für Dein ungeborenes Baby getan hast.

Ich möchte wirklich, dass Du Deine Selbstkritik etwas loslassen kannst. Damit Du Dich besser fühlst, frage ich mich, ob es helfen würde, wenn Du nochmals im Krankenhaus Dein Hadern offen ansprichst und nachfragst, aus welchen Gründen ganz genau der Kaiserschnitt vorgenommen worden ist. Und dann lass' Deine Ansprüche und Erwartungen an Dich los. Konzentriere Dich stattdessen auf das, was gut läuft, z. B. auf das Stillen und auf das, was Du künftig noch alles beeinflussen kannst – das wird noch eine ganze Menge sein!

Alles Gute,

Deine Lisa

Was will die Angst?

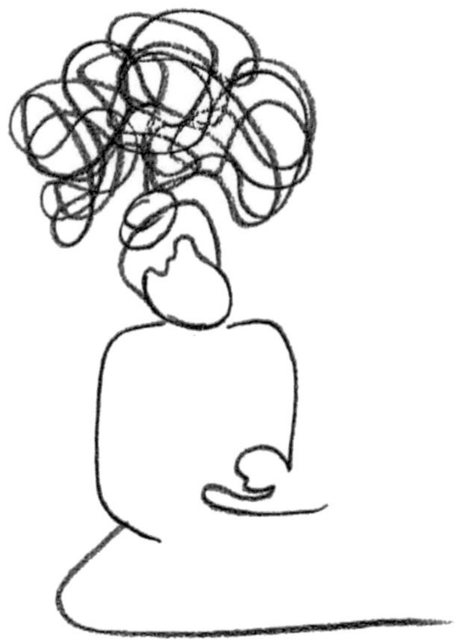

Die Angst will uns schützen. Angst ist etwas Alltägliches und begleitet uns das ganze Leben lang. Evolutionsgeschichtlich betrachtet, diente uns die Angst als Schutzmechanismus und sicherte unser Überleben in gefährlichen Situationen. Was in heutiger Zeit eine Gefahr darstellt, kann individuell sehr unterschiedlich erlebt werden: rational Bedrohliches oder auch vage Verunsicherndes. Manchmal richtet sich die Angst sogar gegen harmlose Objekte bzw. Situationen, sodass »die Grenze zwischen Gefahr und Normalität verschwimmt« (Hagena & Gebauer, 2014). Die Zeit rund um Schwangerschaft und Geburt eines Kindes ist zumeist mit Unsicherheit verbunden – gerade beim ersten Kind – und es stellt sich nicht selten die Frage, was normal ist und was bedrohlich. Hier will die Angst nicht nur unser eigenes Überleben, sondern auch das unseres Kindes sichern.

Die Angst will beruhigt werden. Wenn wir selbst Angst haben, neigen wir auf ganz natürliche Weise dazu, nach Beruhigung zu suchen – durch Vermeidung, Kontrolle oder Rückversicherung. Wir wollen uns gegen sie wappnen oder sie umgehen. Und wenn wir Angst bei einer anderen Person bemerken, möchten wir diese möglichst beruhigen – durch Ratschläge, Wahrscheinlichkeitseinschätzungen, Erfahrungsberichte oder Ähnliches. Jedoch helfen all diese Strategien meist nur kurzfristig und ihr Effekt verfliegt schnell, sodass die Angst wieder aufkeimt, oder aber die Strategien helfen so gut wie gar nicht. Mit einem Baby haben wir verschiedene Möglichkeiten. Beispielsweise können wir sicherheitshalber zu Hause bleiben oder aber uns außer Haus von unseren Ängsten ablenken; wir können uns eine Menge Informationen beschaffen oder angstauslösende Informationen meiden, eine starre Routine etablieren oder uns gar nichts vornehmen. Sobald wir bemerken: »Das mache ich aus Angst«, sollten wir uns überlegen, wie wir das Zepter zurückbekommen können, um es nicht der Angst zu überlassen.

Was will die Angst?

»Der Kummer, der nicht spricht,
nagt leise an dem Herzen, bis es bricht.«
(Shakespeare, Macbeth)

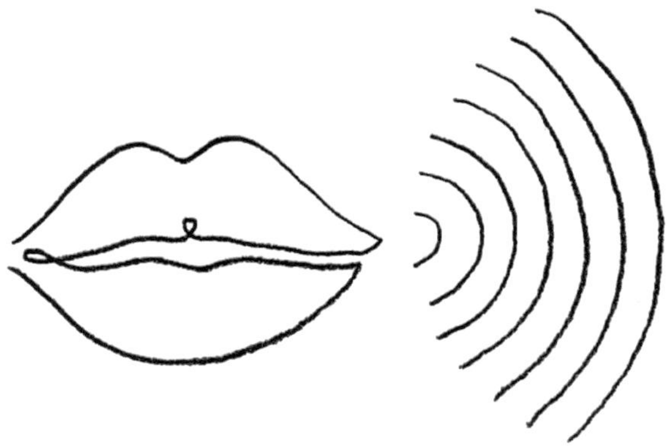

Die Angst will ausgesprochen werden. Das langfristig nützlichste ist daher, nicht zu versuchen, die Angst durch Beruhigung zu reduzieren, sondern dass wir uns ihr widmen. Dies ist der erste Schritt, sich ihr zu stellen. Die Angst darf sich Gehör verschaffen. Wir sollten sie aussprechen oder demjenigen, der sie ausspricht, zuhören. Die betroffene Person erhält die Legitimation, über ihre Angst zu sprechen und das Gegenüber erhält die Legitimation, nur zuzuhören und sonst nichts tun zu müssen. Das kann beide Seiten entlasten.

Wichtig: Ängste sollten nicht ungeplant, anhaltend und ausufernd ausgesprochen werden, sondern geplant, regelmäßig und zeitlich limitiert. Sie sollten nicht mit dem Ziel der Rückversicherung durch das Gegenüber ausgesprochen werden, sondern des Aussprechens wegen. Der Weg ist hier das Ziel. Nutzen Sie die folgende Anleitung zum Ängste-Aussprechen:

- Verabreden Sie sich in einer für Sie als hilfreich und mit Kind machbar erscheinenden Frequenz (z. B. täglich, werktags, drei Mal pro Woche; in jedem Falle mehrfach wöchentlich) mit einer vertrauten Person, um ihre Ängste und Befürchtungen auszusprechen.
- Der Sprecher spricht, der Zuhörer hört zu.

- Variante 1: Ihr Gegenüber hört Ihnen 15 Minuten ausschließlich zu.
- Variante 2: Nach 15 Minuten tauschen Sie die Rollen des Sprechers und Zuhörers, sodass jeder 15 Minuten spricht und jeder 15 Minuten zuhört.

- Danach ist die »Sitzung« beendet.
- Es sind keine Diskussionen, Beratschlagungen, Argumentationen, Meinungen, gegenseitige Beruhigungen oder Ähnliches im Anschluss erlaubt.

Der Aktienkurs meiner Schuldgefühle

Mit dem Kind werden bei vielen Müttern/Vätern zugleich Schuldgefühle geboren, auch bekannt als schlechtes Gewissen, Zerrissensein oder (Selbst-)Zweifel. An dieser Stelle möchten wir schauen, wie es um den Kursverlauf Ihrer Schuldgefühle steht. Wohlgemerkt geht es hierbei um Schuldgefühle gegenüber dem Kind bzw. der Familie (nicht gegenüber sich selbst, z. B. aufgrund mangelnder Selbstfürsorge).

Was genau lässt den »Aktienkurs meiner Schuldgefühle« steigen, was lässt ihn fallen? Welche »Treiber« bzw. Einflussfaktoren kennen Sie? Was führt zu Aufschwung, was zu Abschwung und was zu Stabilisierung? Allgemein werden Aktienverläufe u. a. durch folgende Faktoren beeinflusst:

- Angebot und Nachfrage
- Stimmungen und Meinungen
- Trends und Entwicklungen
- Analysen und Vorhersagen

Sammeln Sie: Welche Schuldgefühle kennen Sie von sich?

Beispiele:

- Ich habe die Beikost mit gekauftem Gläschen-Brei begonnen. Nun isst mein Kind den selbstgekochten Brei nicht, der gesünder wäre.
- Nach sechs Monaten Elternzeit habe ich begonnen, wieder zu arbeiten. Dadurch hatte ich zu wenig Zeit für mein Kind.

....

....

....

....

....

....

....

....

....

....

Tragen Sie auf der nächsten Seite Ihre eigenen »Treiber« mit konkreten Beispielgedanken ein.
Was genau lässt den Aktienkurs Ihrer Schuldgefühle steigen, was lässt ihn fallen?
Welche Gedanken stärken Ihre Schuldgefühle, wie (über-)kompensieren Sie diese?

Der Aktienkurs meiner Schuldgefühle

Hier zunächst ein Beispiel:

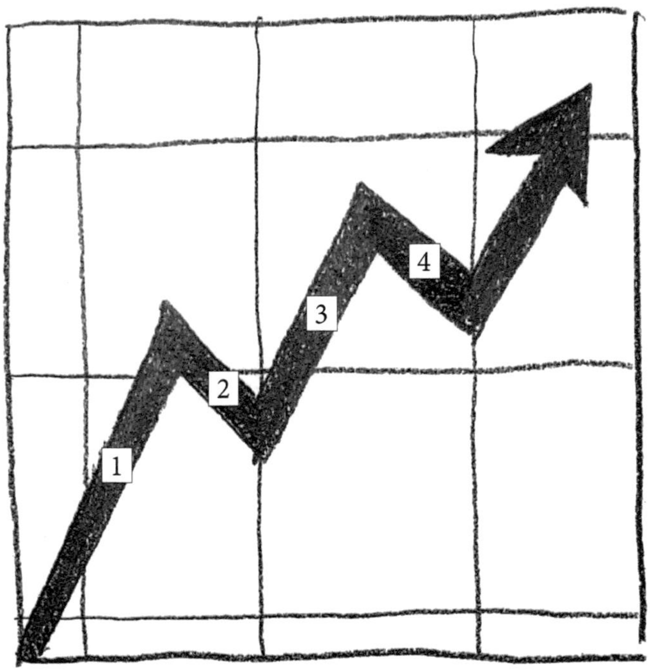

(1) Meine Bekannte erzählt, wie gern ihr Kind ihren selbstgekochten Brei isst.

(2) Ich kaufe den besten Bio-Brei, den es gibt.

(3) Der Kindergarten lädt zu einem Bastelnachmittag ein, an dem ich aus beruflichen Gründen nicht teilnehmen kann.

(4) Ich lese Forschungsergebnisse, die besagen, dass es vorteilhaft ist, wenn Kinder von verschiedenen Menschen großgezogen werden.

Der Aktienkurs meiner Schuldgefühle

Jetzt sind Sie dran:
Tragen Sie Ihre eigenen »Treiber« mit konkreten Beispielgedanken ein.
Was genau lässt den Aktienkurs Ihrer Schuldgefühle steigen, was lässt ihn fallen?
Welche Gedanken stärken Ihre Schuldgefühle, wie (über-)kompensieren Sie diese?

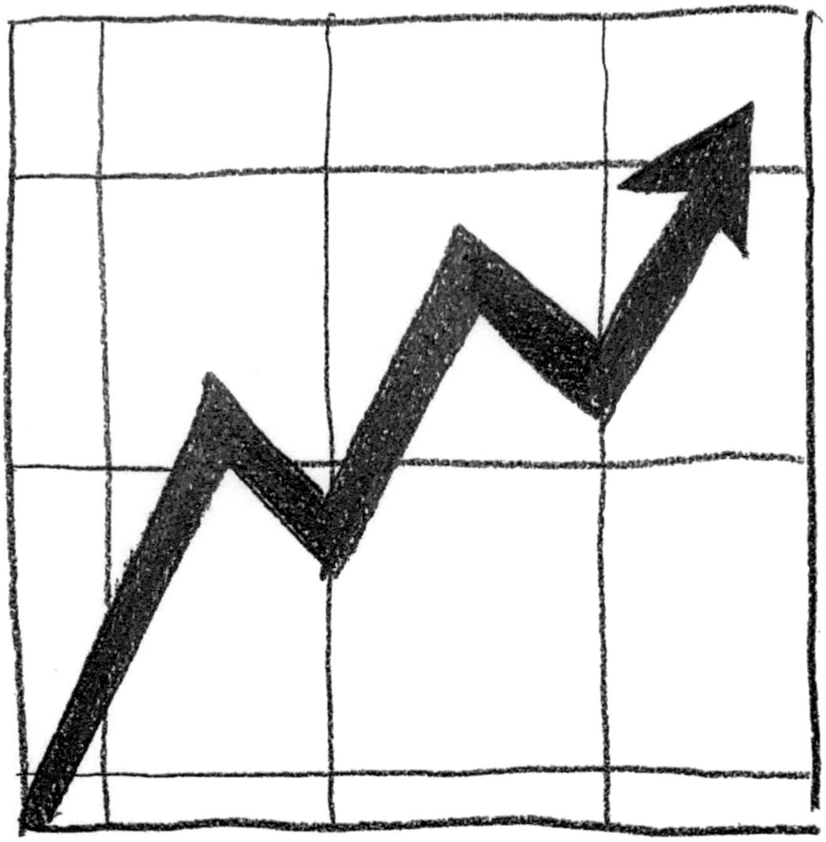

»Das werde ich nie vergessen!«

In der Peripartalzeit gilt es, mit einer Menge Veränderungen klarzukommen, mit einem Haufen Unsicherheit und Kontrolllosigkeit umzugehen und richtig viel Unerwartetes hinzunehmen. Manches davon kann als traumatisch erlebt werden.

Trauma
Der Begriff »Trauma« kommt aus dem Griechischen und bedeutet »Verletzung«. Ein psychisches Trauma ist eine seelische Verletzung oder eine psychische Erschütterung, die durch ein überwältigendes Ereignis hervorgerufen wird. Solche Ereignisse können Stress und Gefühle der Hilflosigkeit und des Entsetzens auslösen.

Ob es eine sehr schwierige Geburtserfahrung ist, eine von Krankheit geprägte Neugeborenenzeit, massive Stillprobleme, eine Totgeburt oder andere Vorkommnisse rund um Schwangerschaft und Geburt:

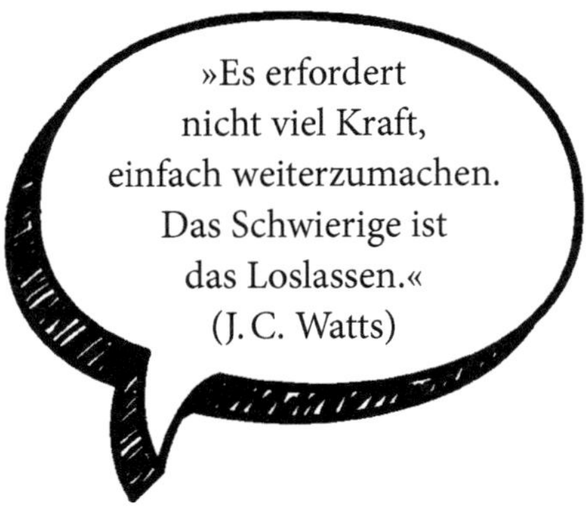
»Es erfordert
nicht viel Kraft,
einfach weiterzumachen.
Das Schwierige ist
das Loslassen.«
(J. C. Watts)

Für das Vergessen, oder damit traumatische Erfahrungen in den Hintergrund rücken können, ist das Selektieren Voraussetzung. Wir sind durchaus in der Lage, auszuwählen, was wir erinnern und was nicht. Im Alltag tun wir dies ständig, bei traumatischen Erfahrungen klingt dies auf den ersten Blick möglicherweise eher unüblich.

Zudem gibt es eine nicht ganz unwichtige Komponente, die Voraussetzung für das Vergessen ist: das Vergeben. Damit das Trauma vergessen werden kann, muss also erst vergeben werden. Nur was? Die folgenden Fragen auf der nächsten Seite sollen hierbei behilflich sein:

»Das werde ich nie vergessen!«

Was hat mein Trauma ausgelöst?
Zunächst einmal:
Was genau waren meine Vorstellungen, Erwartungen, Wünsche?

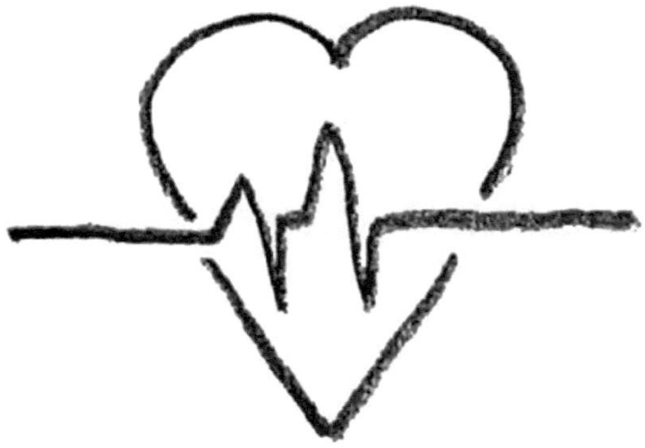

Und nun:
Was genau hat meine Vorstellungen, Erwartungen, Wünsche verletzt?
Welche Erfahrung hat mich erschüttert?
Womit habe ich nicht gerechnet?

»Das werde ich nie vergessen!«

Wer trägt Schuld?

Was haben sich andere zu Schulden kommen lassen?

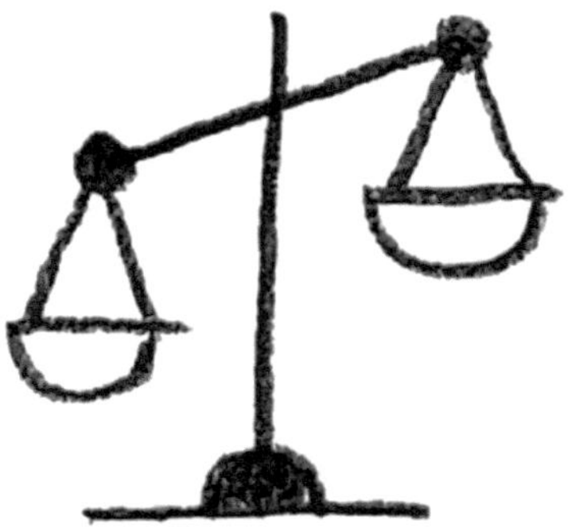

Was habe ich mir selbst zu Schulden kommen lassen?

Vergebung ist eine aktive Entscheidung, denn wenn wir vergeben, hören wir auf, uns etwas zu wünschen, was bereits vergangen ist. Wir können Personen vergeben, aber auch Umständen. Vergebung ist eine Haltung, die wir einnehmen können und mit der wir Vergangenes abschließen können. Haben wir vergeben, können wir vielleicht auch vergessen. Um es mit den Worten Hannah Arendts zu sagen:

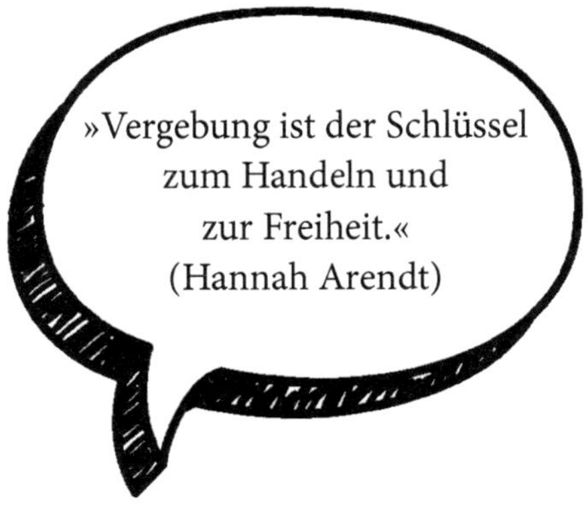

3.2 Fokus Eltern

Die Materialien dieses Abschnittes beziehen sich darauf, wie Paare gemeinsam die Herausforderungen bewältigen können, denen sie in ihrer Elternrolle begegnen – nicht zuletzt, wenn beide Elternteile berufstätig sind. Zudem werden Grundlagen des Konfliktmanagements thematisiert sowie Nähe-Distanz-Regulation und Familientraditionen gefördert.

Übersicht über die Arbeitsblätter

INFO 8 Doppelkarrierepaare, die Eltern werden: »Wie können wir das schaffen?«
Doppelkarrierepaare sind heute weit verbreitet und die Geburt eines Kindes erfordert ein verflochteneres Paar- und Karriereleben. Dieses Infoblatt gibt eine Einführung dazu, wie dieser Übergang machbar sein kann. Die drei Arbeitsblätter **AB 47** »Klare Vereinbarungen treffen«, **AB 48** »Eine Logistik-Überlebensstrategie finden« und **AB 49** »Teamorientierung und Arbeitsteilung – wir als Team« sowie **INFO 9** »Achtung Fallen« bauen hierauf auf.

AB 47 Klare Vereinbarungen treffen
Klare Vereinbarungen helfen bei der Anpassung an Veränderungen. Insbesondere die drei Aspekte Werte, Grenzen und Befürchtungen sollten besprochen werden, bevor Entscheidungen getroffen werden. Konkrete Fragen zu den drei Aspekten sollen dabei behilflich sein, diese genauer kennenzulernen.

AB 48 Eine Logistik-Überlebensstrategie finden
Der logistische Aufwand nimmt durch eine Familiengründung bzw. -erweiterung zu. Damit die Aufteilung der Logistik nicht zur anhaltenden Konfliktquelle wird, bedarf es einer Überlebensstrategie, die in diesem Arbeitsblatt in vier Schritten erläutert wird.

INFO 9 Achtung, Fallen!
Typische Fallen bei der Anpassung (berufstätiger) Paare an ein verflochteneres Leben mit Kind(ern) werden benannt und erläutert. Abschließend erfolgt eine (paradox intendierte) Anleitung zu möglichst schlechten Entscheidungen.

AB 49 Teamorientierung und Arbeitsteilung – Wir als Team
Die Zusammenarbeit beider Elternteile erleichtert den Alltag in der Familie. Was Sind ihre Stärken als Paar? Was können Sie gut zusammen? Was gelingt am besten, wenn sie das gemeinsam machen? Wer profitiert wovon? Was soll in ihrem Leben mit dem neuen Kind geändert werden, damit sie nicht unnötigerweise belastet werden? Diese sind Fragen, die den Eltern den Stellenwert der Teamarbeit bewusst machen und die Wege zu einer gelingenden Zusammenarbeit aufzeichnen soll.

AB 50 Teamorientierung und Arbeitsteilung – unsere Talente als Eltern
Als Ergänzung zu **AB 49** »Teamorientierung und Arbeitsteilung – wir als Team« kann es für die Eltern sehr hilfreich sein, sich stabile persönliche Eigenschaften und vorhandene Strukturen und Ressourcen bewusst zu machen, um Veränderungen auf dieser Basis neu zu sortieren und zu verteilen. Dieses Arbeitsblatt unterstützt die differenzierte Wahrnehmung der eigenen Talente, Vorlieben, Abneigungen, Ungeschicklichkeiten und auch die des anderen Elternteils.

INFO 10 Warum Konfliktmanagement so wichtig ist – oder auch: »love is a verb«
Warum? Weil: In den ersten drei Lebensjahren eines Kindes zwei Drittel aller Elternpaare beginnen, unzufrieden mit ihrer Beziehung zu werden. Das Geheimnis in der Konfliktbewältigung für frisch gebackene Eltern liegt darin, ihre Konflikte konstruktiv statt destruktiv werden zu lassen. Aber wie? Hier findet sich eine Einleitung in die Thematik, die die Basis für **INFO 11** bzw. **AB 51** »Die Kunst des Konfliktmanagements« bildet.

INFO 11 Die Kunst des Konfliktmanagements
Das Handwerkszeug, um Konflikte erfolgreich zu bewältigen und Konfliktspiralen zu vermeiden, wird anhand von sechs Skills beschrieben und erklärt.

AB 51 Die Kunst des Konfliktmanagements
Dieses Arbeitsblatt enthält eine Anleitung, wie die sechs Skills des Konfliktmanagements konkret und individuell im Alltag ausgestaltet und angewendet werden können.

AB 52 Was hat eine Familie mit einem Tarnumhang zu tun?
Hier wird die Kreativität im Umgang mit dem Alltag einer Familie gefördert: Wie kann ich Zeit für mich haben, obwohl immer jemand da ist?

AB 53 Die Stachelschweine
In der Parabel über Stachelschweine von Arthur Schopenhauer geht es um das Zusammenleben und die dazugehörige Nähe-Distanz-Regulation.

AB 54 Familientraditionen
Für Eltern ist häufig eine Entscheidung über das Fortführen alter oder die Etablierung neuer Traditionen relevant. Welche Erinnerungen und Familientraditionen aus der eigenen Herkunftsfamilie sind vorhanden, welche aus der des Partners bzw. der Partnerin? Welche Familientraditionen sollen an die Kinder weitergegeben werden?

Doppelkarrierepaare, die Eltern werden: »Wie können wir das schaffen?«

Notorischer Zeitmangel, verständnislose Vorgesetzte – Paare, die zwei Karrieren und Familie gleichzeitig organisieren, stehen vor vielen Herausforderungen. Sie haben ein sehr knappes Zeitbudget zur Verfügung und verbringen auch als Paar wenig Zeit miteinander.

Doppelkarrierepaare sind heute weit verbreitet. In Deutschland arbeiten bei 35 % der Elternpaare mit einem Kind unter drei Jahren beide Partner – eine Zahl, die mit dem Älterwerden der Kinder sowie allgemein von Jahr zu Jahr wächst (Cory & Stirling, 2015; Statistisches Bundesamt, 2021).

Hierfür gibt es unterschiedliche Gründe: Zwei Einkommen sind schlichtweg wirtschaftlich sicherer als eines; aber Männer und Frauen auf der ganzen Welt möchten zunehmend gleichberechtigt leben, da sie Vorteile darin sehen, wenn beide sowohl eine Karriere verfolgen als auch sich zu Hause einbringen.

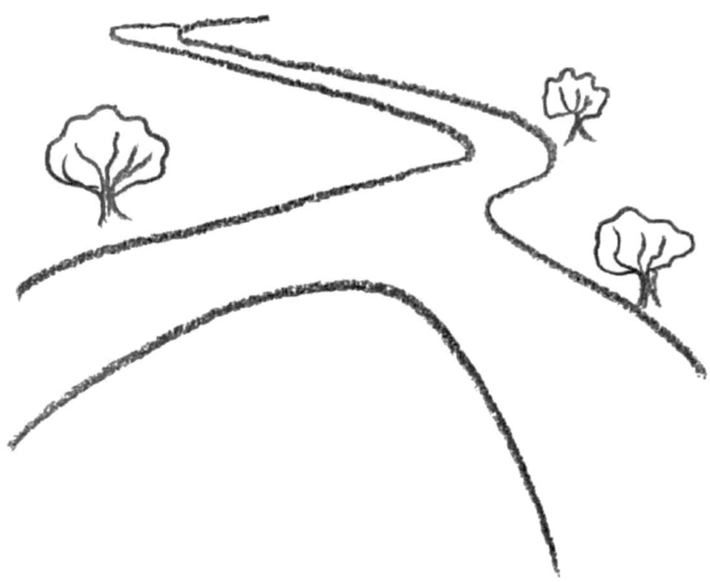

Wenn Paare zwei Karrieren verfolgen und das mit Kindern vereinbaren wollen, müssen beide Partner kompromissbereit sein. Wichtig ist vor allem, die Konsequenzen des eigenen beruflichen Handelns für den anderen stets mit zu bedenken.

Die Geburt eines Kindes erfordert ein verflochteneres Paar- und Karriereleben. Mit diesem Ereignis wird die Entwicklung von parallelen, unabhängigen Lebenswegen und Karrieren hin zu ineinandergreifenden nötig (Petriglieri, 2019). Um diesen Übergang zu meistern, müssen Paare verhandeln, wie sie ihre jeweilige Karriere priorisieren und familiäre Verpflichtungen so aufteilen, dass sie beide ohne Reue ihrem Job nachgehen und es ihnen (wie auch dem Kind) gut gehen kann. Es ist die Regel, durch diesen Übergang zwischen Altem und Neuem aus der Balance zu geraten und Zweifel zu haben. Allerdings ist die Wahrnehmung dieser Destabilisierung, auch wenn sie verunsichern kann und die Überwindung mühsam ist, genau genommen hilfreich: Veränderungen können neu belebend sein – wenn man sie richtig angeht. Es stellt sich zumeist die Frage: »Wie können wir das schaffen?«.

Zwei Schlüssel zur Machbarkeit. Es gibt verschiedene Ansatzpunkte, die bei der Beantwortung der Frage »Wie können wir das schaffen?« behilflich sein können. Zentral für die Machbarkeit ist es, gemeinsam klare Vereinbarungen zu treffen und eine Logistik-Überlebensstrategie zu finden.

Klare Vereinbarungen treffen

Klare Vereinbarungen helfen bei der Anpassung an Veränderungen
Je früher Paare das Treffen von Vereinbarungen etablieren und routiniert hierin werden, umso reibungsloser verlaufen Anpassungen an Veränderungen im Laufe ihres Paarlebens. Hierbei sollten Paare drei Aspekte diskutieren: Werte, Grenzen und Befürchtungen – und zwar idealerweise, *bevor* Entscheidungen getroffen werden. Das gegenseitige Verständnis führt zu einer gemeinsamen Basis; allerdings ist es nicht nötig, in jedem einzelnen Punkt übereinzustimmen (Petriglieri, 2019).

- **Werte: Sie definieren die Richtung**. Werte lassen Menschen beurteilen, ob sich ihr Leben so entwickelt, wie sie es wollen: Wenn Entscheidungen und Handlungen mit den Werten übereinstimmen, fühlt man sich zufrieden. Wenn nicht, fühlt man sich gestresst und unglücklich. Wenn man sie offen bespricht, können Werte dabei helfen, Prioritäten zu setzen. Beispielfragen sind: »Was macht mich glücklich und zufrieden? Was macht ein gutes Leben aus? Was ist mir wichtig?«
- **Grenzen: Sie setzen Beschränkungen**. Klare Grenzen reduzieren Unsicherheit und vereinfachen Entscheidungen – insbesondere, wenn sie vorab gesetzt werden. Auf den ersten Blick wirken sie möglicherweise einschränkend, jedoch fühlt man sich nicht nur sicherer und trifft leichter Entscheidungen, wenn man weniger Optionen hat, sondern ist damit auch glücklicher und weniger enttäuscht bzw. bedauert die Entscheidung weniger. Grenzen werden schlichtweg durch Ort (z. B. »Wo möchten wir als Familie leben?«), Zeit (z. B. »Wie viel ist zu viel Arbeit?«) und physische Anwesenheit (z. B. »Würde es für uns in Frage kommen, für eine gewisse Zeit getrennt voneinander zu leben oder dass einer der Partner pendelt?«) bestimmt.
- **Befürchtungen: Sie weisen auf Gefahren hin**. Befürchtungen explizit auszusprechen, hilft dabei zu erkennen, wenn die Beziehung gefährliches Terrain betritt und auch vorzubeugen, dass diese Befürchtungen eintreten. Dies kann Ihre Beziehung betreffen (z. B., dass Sie sich auseinanderleben könnten, welche Rolle die Schwiegereltern spielen könnten oder dass Sie keine Kinder haben könnten) und auch Ihre Karrieren (z. B., dass einer die Karriere für den anderen aufgibt). Wenn es erlaubt ist, Befürchtungen auszusprechen, geschehen drei Dinge: Die gegenseitige Sensibilität und Unterstützung nehmen zu, Frühwarnzeichen können vereinbart und erkannt werden und es können Schritte zur Milderung von Befürchtungen unternommen werden.

Und jetzt sind Sie dran! Beschäftigen Sie sich mit den Fragen, die die Basis für klare Vereinbarungen bilden:

- **Werte: Sie definieren die Richtung.**

Stimmen meine derzeitigen Entscheidungen und Handlungen mit meinen Werten überein?

....

....

....

Klare Vereinbarungen treffen

Fühle ich mich gestresst und unglücklich? Falls ja, was genau würde mich zufriedener und glücklicher machen?

....

....

....

Was macht für mich ein gutes Leben aus?

....

....

....

Was ist mir wichtig?

....

....

....

Welche Vision vom Familienleben hatte ich einmal? Stimmt mein jetziges Leben damit überein? Ist sie noch aktuell oder gäbe es einen guten Grund, sie anzupassen?

....

....

....

▶ **Grenzen: Sie setzen Beschränkungen.**

Ort: Wo möchten wir als Familie leben, wenn die Kinder noch klein sind? Und wo, wenn wir irgendwann nicht mehr berufstätig sein werden? Wo möchten wir auf keinen Fall wohnen?

....

....

....

Klare Vereinbarungen treffen

Zeit: Wie viel Arbeit ist ok – in normalen und in stressigeren Zeiten? Wie viel ist zu viel Arbeit?

....

....

....

Physische Anwesenheit: Würde es für uns in Frage kommen, für eine gewisse Zeit getrennt voneinander zu leben oder dass einer der Partner pendelt? Wie stehen wir zu kurzzeitigen Entsendungen (ggf. ins Ausland)? Wie viel Zeit wollen wir mindestens füreinander und die Familie haben?

....

....

....

▶ **Befürchtungen: Sie weisen auf Gefahren hin.**
Welche Befürchtungen gehen mir von Zeit zu Zeit durch den Kopf? Geben Sie sich die Erlaubnis, hierüber nachzudenken (und zu sprechen)!

Beispiele können sein, dass die Schwiegerfamilie viel Zeit in Anspruch nehmen könnte, dass Sie sich als Paar auseinanderleben könnten, dass Ihr Partner bzw. Ihre Partnerin eine Affäre haben könnte, dass Sie Ihre Karriere für die Ihres Partners/Ihrer Partnerin aufgeben müssen, dass Sie ungewollt kinderlos bleiben könnten.

....

....

....

....

....

....

....

Eine Logistik-Überlebensstrategie finden

Die Logistik des Familienalltags. Wenn das Leben komplizierter wird – und das wird es durch eine Familiengründung bzw. Familienerweiterung – nimmt der logistische Aufwand zu. Es gibt einfach mehr zu tun. Wie Sie diese logistische Belastung verwalten und aufteilen, kann eine anhaltende Konfliktquelle sein – muss es aber nicht!

Der Alltag sieht häufig so aus: Es gibt nicht nur das Bringen zur und Abholen von der Kita, sondern auch einen ständigen Berg an Wäsche, Einkäufe zu tätigen, zu kochen, aufzuräumen und zu putzen, Arztbesuche und unzählige weitere Aufgaben, die Eltern zu erledigen haben.

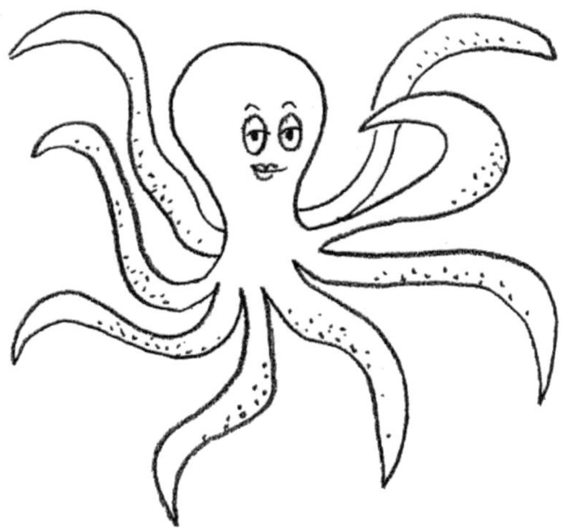

Die 80:20-Verteilung ist nicht das Ideal. Viele frischgebackene Mütter übernehmen den Löwenanteil der Logistik während ihres Mutterschutzes und der Elternzeit – und behalten ihn bei ihrer Rückkehr an den Arbeitsplatz. Schnell finden Eltern heraus, dass diese Arbeitsteilung (bei der ein Partner 80 % oder mehr der Hausarbeit übernimmt) vor allem für Doppelkarrierepaare nicht funktioniert. Wenn einer der Partner den Großteil der logistischen Last übernimmt und gleichzeitig berufstätig ist, führt dies zu Unmut und Frustration, was Paare bis hin zur Trennung treiben kann. Wie können also (berufstätige) Paare ihre Aufgaben am besten aufteilen?

Die 50:50-Verteilung muss nicht das Ideal sein. In den letzten Jahren hat sich die Idee einer 50:50-Ehe, bei der Paare versuchen, alle Aufgaben gleichmäßig zu verteilen, bei vielen Paaren durchgesetzt. Obwohl dies für manche Paare als Ideal erachtet werden kann, sind häufig diejenigen besonders zufrieden, welche die Aufgaben bewusst, aber nicht unbedingt gleichmäßig aufteilen.

Eine bewusste Arbeitsteilung können Sie erreichen, wenn sie am Ende Ihren individuellen Bedürfnissen als Elternpaar entspricht, anstatt eine pauschale Formel zu verwenden, die nicht dazu führt. Bearbeiten Sie nun die nachfolgend beschriebenen Schritte. Sie können Ihnen helfen, zu einer bewussten, zufriedenstellenden Aufgabenaufteilung zu kommen.

Eine Logistik-Überlebensstrategie finden

Schritt 1: Listen Sie *alle* Ihre Logistikaufgaben auf.
Untersuchungen zeigen, dass Männer und Frauen den Eigenanteil ihrer Hausarbeit überschätzen: Frauen glauben, dass sie den Löwenanteil machen, während Männer glauben, dass die Aufteilung 50:50 beträgt. Ein großer Teil der Diskrepanz ist darauf zurückzuführen, dass wir einfach nicht wissen, was unsere Partner bzw. Partnerinnen tun und umgekehrt. Wir neigen also dazu, für Haushaltsarbeiten, die wir nicht machen, blind zu sein. Dieses Nicht-Wissen führt zu Unmut und Unterbewertung.

Aus diesem Grund ist es wichtig, Ihre Logistikstrategie mit dem gemeinsamen Erstellen einer vollständigen Liste aller Haushaltsaufgaben zu beginnen, um diese Falle des Nichtwissens zu vermeiden.

Bitte verwenden Sie hierfür ein separates Blatt, um eine handschriftliche Auflistung zu erstellen oder fertigen Sie die Auflistung digital an.

Schritt 2: Fragen Sie sich: »Was können wir einfach sein lassen?«
Sobald Sie Ihre Aufgabenliste haben, ist es verlockend, sie direkt aufzuteilen. Bevor Sie das jedoch tun, werfen Sie einen genauen Blick darauf und fragen Sie sich: »Was können wir aufhören, weglassen, schlichtweg einfach sein lassen?«.

Manchmal tun wir Dinge, weil es von uns erwartet wird oder weil es unserer Vorstellung nach von uns erwartet wird. Manchmal wiederholen wir Aufgaben, die unsere Eltern vorgelebt haben oder beobachten, wie Freunde etwas tun. Bewusst zu überlegen, was Sie sein lassen können, wird Ihre logistische Belastung sofort etwas entlasten und Sie davor schützen, alles zu tun, obwohl manches davon nicht sinnvoll oder erforderlich ist.

Gehen Sie die Liste durch und wählen Sie all jene Aufgaben, die Sie sein lassen und streichen können.

Schritt 3: Fragen Sie sich: »Welche Aufgaben sollen meine sein?«
Logistik hat nicht den besten Ruf, denn es wird als Bürde und Opfer dargestellt, Aufgaben zu erfüllen. Es ist jedoch zu einseitig, Familienpflichten nur als langweilig und belastend zu betrachten. Die meisten von uns erfreuen sich an einigen von ihnen und leiten daraus eine Bedeutung ab.

Bevor Sie darüber nachdenken, was Sie auslagern und aufteilen möchten, ist es wichtig zu erkennen, was Sie persönlich behalten möchten. Vielleicht sind Sie ein angehender Koch und lieben es, Familienessen zuzubereiten oder vielleicht ist Gartenarbeit Ihr Ding oder Sie genießen die Bettgehzeit der Kinder.

Diese Dinge, die uns am Herzen liegen, sind oft Ausdruck dessen, wer wir als Ehemann oder Ehefrau, Vater oder Mutter sind. Sie als solche zu erkennen und zu beanspruchen, ist ein wichtiger Ausgangspunkt.

Gehen Sie die Liste durch und wählen Sie all jene verbliebenen Aufgaben, die Ihnen am Herzen liegen und die Sie gerne selbst erledigen.

Sobald Sie dies getan haben, ist natürlich noch viel auf Ihrer Liste übrig.

Eine Logistik-Überlebensstrategie finden

Schritt 4: Fragen Sie sich: »Was können wir auslagern?«
Ein Doppelkarriere-Paar zu sein, macht Sie nicht automatisch reich, aber bei zwei Gehältern gibt es manchmal ausreichend Geld, um Aufgaben auszulagern, die Sie wirklich nicht mögen oder die unverhältnismäßig viel Zeit in Anspruch nehmen. Ob Bügeln, Putzen, Gartenarbeit oder Lebensmitteleinkauf – das Auslagern einiger Aufgaben gibt Ihnen Zeit, sich auf die Dinge zu konzentrieren, die Sie wirklich schätzen. Einige Paare sind sich nicht einig, was oder wie viel Familienlogistik ausgelagert werden soll. An wen und für wie viele Stunden pro Woche die Kinderbetreuung ausgelagert werden soll, kann eine emotionale Entscheidung sein.

Für alles, was nicht mit der Kinderbetreuung zu tun hat, gehen Sie zurück zu Ihrer Aufgabenliste, identifizieren Sie Ihre am wenigsten bevorzugten Aufgaben, Ihr monetäres Wochenbudget und lagern Sie so viele Aufgaben aus, wie es im Rahmen Ihrer Mittel möglich ist.

Vor allem dann, wenn Sie vor einer besonders arbeitsreichen oder stressigen Zeit stehen – ein großes Projekt bei der Arbeit, ein Jobwechsel, die Geburt eines Babys, ein Umzug – ist es wichtig, Ihre Outsourcing-Vereinbarungen zu überdenken. In diesen Zeiten ein wenig zusätzliche Hilfe zu bekommen, selbst bei Dingen, die Sie normalerweise selbst tun würden, kann den Unterschied zwischen Management und Burn-out ausmachen.

Gehen Sie die Liste durch und wählen Sie all jene verbliebenen Aufgaben, die Sie am wenigsten gerne selbst erledigen und die Sie auslagern möchten.

Schritt 5: Überlegen Sie, wie Sie den Rest aufteilen können.
Sobald Sie die unnötigen Aufgaben von Ihrer Liste gestrichen, die Dinge, die Sie mögen, für sich beansprucht und einige Ihrer am wenigsten bevorzugten ausgelagert haben, müssen Sie den Rest aufteilen. Es gibt zwar keine universelle Lösung für das Aufteilen von Aufgaben, aber die Art und Weise, wie Sie es angehen, kann das Konfliktpotenzial verringern.

Es gibt zwei Hauptstrategien:
- Die erste Strategie ist die Aufteilung. Hier teilen Sie die Aufgaben und die Verantwortung für die Ihnen jeweils zugewiesenen Aufgaben. Manche Paare entscheiden sich dafür, die Aufgaben gleichmäßig aufzuteilen, während andere einem Partner, der vielleicht eine weniger anspruchsvolle Karriere hat oder mehr Lust hat, etwas zu erledigen, proportional mehr Aufgaben zuteilen.
- Die zweite Strategie ist das Abwechseln. Hier teilen Sie sich die Verantwortung für jede Aufgabe und wechseln sich ab. Die jeweiligen Wechsel können z. B. den Wochentagen entsprechen, an denen Sie relativ weniger mit Ihrer Arbeit beschäftigt sind.

Was auch immer Sie wählen, der Schlüssel ist Klarheit. Spannungen sind fast immer auf mangelnde Klarheit und nicht auf mangelnde Gerechtigkeit zurückzuführen.

Gehen Sie die Liste durch und teilen Sie all jene verbliebenen Aufgaben zwischen Ihnen und Ihrem Partner auf oder vereinbaren Sie, wie Sie sich diesbezüglich abwechseln.

Achtung, Fallen!

Bei der Anpassung an die neue Situation der Elternrolle und der damit verbundenen Frage, wie man das schaffen kann, sind Stress und Unsicherheit normal. Völlig normal ist auch der Wunsch, Stress und Unsicherheit möglichst schnell zu reduzieren. Unter Stress und Unsicherheit Entscheidungen zu treffen, ist allerdings besonders schwierig. Dies führt dazu, dass wir in Entscheidungsfallen tappen können, die letztlich die Anpassungsphase sogar verlängern können. Um dem vorzubeugen, kann die Kenntnis typischer Fallen bei der Entscheidungsfindung nützlich sein.

Typische Fallen bei der Anpassung (berufstätiger) Paare an ein verflochteneres Leben mit Kind(ern) sind:

- Überbewertung wirtschaftlicher Entscheidungskriterien
- Übersehen langfristiger Entscheidungskonsequenzen
- Überfokussierung praktischer Herausforderungen
- Alles tun

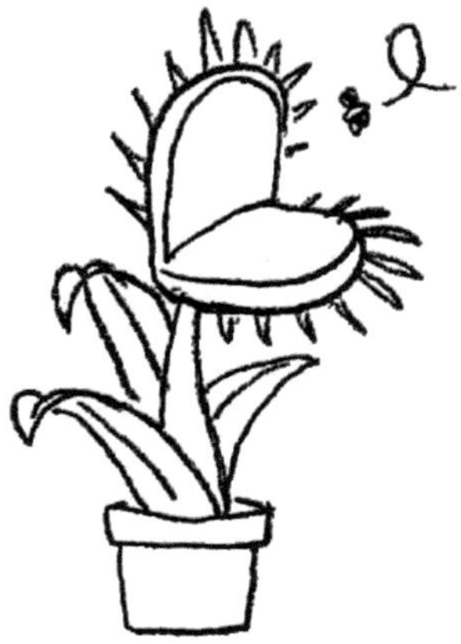

Überbewertung wirtschaftlicher Entscheidungskriterien. Geld als Entscheidungskriterium zu verwenden ist natürlich sinnvoll. Aber wenige Menschen leben allein für finanziellen Gewinn. Sie entscheiden sich häufig für Wohnorte, die nahe gelegen zu ihrer Familie sind oder die eine hohe Lebensqualität bieten (und nicht für einen Wohnort, wo der bestbezahlte Job zu haben wäre) oder für den Zeitvertreib mit ihren Kindern oder persönlichen Interessen (statt für eine 80-Stunden-Woche). Und während einer beruflichen Laufbahn spielen für viele Personen auch kontinuierliches Lernen sowie wachsende Expertise und Verantwortung eine Rolle. Diese Kriterien außer Acht zu lassen, kann häufig zu Problemen in der Zukunft führen.

Übersehen langfristiger Entscheidungskonsequenzen. Pro und Contra sorgfältig abzuwägen, führt nicht wie von Zauberhand zu einer eindeutigen Entscheidung, aber manche langfristigen Konsequenzen haben eine größere Bedeutung als andere – und diese zu kennen und abzuwägen ist ausschlaggebend. Ohne Vorausdenken werden Auswirkungen auf unser Leben erst Jahre nach der Entscheidung klar. Im Gegensatz dazu wäre es wünschenswert, dass wir unsere Entscheidungen bestimmen und nicht unsere Entscheidungen uns. Das Ziel sollte es daher sein, abzuwägen, zu welcher Person wir durch eine Entscheidung werden, sodass wir zum Autor unserer Lebensgeschichte werden – auch wenn es immer unerwartete oder unkontrollierbare Dinge geben wird.

Achtung, Fallen!

Überfokussierung praktischer Herausforderungen. Praktisches Denken ist durchaus von Vorteil. Allerdings übersehen pragmatische Entscheidungen häufig das, was unterhalb der Spitze des Eisbergs liegt. Soll heißen: Es liegt immer etwas unterhalb der Oberfläche praktischer Lebensaspekte. Typischerweise werden bei schwierigen Entscheidungen Kräfte aktiviert, die mit Machtverhältnissen, Beziehungsvorstellungen sowie unausgesprochenen Zielen, Hoffnungen und Ängsten zu tun haben. Entscheidungen sollten nicht so getroffen werden, um diese Kräfte zu umschiffen, sondern diese sollten ausgesprochen und besprochen werden. Hierdurch wird es unwahrscheinlicher, dass sie ungewollt Einfluss nehmen. Denn wenn man Emotionen, Werte und Ängste, die neben praktischen Aspekten mit einer Entscheidung in Verbindung stehen, gegenseitig kennenlernt, kann man sie im Voraus entschärfen.

Alles tun. Eine steile Karriere zu haben, eine große Familie, ein ausgeprägtes soziales Leben, Hobbys, Paarzeit und dergleichen mehr ist ein Rezept für Erschöpfung, Spannung und Konflikt. Auch Perfektionismus oder das Verfolgen von Ideologien kann hierzu beitragen. Insbesondere Paare, die die Kraft und Gelegenheit dazu haben, alles zu tun und die nichts verpassen wollen, entkommen nur schwer dieser Falle.

Achtung – Entscheidungsfallen!
- In erster Linie wirtschaftlich denken!
- Überlegen Sie nur, was *jetzt* am besten ist!
- Der praktischste Weg ist der beste Weg!
- Alle beruflichen Chancen nutzen und perfektionieren Sie Ihr Leben – Sie können alles haben!

Teamorientierung und Arbeitsteilung – Wir als Team

In der Natur gibt es einige Beispiele, die zeigen, wie (überlebens-)wichtig Kooperation und Teamarbeit – sogar zwischen verschiedenen Arten – ist: Beispielsweise haben die Antilopen einen sehr feinen Geruchssinn, die Paviane sehr scharfe Augen. In ihrer Zusammenarbeit warnen sie sich gegenseitig so, dass es Raubtiere sehr schwer haben, sich unbemerkt zu nähern und sie zu fangen. Eine ähnliche Kooperation besteht zwischen den Zebras, die ein gutes Gehör haben, und den Straußen, die sehr gut sehen. In Herden und Schwärmen ist die Wahrscheinlichkeit, einem Raubtier zum Opfer zu fallen, geringer. So schützen sie sich gegenseitig und erhöhen dadurch ihre Überlebenschancen. Bei den Pinguinen kommt noch hinzu, dass das dichte Zusammenhalten den Verlust an Körperwärme reduziert.

Was Sind Ihre Stärken als Paar? Was können Sie gut zusammen? Was gelingt am besten, wenn Sie das gemeinsam machen? Wer profitiert wovon?

....

....

....

....

....

....

....

....

....

Andere Tiere haben ihre kooperative Arbeit so optimiert, dass sie sich die Funktionen aufteilen und nach Bedarf auch tauschen können. So fliegen Wildgänse in einer Formation (Keilform), die es ihnen ermöglicht, ihre Kraft beim Fliegen zu optimieren und dadurch die Fluggeschwindigkeit zu verdoppeln. Die Gänse vorne spüren stärker den Widerstand und müssen mehr Kraft aufwenden als die Gänse hinten. Wenn eine Gans, die vorne fliegt, müde wird, kann sie diesen Platz verlassen und nach hinten fliegen. Andere Gänse übernehmen mit absoluter Selbstverständlichkeit die mühsamere Position vorne. Diese effektive, kooperative Arbeitsweise wird auch von Teams im Radsport sehr erfolgreich angewandt.

Teamorientierung und Arbeitsteilung – Wir als Team

Welche »Familiendisziplin« ist für jedes Elternteil die »Paradedisziplin«?

Mutter	Vater
Baby baden	Baby zu Bett bringen
Dem Kind vorlesen	Mit dem Kind singen

Welche Aufgaben, Vorgehensweisen, etc. scheinen wegen der neuen Familienstruktur geändert werden zu müssen? Wer könnte welche Aufgabe übernehmen? Welche Aufgaben könnten Sie sich teilen? Wer wäre bereit, bestimmte Aufgaben zu übernehmen, auch wenn diese nicht zu seinen / ihren Stärken gehört?

Beispiel: Er: Während meine Frau stillt, koche ich – auch wenn sie das eigentlich besser macht als ich. Sie: Während mein Mann unser Kind zu Bett bringt, wasche ich das Geschirr ab – auch wenn das eigentlich seine Aufgabe ist.

....

....

....

....

....

Teamorientierung und Arbeitsteilung – Wir als Team

Was sind die »verbesserungsfähigen« Aspekte als Paar? Wäre Ihr Partner / Ihre Partnerin damit einverstanden? Was würde er / sie anders sehen? Bitte begründen.

Beispiel: Beide: Wir sollten unsere Wochenenden stärker vorab organisieren und planen, damit sich jeder von uns besser erholen kann.

....

....

....

....

....

Haben Sie konkrete Änderungswünsche in der Aufteilung der »Familiendisziplinen«?

Beispiel: Sie: Ich würde lieber wie gewohnt kochen. Dafür könnte er die Wäsche machen, während ich stille.
Er: Ich würde lieber wie gewohnt das Geschirr abwaschen. Dafür könnte meine Frau die Wohnung aufräumen, während ich unser Kind zu Bett bringe.

....

....

....

....

....

Teamorientierung und Arbeitsteilung – unsere Talente als Eltern

Ob das Baby das Erstgeborene ist oder andere Kinder schon da sind – jede Geburt eines Kindes ist mit vielen Veränderungen und Anpassungen verbunden, die nicht nur den Alltag, sondern auch alle Beziehungen betreffen. In diesem Prozess ist das Paar in seiner Funktion als Eltern besonders herausgefordert. Dabei kann es sehr hilfreich sein, sich den stabil gebliebenen Eigenschaften und Strukturen bewusst zu sein, um die Veränderungen auf dieser stabilen Basis neu zu sortieren und zu verteilen. Sind Sie sich über Ihre Talente und Vorlieben, aber auch Abneigungen und Ungeschicklichkeiten etc. bewusst?

Denken Sie über folgende Fragen nach und notieren Sie Ihre Antworten:

(1)
Wenn Ihr Partner Sie als Mutter anderen Personen vorstellen würde, was würde er über Sie sagen? Welche Stärken von Ihnen würde er hervorheben?

....

....

....

....

Wären Sie mit dieser Vorstellung einverstanden? Was würden Sie anders sehen? Wie würden Sie lieber anderen gegenüber vorgestellt/beschrieben werden?

....

....

....

....

Könnten Sie die Punkte annehmen, die Ihr Partner anders als Sie selbst sieht? Begründen Sie bitte, warum sie bestimmte Aspekte nicht annehmen könnten, falls es welche gibt.

....

....

....

....

Teamorientierung und Arbeitsteilung – unsere Talente als Eltern

(2)
Wenn Sie Ihren Partner als Vater vorstellen würden, was würden Sie über ihn sagen? Welche Stärken von Ihm würden Sie hervorheben?

....

....

....

....

....

Wäre er mit dieser Vorstellung vermutlich einverstanden? Was würde er anders wohl sehen bzw. wie würde er sich selbst vorstellen?

....

....

....

....

....

Könnte er die Punkte annehmen, die Sie anders als er sehen? Begründen Sie bitte, warum die er mutmaßlich bestimmte Aspekte nicht annehmen könnte, falls es welche gibt.

....

....

....

....

....

Teamorientierung und Arbeitsteilung – unsere Talente als Eltern

(3)
Tragen Sie in die Tabelle Ihre Stärken in der elterlichen Funktion und diejenigen Ihres Partners / Ihrer Partnerin ein.

Meine Stärken	**Die Stärken meines Partners/meiner Partnerin**
Ich bleibe ruhig, wenn unser Kind weint	*Er bringt unser Kind häufig zum Lachen*

INFO 10 • T P

Warum Konfliktmanagement so wichtig ist – oder auch: »love is a verb«

Kinder machen es der Liebe der Eltern nicht leicht. In den ersten drei Lebensjahren eines Kindes beginnen zwei Drittel aller Elternpaare, unzufrieden mit ihrer Beziehung zu werden (Gottman & Gottman, 2008). Romantik und Leidenschaft bleiben auf der Strecke, wenn es darum geht, schlaflose Nächte zu überstehen und den Alltag zu organisieren. Der Fokus liegt auf dem Baby; die Partner haben kaum Zeit mehr für- und miteinander, ununterbrochene, geschweige denn lange Gespräche werden zur Seltenheit. Die Konflikte nehmen zu, die Partner sind verunsichert und erschöpft, fühlen sich nicht wertgeschätzt, vernachlässigt und einsam. Letztlich nimmt auch häufig und wenig überraschend die Intimität ab, stattdessen die Rate an Affären zu. Manche führen eine miserable Koexistenz, manche trennen sich. Das andere, »glückliche« Drittel bleibt relativ zufrieden, obwohl es als Paar mit kleinem Kind vor dieselben Herausforderungen gestellt wird wie die »unglücklichen« zwei Drittel – hierzu mehr weiter unten.

Konflikte der Eltern machen es den Kindern nicht leicht. Eine schlechte Beziehungsqualität hat sowohl direkt als auch indirekt Auswirkungen auf die Kinder. Wenn sich Eltern gestresst, einsam oder deprimiert fühlen, sind sie weniger empfänglich für ihre Kinder. Und wenn Eltern sich streiten, weinen Kinder manchmal, um die Eltern vom Streiten abzulenken und weil sie Angst davon bekommen. Gestresste Eltern möchten aber, dass das Kind ruhig ist. Beides kann sich negativ auf die Eltern-Kind-Beziehung auswirken. Zudem können Kinder, die von unglücklichen Eltern großgezogen werden, entwicklungspsychologische Verzögerungen aufweisen (z. B. späteres Sprechen und Trockenwerden). Je besser die Beziehung der Eltern ist, umso gesünder kann ein Kind daher aufwachsen. Eine gute Beziehungsqualität kann sogar vor postpartaler Depression schützen (Gottman & Gottman, 2008) und somit auch präventiv für die psychische Gesundheit der nächsten Generation wirken. Eine gute Beziehung der Eltern ist daher wie eine »pole position« für Kinder.

Auf welche Art sollten wir streiten? Der Weg zum »glücklichen« Drittel. Alle Elternpaare befinden sich in der gleichen Lage, wenn sie eine Familie gründen. Alle haben natürlicherweise ähnlichen Stress. Und den werden wir auch nicht los. Die Frage ist also die: Was macht den Unterschied zwischen den »unglücklichen« zwei Dritteln und dem »glücklichen« einen Drittel aus?

Das Geheimnis in der Konfliktbewältigung für frisch gebackene Eltern liegt darin, ihre Konflikte konstruktiv statt destruktiv werden zu lassen. Klingt leichter gesagt als getan? Machen wir es konkret: Konstruktiv heißt, respektvoll statt respektlos, sanft statt kritisch, verantwortungsvoll für den eigenen Anteil und nicht defensiv, empfangend statt nur sendend, anerkennend für einen anderen Standpunkt statt nur den eigenen wiederholend sowie den Einfluss des anderen akzeptierend statt insistierend auf der eigenen Denkweise. Jetzt klingt es erst recht nach Arbeit? Ja, es gibt viel zu tun – und es lohnt sich, denn …

»Love is a verb.«
(Englisches Sprichwort)

Auf INFO 11 und AB 51 »Die Kunst des Konfliktmanagements« wird dies weiter konkretisiert, erklärt und anhand von Beispielen erläutert.

Die Kunst des Konfliktmanagements

»Konflikte in einer Beziehung sind unvermeidlich. Nochmal: Konflikte in einer Beziehung sind unvermeidlich. Auch wenn sie nicht in Filmen zu sehen sind. Tatsächlich sind Konflikte nicht nur unvermeidlich, sondern auch völlig normal. Eine dauerhafte und glückliche Beziehung resultiert also, wenn wir die Konflikte bewältigen, die in jeder Beziehung unvermeidlich und normal sind« (Gottman & Gottman, 2008, Übers. durch Verf.). Insbesondere in der Peripartalzeit, d. h. rund um die Geburt eines Kindes, sind unsere Paarbeziehungen anfällig für Konflikte.

Entscheidend ist das Handwerkszeug, um Konflikte erfolgreich zu bewältigen und um Konfliktspiralen zu vermeiden. Was macht diese Werkzeuge aus? Nach Gottman und Gottman (2008) können alle Paare folgende sechs Skills während ihrer Gespräche bzw. Konflikte anwenden, um Eskalationen vorzubeugen oder aber diese im Eifer des Gefechts zu reduzieren:

(1) Das Gespräch sanft beginnen
(2) Einfluss akzeptieren
(3) Reparieren und deeskalieren
(4) Sich beruhigen
(5) Kompromisse machen
(6) Zuhören

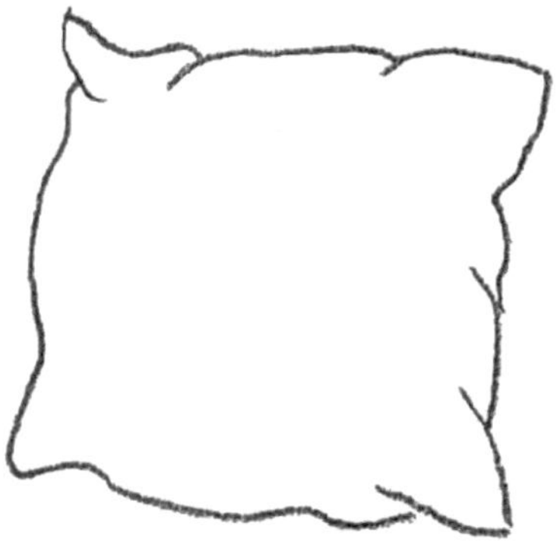

(1) Das Gespräch sanft beginnen. Die ersten drei Minuten sind kritisch, denn Gespräche enden normalerweise mit dem Ton, mit dem sie begonnen werden. Wenn Konfliktgespräche sanft beginnen, ist die Wahrscheinlichkeit eines negativen Gesprächsendes folglich wesentlich geringer. Wir können uns das so vorstellen: Wenn jemand mit einer berechtigten Beschwerde, einer Meinungsverschiedenheit, seinen Bedenken, Problemen oder Bedürfnissen auf uns zukommt und uns dabei keine Vorwürfe macht bzw. uns nicht persönlich kritisiert, werden wir uns wahrscheinlich nicht angegriffen fühlen und nicht in die Defensive gehen, sondern sind eher empfänglich für das Gesagte. Ein sanfter Gesprächsbeginn kann somit Konflikte lösen, bevor sie beginnen.

Die Kunst des Konfliktmanagements

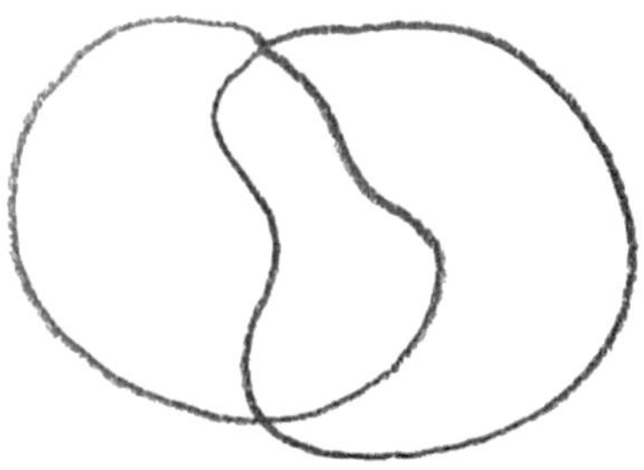

(2) Einfluss akzeptieren. Das bedeutet, nachzugeben und sich beeinflussen zu lassen. Statt dass jeder für seine Seite kämpft, bemühen sich beide, ihr Gegenüber zu verstehen. Auf diese Weise ist es einfacher, eine Konfliktlösung zu finden, da beide Partner sich darin üben, die Zusammenarbeit zu priorisieren, anstatt hin- und herzustreiten, wer »gewinnt«. Insbesondere in der Zeit mit einem Baby kann es hilfreich sein, offen für Einflüsse zu sein (und dadurch z. B. Unterstützung annehmen zu können). Wir sollten anerkennen, dass unser Partner/unsere Partnerin gute Ideen und wichtige Meinungen hat (Spoiler: Unser Weg ist nicht immer der beste oder richtige Weg).

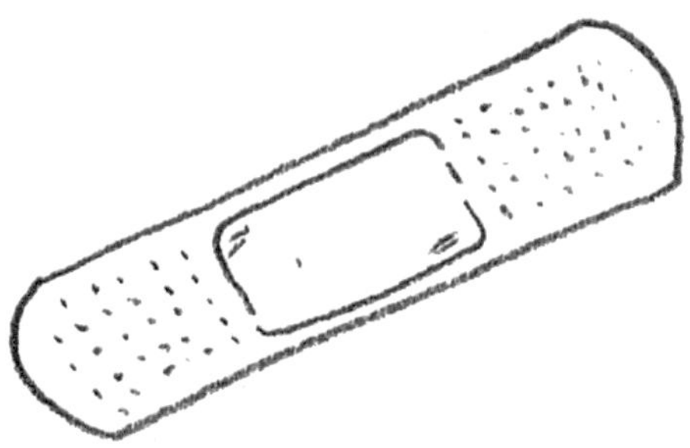

(3) Reparieren und deeskalieren. Missverständnisse machen den Großteil unserer Kommunikation aus, insbesondere wenn wir zu erschöpft sind, um uns gegenseitig aufmerksam zuzuhören und über unsere Antworten ausführlich nachzudenken. Nicht das Vermeiden von Missverständnissen ist daher entscheidend, sondern sie zu bemerken und zu beheben – und die Reparaturversuche von unserem Gegenüber anzunehmen. Reparaturversuche sind jede Art von Ausdruck, der dazu gedacht ist, Nähe und Positivität hervorzuheben und Spannungen und Negativität zu reduzieren. Das kann eine Umarmung sein oder ein »Es tut mir leid«-Post it. Besonders effektiv sind diejenigen Reparaturversuche, die eine individuelle, positive Bedeutung für beide haben. Verwenden Sie vorbereitete Formulierungen wie beispielsweise »Entschuldige, so habe ich es nicht gemeint«, um zu deeskalieren und Reparaturversuche zu starten. Dies klingt möglicherweise auf den ersten Blick etwas unnatürlich und ungewohnt – aber die gesamte Situation einer Familiengründung ist ungewohnt und neu für beide Partner und daher ist es sehr wahrscheinlich, dass sich die Partner missverstehen (manche verstehen sich sogar selbst nicht mehr …). Jede Vereinbarung schafft daher Klarheit.

Die Kunst des Konfliktmanagements

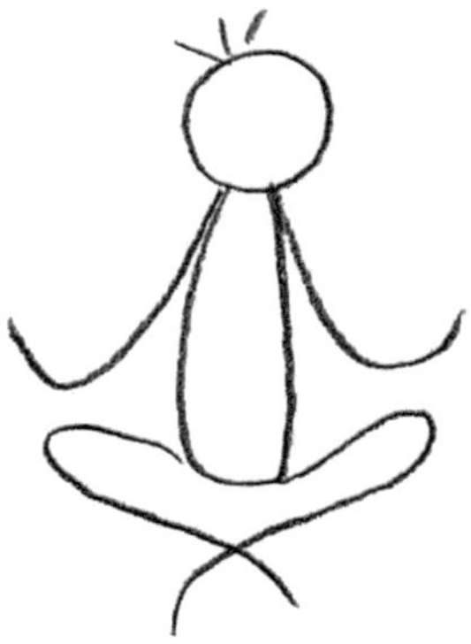

(4) Sich beruhigen. In Konfliktgesprächen können wir uns überflutet fühlen. Die Ursache hierfür ist, dass unser autonomes Nervensystem bei Stress Adrenalin ausschüttet und dadurch ein »Notprogramm« abläuft, das evolutionspsychologisch betrachtet dazu diente, unser Überleben zu sichern – und nicht, um klar nachzudenken, geduldig zuzuhören, ein Problem kreativ zu lösen oder mitfühlend zu sein. Vielmehr bereiten wir unseren Gegenangriff oder unsere Flucht vor. Wenn wir weitermachen, explodieren wir (rasten aus) oder implodieren wir (schalten ab, mauern). Daher ist es notwendig, (a) frühzeitig leichte Anzeichen von Stress zu bemerken, bevor wir überflutet werden; (b) unseren Partner wissen zu lassen, dass wir eine Pause brauchen und das Gespräch mit dem Stopp-Signal zu beenden; (c) uns selbst zu beruhigen, bevor wir das Gespräch fortsetzen.

(a) Adrenalinausschüttung. Anzeichen hierfür können z. B. sein: flaches Atmen, Herzrasen, Schwitzen, Zittern, innere Unruhe, Engegefühl in der Brust, Gereiztheit, Ärger, Angst, schnelles Sprechen, die Stimme heben, Dinge sagen, die man bereut, den/die andere unterbrechen, »zumachen«.

(b) Stopp-Signal. Überlegen Sie sich ein neutrales Stopp-Signal, das Sie beide in einem Gespräch verwenden können, um sich gegenseitig mitzuteilen, wenn einer von Ihnen sich überflutet fühlt. Dies kann ein Wort oder eine Bewegung sein, z. B. »Stopp« oder einfach beide Hände in eine Stopp-Position heben. Denken Sie sich ein für Sie beide passendes Signal aus. Wenn Sie sich für ein lustiges Signal entscheiden, werden Sie vielleicht feststellen, dass die bloße Verwendung dazu beiträgt, Spannungen zu mildern.

Die Pause sollte mindestens eine halbe Stunde dauern, da diese Zeitspanne physiologisch nötig ist, bis das Adrenalin (das bei Stress durch das sympathische Nervensystem ausgeschüttet wird) im Herz-Kreislauf-System abgebaut ist und es uns nicht mehr beeinflussen kann. Idealerweise sollte das Gespräch am selben Tag wiederaufgenommen werden. Maximal sollte die Pause einen Tag dauern, um das Gefühl passiv-aggressiver Bestrafung zu vermeiden. Falls dies nicht möglich ist, sollte ein Zeitpunkt festgelegt werden.

(c) Selbstberuhigungsstrategie. Eine Übung wie die »Bauchatmung« ist hierfür gut geeignet, da sie direkt an der physiologischen Aktivierung ansetzt. Weitere Ideen sind u. a.: sich einen Lieblingsort vorstellen, Spazieren gehen, ein Bad nehmen, die Katze streicheln, Musik hören, ein Buch lesen, Sport oder Yoga machen, den Boden wischen, Klavier spielen, Fernsehen schauen, meditieren – alles, um zu atmen, sich zu beruhigen und zu einer besseren Stimmung zurückzukehren.

Während der Pause und Selbstberuhigung ist es entscheidend, dass wir Gedanken an unsere berechtigte Empörung und unschuldige Opferrolle vermeiden. Hilfreicher ist es, wenn wir uns vor Augen führen, dass wir nicht alle positiven Eigenschaften besitzen und unser Partner alle negativen, sondern dass unser Partner eigentlich auch eine gute Person ist.

Die Kunst des Konfliktmanagements

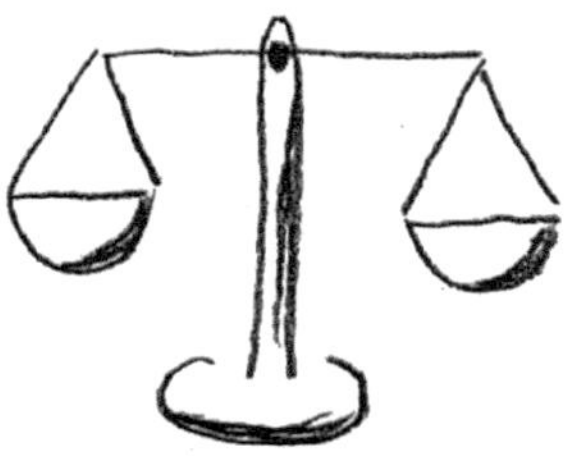

(5) Kompromisse machen. Schon Grundschulkinder wissen: Es ist besser, eine Lösung zu finden, die alle Beteiligten ein bisschen zufriedenstellt, anstatt dass eine Person ihren Willen durchsetzt und die andere leer ausgeht (s. auch Punkt 2). Es muss ein Kompromiss geschlossen werden, indem wir versuchen, uns auf halbem Weg zu treffen. Wir müssen beide bereit sein, anzuerkennen, dass wir nicht alles haben können. Kompromisse können sich also nicht perfekt anfühlen, denn jeder gewinnt etwas und jeder verliert etwas.

Die Bestätigung, die wir durch einen Kompromiss erhalten, ist, dass unser Gegenüber bereit ist, auf uns zuzugehen, eine Einigung zu erzielen und unseren Einfluss annimmt. Das Wichtigste für beide Partner ist es, sich verstanden zu fühlen. Für die Kompromissfindung ist es daher hilfreich, wenn wir unsere jeweiligen Bedürfnisse kennen und wie diese im Kontext des Konflikts erfüllt werden können, daher …

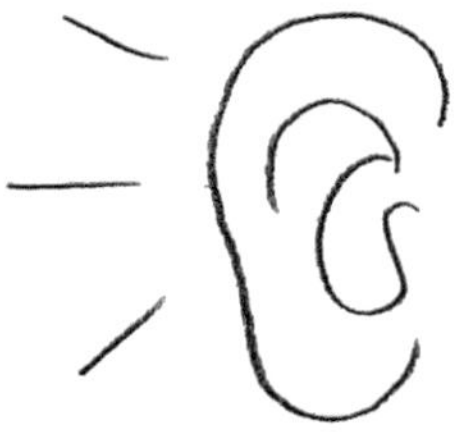

(6) Zuhören. Ständige festgefahrene Konflikte zeichnen sich zumeist dadurch aus, dass wir nicht über Inhalte streiten, sondern darüber, *wie* wir streiten, d. h. wie wir von unserem Partner/unserer Partnerin behandelt werden. Daneben verbergen Konflikte oft Gefühle und Träume, die nicht ausgesprochen werden. Jedes Elternteil hat vermutlich eigene Vorstellungen hinsichtlich des Lebens mit Kind – diese werden jedoch häufig nicht explizit kommuniziert. Beginnen wir also damit, darüber nachzudenken, worum es uns inhaltlich wirklich geht: Was unsere Träume sind und wie wir sie unserem Gegenüber klarer vermitteln können. Zweitens sollten wir versuchen, besser zuzuhören und die Gefühle und Träume unseres Partners zu entdecken, die hinter seiner Position stehen. Der Zweck besteht darin, wirklich zu verstehen, wer unser Partner ist, um seinen Einfluss und unsere Kompromisse zu akzeptieren. Stellen Sie sich abwechselnd Fragen und hören Sie sich beim Antworten zu, wie es ein Freund tun würde. Seien Sie neugierig und interessiert und versuchen Sie, sich gegenseitig wirklich zu verstehen. Vermeiden Sie Überzeugungsarbeit und Problemlösung.

Die Kunst des Konfliktmanagements

Wichtig

Die psychische Gesundheit beider Partner spielt eine große Rolle für die Gesundheit Ihrer Beziehung. Vergessen Sie nicht, auf sich aufzupassen – gerade in dieser speziellen Zeit der Familiengründung oder -erweiterung! Auch wenn gerade jetzt die folgenden Vorschläge besonders schwierig durchzuführen sind:

Widmen Sie genügend Zeit und Energie der Selbstfürsorge (ausreichend Schlaf, gesunde Ernährung, Bewegung, Zeit für die Verfolgung Ihrer Leidenschaften) und beobachten Sie, wie dadurch die Häufigkeit und Intensität der Konflikte zwischen Ihnen beiden abnimmt.

Die Kunst des Konfliktmanagements

Und jetzt sind Sie dran: Überlegen Sie sich jetzt schon, was Sie im nächsten Konflikt anders machen könnten. Denken Sie sich für jede der sechs Konfliktmanagement-Tipps eine für Sie vorstellbare Variante aus.

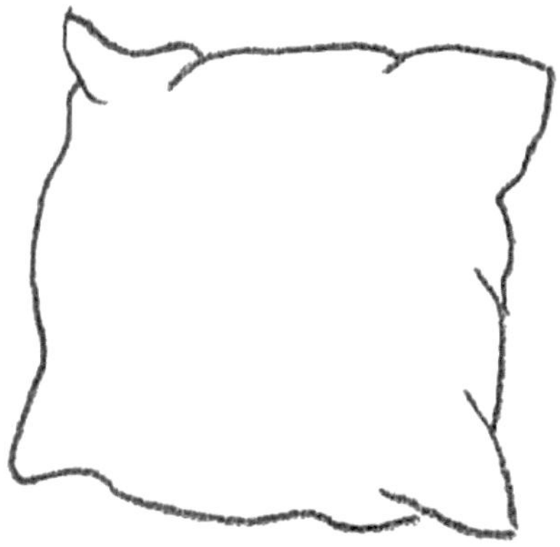

(1) Das Gespräch sanft beginnen
Wie könnte ich das nächste Mal ein Gespräch sanfter beginnen, wenn ich eine Beschwerde, meine Meinung oder mein Bedürfnis äußern möchte?

Rezept:
- Ich sage, was ich fühle +
- Ich beschreibe das Problem neutral und ohne Schuldzuweisung +
- Ich sage, was ich brauche (nicht, was ich nicht brauche).

Beispiel:
»Ich bin wirklich erschöpft und habe noch viel zu tun heute Abend. Könntest Du mir mit den Kindern unter die Arme greifen?«

....

....

....

....

....

Die Kunst des Konfliktmanagements

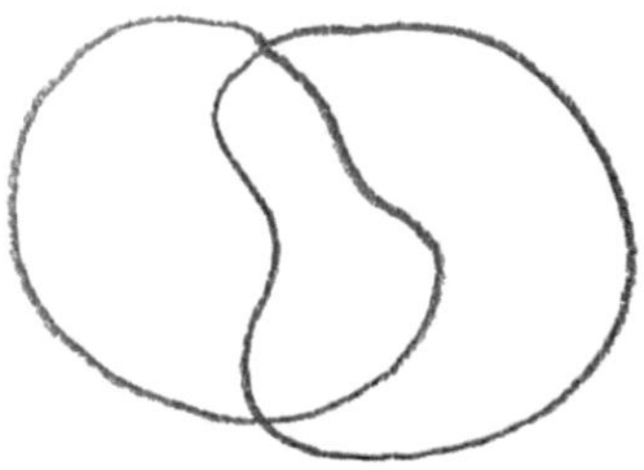

(2) Einfluss akzeptieren

Bei welchem Thema könnte ich das nächste Mal mehr Einfluss durch meinen Partner/meine Partnerin zulassen?

Beispiel:
»Mit Deiner Idee, wie wir das Abendritual mit den Kindern gestalten könnten, bin ich zwar nicht zu 100 % einverstanden, aber sie klingt machbar – wir können sie bald mal ausprobieren.«

....

....

....

Welche Gedanken, welche Einstellung oder welches Wissen über meinen Partner/meine Partnerin würde es mir während des nächsten Konflikts leichter machen, Einfluss zuzulassen?

Beispiel:
Sein Vorschlag, dass wir uns beim Abendritual mit den Kindern abwechseln, ergibt Sinn, weil wir beide dadurch mehr Zeit für uns selbst hätten.

....

....

....

Die Kunst des Konfliktmanagements

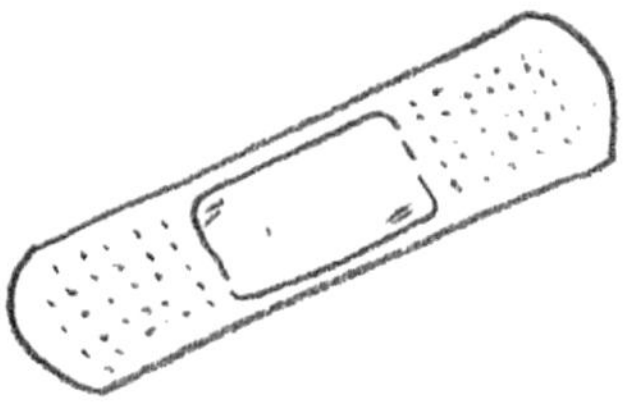

(3) Reparieren und deeskalieren
Was könnte ein passendes Reparatursignal für uns beide sein? Besprechen Sie dies gemeinsam.

Beispiel:
Wenn wir uns im Streit gegenseitig einen Luftkuss zusenden, wissen wir, dass alles nicht so schlimm ist.
»Bitte entschuldige, so habe ich es nicht gemeint – ich wollte dich nicht kritisieren. Fangen wir nochmal von vorne an.«

....

....

....

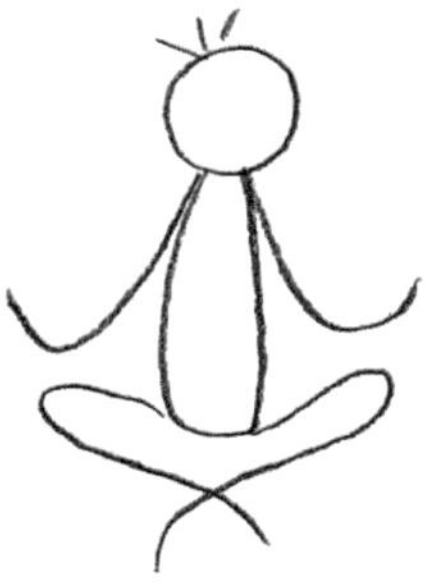

(4) Sich beruhigen
Welches Stopp-Signal ist für uns passend, um zu zeigen, dass einer von uns eine Pause braucht? (Dieses Signal wird von uns beiden akzeptiert, auch wenn nur einer eine Pause brauchen sollte und der andere nicht!)

Beispiel:
Wir sagen »Stopp« und heben die Hand.

....

....

....

Was könnte während des nächsten Konflikts beruhigend für uns beide sein, nachdem wir das Stopp-Signal angewendet haben?

Beispiel:
Mich beruhigen Beschäftigungen, z. B. Ausmalbilder oder Kreuzworträtsel. Mein Partner braucht bei Stress eher Distanz, z. B. einen Spaziergang allein.

....

....

....

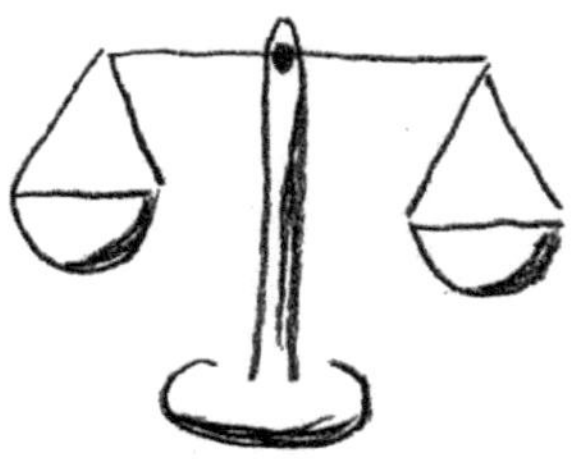

(5) Kompromisse machen
Was ist der Kern Ihres Bedürfnisses bzw. Ihrer Position, von dem Sie jeweils nicht abweichen können? Was müssen Sie haben?

Beispiel:
Ich brauche abends mindestens eine halbe Stunde für mich allein. Mein Partner möchte jeden Abend unbedingt die Wohnung aufräumen.

....

....

....

Wo sind Sie flexibler? Dies kann z. B. den Zeitpunkt und die Art und Weise betreffen.

Beispiel:
Wir können entweder erst gemeinsam die Wohnung aufräumen und dann bekomme ich eine halbe Stunde für mich allein oder umgekehrt.

....

....

....

Die Kunst des Konfliktmanagements

Was ist ein temporärer Kompromiss? Was können Sie momentan und was können Sie momentan nicht tun im Hinblick auf die Position Ihres Partners/Ihrer Partnerin?

Beispiel:
Ich kann dafür sorgen, dass die Küche ordentlich ist, bevor wir zu Bett gehen. Da ich jedoch mindestens eine halbe Stunde für mich allein benötige, kann ich weitere Hausarbeiten am Abend nur erledigen, wenn hierfür noch Zeit ist, ohne dass ich zu spät zu Bett gehe.

....

....

....

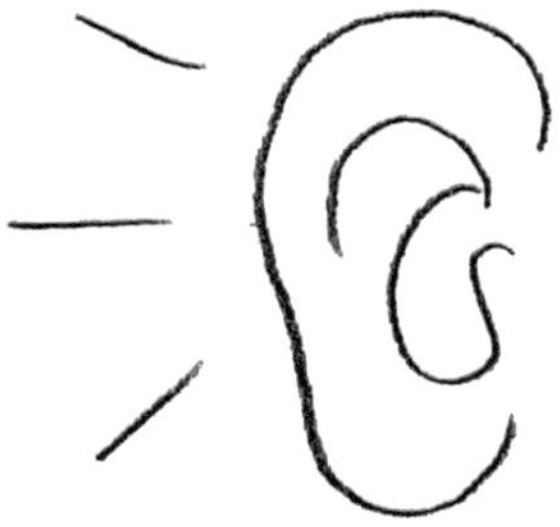

(6) Zuhören
Welche Fragen würden Sie Ihrem Partner/Ihrer Partnerin gerne einmal stellen, um mehr von ihm bzw. ihr zu erfahren und seine/ihre Position besser verstehen zu können?

Beispiel:
Ich wollte ihn schon immer mal fragen, wie es für ihn war, ohne Vater aufzuwachsen und welchen Einfluss dies auf ihn als frisch gebackenen Vater hat.

....

....

....

Die Kunst des Konfliktmanagements

Wichtig

Die meisten Paare streiten, insbesondere wenn sie gestresst und müde sind. Was könnten Sie also verändern, um gut für sich selbst (und dadurch auch für Ihre Beziehung) zu sorgen? Auch wenn dies gerade in der Zeit rund um die Geburt eines Kindes besonders schwierig ist, ist es zugleich auch besonders wichtig:

- Finden Sie ausreichend Schlaf?
- Sind Sie mit Ihrer Ernährung zufrieden?
- Kommen Sie zu genügend Bewegung/Sport?
- Haben Sie Zeit für Ihre Leidenschaften, Hobbys, Interessen o. Ä.?

AB 52 • P

Was hat eine Familie mit einem Tarnumhang zu tun?

Der Vorteil einer Familie: Es ist immer jemand da.
Der Nachteil einer Familie: Es ist immer jemand da.

Was assoziieren Sie mit dieser Aussage? Welche Gedanken haben Sie dazu? Was bedeutet sie für Sie?

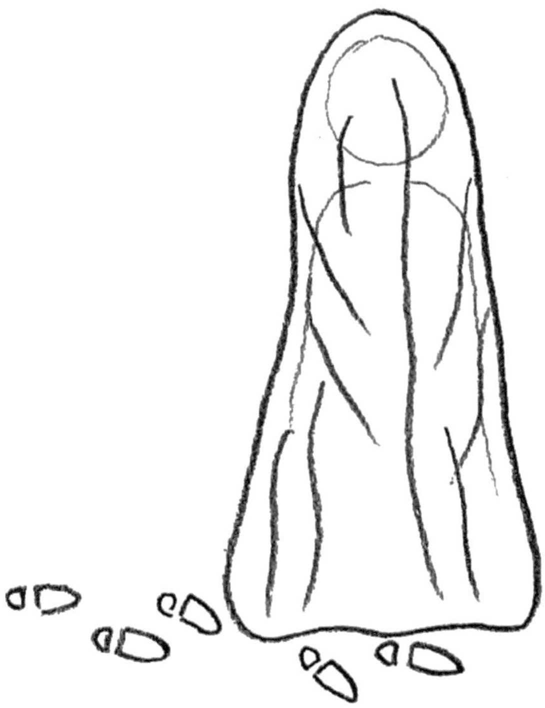

Wünschen Sie sich auch manchmal etwas Zeit für sich? Und das zu Hause?! Wenn die ganze Familie da ist?!?

Vereinbaren Sie mit Ihrem Partner / Ihrer Partner einen »Tarnumhang«, der Sie »unsichtbar« macht, z. B.: Immer, wenn Ihr Partner seinen gelben Pullover trägt oder Sie Ihre Leopardenlegging tragen, sind Sie für den jeweils anderen unsichtbar.

Die Stachelschweine

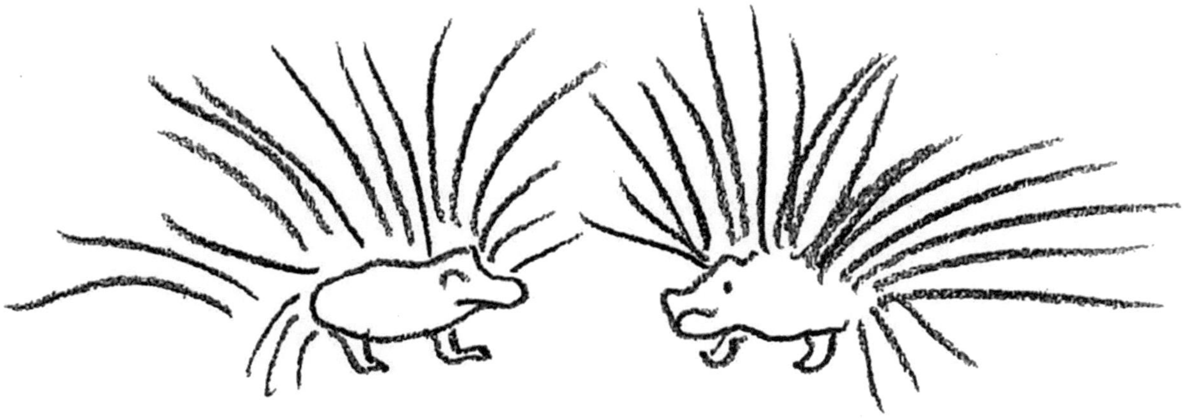

Eine Gesellschaft Stachelschweine drängte sich an einem kalten Wintertage recht nahe zusammen, um durch die gegenseitige Wärme sich vor dem Erfrieren zu schützen. Jedoch bald empfanden sie die gegenseitigen Stacheln, welches sie dann wieder voneinander entfernte. Wann nun das Bedürfnis der Erwärmung sie wieder näher zusammenbrachte, wiederholte sich jenes zweite Übel; so dass sie zwischen beiden Leiden hin und her geworfen wurden, bis sie eine mäßige Entfernung voneinander herausgefunden hatten, in der sie es am besten aushalten konnten. [...] Die mittlere Entfernung, die sie endlich herausfinden, und bei welcher ein Beisammensein bestehen kann, ist die Höflichkeit und feine Sitte (Schopenhauer, 1862).

Was assoziieren Sie mit dieser Geschichte? Welche Gedanken haben Sie dazu? Was bedeutet sie für Sie?

Familientraditionen

Wir alle haben Traditionen. Mit ihnen entwickeln und pflegen wir Beziehungen. Familientraditionen sind ein wirkungsvolles Mittel, um die Identität einer Familie zu gründen oder sie zu bekräftigen. An dieser Stelle soll es darum gehen, welche Traditionen Sie kennen und welche Sie weitergeben möchten.

(1) Welche Erinnerungen aus Ihrem Herkunftsfamilienleben möchten Sie in Ihre »Erinnerungsschatzkiste« legen? Und welche Ihr Partner / Ihre Partnerin? Fragen Sie auch ruhig mal nach!

Beispiele:
- Als ich klein war, ist mein Papa jeden Sonntag mit mir spazieren und Kuchen essen gegangen.
- An Geburtstagen haben meine Eltern immer ein Festmahl für meine Freunde und mich gekocht. Alle saßen zusammen am Tisch und haben im jährlichen Wechsel die unterschiedlichsten Köstlichkeiten aus aller Welt verspeist.
- Einmal im Jahr gab es ein großes Familienfest, bei dem die gesamte Familie zusammenkam. Jeder brachte etwas Leckeres zu essen mit und es wurde ein Quiz vorbereitet, für das Teams gebildet wurden.

....

....

....

....

(2) Welche Familientraditionen kennen Sie aus Ihrer eigenen Herkunftsfamilie sowie aus der Ihres Partners? Fragen Sie auch ruhig mal nach!

Beispiele:
- In meiner Familie hat Karneval eine große Bedeutung. Ab dem 11.11. herrscht die fünfte Jahreszeit und alle tüfteln an ihren Kostümen für die Saison.
- In der Familie meines Partners sind Geburtstage besonders wichtig. An diesen Tagen trifft sich die gesamte Familie von morgens bis abends, jeder bringt etwas zu Essen und Geschenke mit.
- Die Familie meiner Partnerin ist sehr musikalisch. Bei Familientreffen musizieren alle zusammen immer wieder neue Stücke – die vorher fleißig geübt werden müssen.
- Die Familie meines Mannes trifft sich jeden Sonntag ab 12:00 Uhr bei meinen Schwiegereltern zum Mittagessen und Kaffeetrinken. Die Kinder spielen im Garten, die Erwachsenen unterhalten sich und spielen Gesellschaftsspiele. Um 18 Uhr gehen alle nach Hause.

....

....

....

....

Familientraditionen

Wenn wir eine Familie gründen, kreieren wir etwas Neues: eine Familie, die ein Potpourri aus verschiedenen Kulturen ist. Denn jede Familie vereint das kulturelle Erbe bzw. Familientraditionen von beiden Seiten, d. h. unsere Beziehungen sind immer multikulturell. Daher haben wir vieles zu entscheiden: deins, meins, beides oder keins (Gottman & Gottman, 2008)?

(3) Welche Familientraditionen möchten Sie an Ihre Kinder weitergeben? Sprich: Was soll aus dem »Alten« in das »Neue« hinein? Was möchten Sie aus Ihren Herkunftsfamilien fortführen? Was ist das neue Gemeinsame bzw. das gemeinsame Neue?

....

....

....

....

....

....

....

....

....

....

3.3 Fokus Paar

Dieser Abschnitt legt das Hauptaugenmerk auf die Paarbeziehung der Eltern. Im Vordergrund stehen daher Themen, die einer positiven Beziehungsgestaltung dienen. Auch das Thema (emotionale) Intimität und Sexualität wird aufgegriffen.

Übersicht über die Arbeitsblätter

INFO 12 Verbunden bleiben mit und trotz Kind(ern): »sliding door moments«
»Sliding door moments« sind kleine Alltagsmomente, die entscheidend für unsere Beziehungsqualität sind. Der Begriff sowie die Bedeutsamkeit solcher Alltagsmomente werden erläutert. Hierauf bauen die beiden Arbeitsblätter **55** »Verbunden bleiben mit und trotz Kind(ern): ›sliding door moments‹ erkennen« und **56** »Verbunden bleiben mit und trotz Kind(ern): ›sliding door moments‹ verdeutlichen« auf.

AB 55 Verbunden bleiben mit und trotz Kind(ern): »sliding door moments« erkennen
Dieses Arbeitsblatt enthält Informationen, wie »sliding door moments« im Alltag aussehen und erkannt werden können. Abschließend wird die Aufgabe gestellt, auf die Suche zu gehen, welche verbalen oder nonverbalen Angebote des Partners/der Partnerin erkannt werden. Dieses AB baut auf **INFO 12** »Verbunden bleiben mit und trotz Kind(ern): ›sliding door moments‹« auf.

AB 56 Verbunden bleiben mit und trotz Kind(ern): »sliding door moments« verdeutlichen
Hier geht es um die entgegengesetzte Perspektive: Drei Tipps sollen Unklarheiten beseitigen, sodass der Partner/die Partnerin das Angebot besser verstehen kann. Konkrete Beispiele und Platz für eigene Notizen sollen im Alltag behilflich sein, das Verdeutlichen zu üben. Dieses AB baut auf **INFO 12** »Verbunden bleiben mit und trotz Kind(ern): ›sliding door moments‹« auf.

INFO 13 Rituale: wer, wie, was?
Dieses Infoblatt gibt eine Einführung in die Thematik der Rituale: Wer braucht Rituale, was sind Rituale, welche Art von Ritualen gibt es? Die Arbeitsblätter **57** »Unsere Rituale: Eine Bestandsaufnahme« und **58** »Rituale: Unsere Heiligtümer« sollen dazu dienen, Halt gebende Rituale im Familienalltag mit einem Baby nicht aus den Augen zu verlieren oder diese bewusst wiederaufleben zu lassen bzw. neu zu etablieren.

AB 57 Unsere Rituale: Eine Bestandsaufnahme
Die Tabelle soll einen Überblick darüber schaffen, welche Rituale, Gewohnheiten/Aktivitäten oder Aufmerksamkeiten Eltern in Ihrer Paarbeziehung früher praktizierten, aktuell praktizieren oder künftig wiederaufleben lassen bzw. neu etablieren möchten.

AB 58 Rituale: Unsere Heiligtümer
Mithilfe dieses Arbeitsblattes soll überlegt werden, welche Rituale, Gewohnheiten und liebgewonnenen Aktivitäten – auch mit Kind – »heilig« sind, welche Strategien diese machbar werden lassen und wie diese nicht in Vergessenheit geraten.

AB 59 Keine Lust auf Sex?!?
Libidoverlust in der Peripartalzeit bedeutet nicht, dass in der Beziehung etwas nicht stimmt. Bleiben die Partner auf andere Weise in Verbindung, wird das Sexualleben eher früher als später wieder zurückkehren – nicht zuletzt durch emotionale Intimität, die durch dieses Arbeitsblatt gefördert werden soll.

INFO 12 • P T

Verbunden bleiben mit und trotz Kind(ern): »sliding door moments«

Was sind »sliding door moments«?

Der Begriff »sliding door moments« (geprägt von dem amerikanischen Beziehungsforscher John Gottman) beschreibt kleine Alltagsmomente, die auf den ersten Blick belanglos erscheinen. Genau diese sind jedoch entscheidend für unsere Beziehungsqualität (Gottman & Silver, 2012). Denn unser alltäglicher Umgang miteinander wirkt sich langfristig negativ oder positiv auf all unsere Beziehungen aus, ob zu unserem Partner, zu unserem Kind oder zu anderen Personen. In jeder Interaktion haben wir die Möglichkeit, uns zu verbinden oder aber abzuwenden. Diese Interaktionsmöglichkeiten sind sehr kleine Momente mit kurzem Zeitfenster, das sich schließt – man kann es nutzen oder nicht.

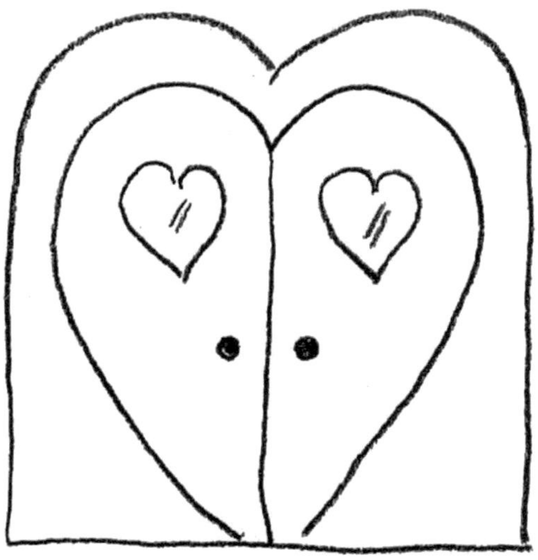

> Das folgende ist ein tatsächliches Beispiel von Gottman selbst:
> »Ich wollte unbedingt ein spannendes Buch fertiglesen. Ich dachte zu wissen, wer der Mörder ist, wollte aber endlich herausfinden, ob ich richtig lag. Ich legte das Buch auf meinen Nachttisch und ging ins Badezimmer. Bevor ich das Badezimmer betrat, sah ich bereits im Spiegel, dass meine Frau traurig aussah, während sie sich ihre Haare bürstete. Das war ein ›sliding door moment‹. Ich hatte die Wahl: Ich könnte mich aus dem Badezimmer schleichen und mir sagen, dass ich nichts mit ihrer Traurigkeit zu tun haben, sondern mein Buch lesen will. Aber […] ich entschied mich, hineinzugehen, nahm die Bürste meiner Frau und fragte sie: ›Was ist los, Schatz?‹. Sie erzählte mir, weshalb sie traurig war. In diesem Moment war ich da für sie, verband ich mich mit ihr, statt daran zu denken, was ich eigentlich vorhatte.« (Übers. durch Verf.)

Die leisen Momente zählen mehr als die lauten. Ein einziger solcher Moment der Zuwendung hat vielleicht keine sehr große Bedeutung. Allerdings kommt es darauf an, dass wir uns nicht immer gegen die Zuwendung zu unserem Partner entscheiden, sondern vermehrt dafür, denn die Momente summieren sich im Laufe der Zeit und beeinflussen dementsprechend die Beziehungsqualität. Die Nutzung von »sliding door moments« ist sogar noch einflussreicher auf die Beziehungsqualität als die Vermeidung von Streit.

Verbunden bleiben mit und trotz Kind(ern): »sliding door moments« erkennen

Wenn wir Aufmerksamkeit möchten oder emotionale Unterstützung brauchen, können wir dies auf unterschiedliche Art und Weise zeigen – wir machen unserem Partner sozusagen ein »Angebot«. Und dann möchten wir eine Antwort auf dieses Angebot erhalten, und zwar eine, die uns validiert oder uns zustimmt. Wenn unser Partner jedoch nicht auf unser Angebot eingeht und sich von uns abwendet, sind wir enttäuscht und verlieren das Vertrauen in ihn.

Wechseln wir die Perspektive: Es kann sein, dass wir Angebote unserer Partnerin gar nicht wahrnehmen und uns deshalb nicht um sie kümmern und uns von ihr abwenden. Denn es ist so, dass der Grund für Abwendung häufig schlichtweg Gedankenlosigkeit ist, nicht Bosheit. Wir können also »sliding door moments« ganz spontan im Alltag nutzen, wenn wir unsere Wahrnehmung für sie schärfen. Aber wie können wir Angebote unserer Partnerin erkennen? Wir erhalten ja nicht jedes Mal eine schriftliche Einladung.

»Sliding door moments« erkennen. Angebote für Aufmerksamkeit und emotionale Verbindung gibt es in allen möglichen Formen. Manche sind leicht zu erkennen, manche nicht. Die folgenden Beispiele können dabei behilflich sein, Angebote unserer Partner zu erkennen, sodass wir auf sie reagieren können. Und umgekehrt können sie uns Ideen geben, wie wir unseren Partnern Angebote zur Verbindung unterbreiten können (Gottman & Silver, 2012).

Verbale Angebote. Sie können in Form einer Frage oder Aussage formuliert sein und Gedanken, Gefühle, Beobachtungen, Meinungen oder Einladungen beinhalten. Beispiele:

- »Wollen wir heute Abend zusammen einen Film schauen?«
- »Könntest du deine Kollegen nach einer Empfehlung für einen Kinderarzt fragen?«
- »Ich hab' dich vermisst.«
- »Ich habe heute etwas Interessantes in den Nachrichten gehört …«
- »Hey, ich kenne einen neuen Witz: …«
- »Ich hatte einen anstrengenden Tag.«

Verbunden bleiben mit und trotz Kind(ern): »sliding door moments« erkennen

Nonverbale Angebote. Diese können ausgedrückt werden durch z. B.:
- zärtliche Berührungen (wie bspw. anerkennendes Schulterklopfen, ein Drücken der Hand, ein Klaps, eine Umarmung, ein Kuss)
- Gesichtsausdrücke (etwa ein Lächeln, ein Luftkuss, ein Augenrollen oder das Herausstrecken der Zunge)
- spielerisches Berühren (wie z. B. Kitzeln, Rangeln, Tanzen, sanfter Stups)
- verbindende Gesten (bspw. das Öffnen einer Tür, das Anbieten eines Sitzplatzes, das Überreichen eines Gegenstands oder das Hinweisen auf ein gemeinsames Interesse)
- Laute von sich geben (wie Lachen, Kichern, Seufzen oder Stöhnen) auf eine Weise, die zu Interaktion oder Interesse einlädt.

Gehen Sie doch mal auf die Suche: Überlegen Sie sich jeden Abend, welche verbalen oder nonverbalen Angebote Ihres Partners/Ihrer Partnerin Sie erkannt haben.

....

....

....

....

....

Verbunden bleiben mit und trotz Kind(ern): »sliding door moments« verdeutlichen

Wenn wir unserem Partner bzw. unserer Partnerin ein Angebot senden, möchten wir eine Verbindung mit ihm oder ihr herstellen. Einige unserer Angebote sind klar und deutlich für unser Gegenüber, andere nicht. Wenn unser Angebot nicht klar für unser Gegenüber ist, kann es auch eher nicht die gewünschte Reaktion bei ihm hervorrufen.

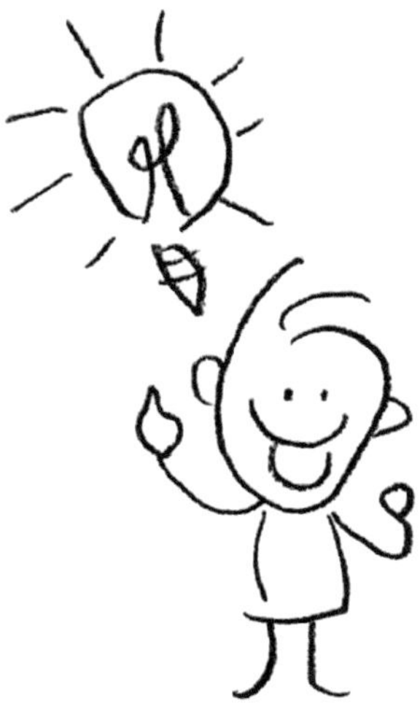

Durch die folgenden drei Tipps können wir Unklarheiten beseitigen, sodass unser Partner/unsere Partnerin unser Angebot besser verstehen kann:

(1) **Benutzen Sie Worte**. Nonverbale Angebote sind immer noch Angebote und verdienen Anerkennung. Allerdings haben manche Menschen Schwierigkeiten, Gesten zu verstehen. Es ist also vorteilhaft, sich verbal zu äußern.
Versuchen Sie, Ihre Angebote so zu formulieren, dass Ihr Partner sie versteht.

(2) **Fragen Sie nach dem, was Sie wirklich brauchen**. Machen Sie bei Ihrem verbalen Angebot klar, was Sie in diesem Moment genau brauchen.
Helfen Sie Ihrem Partner, das Rätselraten bezüglich der Reaktion auf Ihr Angebot zu vermeiden.

(3) **Drücken Sie Ihr Bedürfnis positiv aus**. Sie müssen das Angebot richtig »verpacken«. Sprechen Sie also nicht das aus, was Sie z. B. bemängeln (was als Kritik aufgefasst werden könnte), sondern das, was Sie sich wünschen. Statt »Nie hast du Zeit für mich« könnten Sie sagen »Wir haben so wenig Zeit miteinander. Wann können wir mal wieder zusammen Essen gehen?«.
Sagen Sie in einem unkritischen, urteilsfreien Ton, was Sie sich konkret wünschen.

Und jetzt sind Sie dran:
Welche nächste Gelegenheit im Alltag könnten Sie dazu nutzen, Ihrem Partner bzw. Ihrer Partnerin ein klar verständliches Angebot zur Verbindung zu machen?

Beispiel:
Ich seufze beim Zubereiten des Abendessens für die Familie.

....

....

Verbunden bleiben mit und trotz Kind(ern): »sliding door moments« verdeutlichen

(1) Benutzen Sie Worte.
Versuchen Sie, Ihr Angebot so zu formulieren, dass Ihr Partner/Ihre Partnerin Sie versteht.

Beispiel:
Ich frage ihn: »Hast du Zeit, mir beim Zubereiten des Abendessens zu helfen?«

....

....

....

(2) Fragen Sie nach dem, was Sie wirklich brauchen.
Helfen Sie Ihrem Partner, das Rätselraten bezüglich der Reaktion auf Ihr Angebot zu vermeiden.

Beispiel:
Ich frage ihn: »Heute hatte ich einen anstrengenden Tag mit den Kindern. Kannst du mir gerade zuhören?« oder: »Heute hatte ich einen anstrengenden Tag mit den Kindern. Können wir einen Film schauen, wenn die Kinder schlafen?«

....

....

....

(3) Drücken Sie Ihr Bedürfnis positiv aus.
Sagen Sie in einem unkritischen, urteilsfreien Ton, was Sie sich konkret wünschen.

Beispiel:
Ich frage ihn: »Es ist schon eine Weile her, dass wir Zeit nur für uns zwei hatten. Wollen wir einen Babysitter fürs Wochenende organisieren?«

....

....

....

Rituale: wer, wie, was?

»Routines get us through the day.
Rituals guide us through life.«
(Perel & Miller, 2021)

Wir alle haben und brauchen Rituale. Sie durchdringen unser Leben fast unmerklich in vielen Bereichen. Wenn es sie nicht gäbe, würde uns auffallen, wie relevant sie für unser Leben und unsere sozialen Beziehungen sind (Bruess, 2011). Gerade in der Peripartalzeit verändern sich manche unserer Rituale oder verschwinden möglicherweise. Andere wiederum wollen wir beibehalten und weitergeben.

Durch Rituale etablieren, erhalten und stärken wir Beziehungen in unseren Familien, Partnerschaften und Freundschaften. Sie begünstigen ein Zusammengehörigkeitsgefühl oder eine eigene Kultur der Beziehungsmitglieder. Rituale können in unserer schnelllebigen Zeit auch eine entschleunigende und Halt gebende Konstante sein. Sie geben uns Sicherheit und Sinn in unseren Beziehungen. Und sie können einen Ausbruch aus dem Alltag ermöglichen.

Was genau sind Rituale? Rituale verwandeln das Alltägliche in etwas Bedeutsames (Perel & Miller, 2021). Sie sind Routinen mit symbolischer Bedeutung – wobei Routinen sich wiederholende, vorhersagbare Aktivitäten oder Verhaltensweisen sind (Wise, 1986). Zwei Beispiele: Jeden Morgen joggen zu gehen ist eine Routine. Jeden Sonntagnachmittag im Wald spazieren zu gehen, um gemeinsam Zeit in der Natur zu verbringen, ist ein Ritual (Perel & Miller, 2021). Das Baby abends umzuziehen und bettfertig zu machen ist eine Routine. Jeden Abend zum Einschlafen dasselbe Lied zu singen und dabei zu kuscheln, um den Tag gemeinsam zu beenden, ist ein Ritual. Mit anderen Worten: Routinen dienen uns dazu, das Leben zu vereinfachen, zu strukturieren und zu organisieren. Rituale gehen darüber hinaus und haben Symbolcharakter, einen höheren Wert und eine größere Bedeutung. Die Wiederholung und vor allem die symbolische Bedeutung sind also Schlüsselkonzepte eines Rituals.

Welche Art von Ritualen gibt es? Nach Wolin & Bennett (1984) kann man drei Typen von Ritualen unterscheiden:

- Feste, die meist kulturell geprägt sind (z. B. Weihnachten, Silvester, Hochzeiten, Beerdigungen)
- Traditionen (z. B. Geburtstagsfeiern, Hochzeitstage, Urlaube, Familientreffen)
- Interaktionsmuster, mit denen Bedürfnisse befriedigt (z. B. Einschlafrituale) oder Probleme gelöst (z. B. Familienkonferenzen) werden. Hierzu gehören diejenigen Rituale, die am ehesten verborgen und alltäglich sind.

Rituale stärken und verbessern unsere (Paar-)Beziehungen. Besonders in der Zeit der Familiengründung oder -erweiterung wirken Rituale wie ein Anker im Sturm. Beim Verankern weiß man nur manchmal nicht, was man zuerst tun soll, wenn man vom Sturm überrascht wird. Wenn man jedoch einen klaren Plan hat, weiß man, was zu tun ist. Mit anderen Worten: Einerseits kann es schnell geschehen, Halt gebende Rituale im Familienalltag und mit einem Baby aus den Augen zu verlieren. Andererseits können wir sie auch bewusst wiederaufleben lassen oder neu etablieren.

Unsere Rituale: Eine Bestandsaufnahme

Wir alle haben und brauchen Rituale. Manchmal bemerken wir sie gar nicht wirklich, oft haben sie aber einen symbolischen Charakter und verleihen alltäglichen Dingen eine größere Bedeutung. Für Paarbeziehungen gilt, dass sie durch Rituale verbessert und gestärkt werden können. Die folgende Tabelle schafft einen Überblick darüber, welche **Rituale**, **Gewohnheiten/Aktivitäten** oder **Aufmerksamkeiten** Sie in Ihrer Paarbeziehung

- **früher** praktizierten,
- **aktuell** praktizieren oder
- **künftig** wiederaufleben lassen bzw. neu etablieren möchten.

Zunächst ein Beispiel:

Welche Rituale in Ihrer Paarbeziehung praktizier(t)en Sie?	**Welche Gewohnheiten und Aktivitäten teil(t)en Sie als Paar?**	**Wie schenk(t)en Sie beide sich gegenseitig Aufmerksamkeit?**
An unseren Geburtstagen backen wir uns gegenseitig unseren Lieblingskuchen.	Wir gehen abends gemeinsam zu Bett und lesen vor dem Einschlafen ein paar Seiten.	Wer von uns beiden zuerst die Zähne putzt, macht auch schon Zahnpasta auf die Zahnbürste des anderen.
☐ früher ☑ aktuell ☐ künftig	☐ früher ☑ aktuell ☐ künftig	☐ früher ☑ aktuell ☐ künftig
An jedem Hochzeitstag gehen wir in das Restaurant unseres ersten Dates.	Einmal pro Monat kommt ein Babysitter zu uns, sodass wir ohne die Kinder ins Theater gehen können.	Immer, wenn wir »unseren« Song hören, rufen wir uns an oder hinterlassen eine Sprachnachricht mit dem Lied im Hintergrund.
☑ früher ☐ aktuell ☑ künftig	☐ früher ☑ aktuell ☐ künftig	☐ früher ☑ aktuell ☐ künftig
An Silvester schauen wir uns Fotos des zu Ende gehenden Jahres an und freuen uns jedes Mal, was wir alles Schönes unternommen und welche Herausforderungen wir gemeinsam geschafft haben.	Sonntagmorgens dürfen die Kinder Fernsehen, wir schlafen länger und danach frühstücken wir alle gemeinsam und ausgiebig.	Nachdem mein Mann die Kinder zur Schule gebracht hat, kommt er nochmal kurz nach Hause, sodass wir ein paar Minuten zu zweit haben.
☑ früher ☑ aktuell ☑ künftig	☐ früher ☐ aktuell ☑ künftig	☐ früher ☐ aktuell ☑ künftig

Unsere Rituale: Eine Bestandsaufnahme

Jetzt sind Sie dran:

Bitte tragen Sie in die Tabelle ein, welche **Rituale**, **Gewohnheiten/Aktivitäten** oder **Aufmerksamkeiten** Sie in Ihrer Paarbeziehung

- **früher** praktizierten,
- **aktuell** praktizieren oder
- **künftig** wiederaufleben lassen bzw. neu etablieren möchten:

Welche Rituale in Ihrer Paarbeziehung praktizier(t)en Sie?	Welche Gewohnheiten und Aktivitäten teile(t)en Sie als Paar?	Wie schenk(t)en Sie beide sich gegenseitig Aufmerksamkeit?
☐ früher ☐ aktuell ☐ künftig	☐ früher ☐ aktuell ☐ künftig	☐ früher ☐ aktuell ☐ künftig
☐ früher ☐ aktuell ☐ künftig	☐ früher ☐ aktuell ☐ künftig	☐ früher ☐ aktuell ☐ künftig
☐ früher ☐ aktuell ☐ künftig	☐ früher ☐ aktuell ☐ künftig	☐ früher ☐ aktuell ☐ künftig

Rituale: Unsere Heiligtümer

»Rituals are the heartbeat of your marriage:
steady, repeated, often taken for granted.«
(Bruess & Kudak, 2007, S. 1)

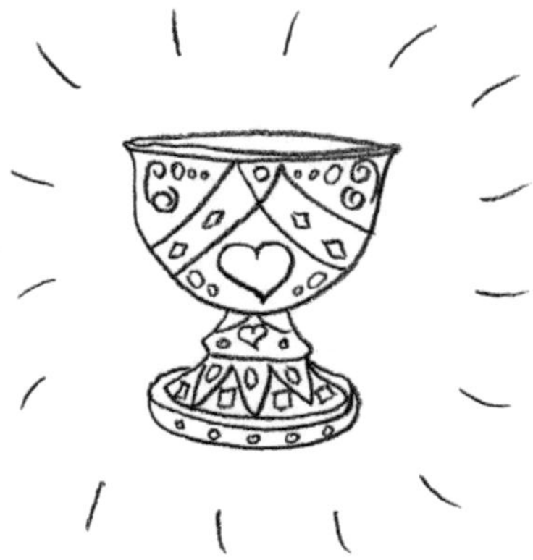

Wir alle haben – mehr oder weniger bewusst – viele Rituale, Gewohnheiten und liebgewonnene Aktivitäten. Manche können wir auch mit dem Baby problemlos weitermachen. Andere werden schwierig … und wieder andere können unbemerkt einfach verloren gegangen sein, obwohl sie für uns eigentlich immer noch wichtig sind.

Nehmen Sie einen Block Klebezettel und notieren Sie darauf, auf was Sie (künftig) nicht verzichten möchten (unabhängig davon, ob Sie eine Zeit lang darauf verzichtet haben oder nicht).

Was ist mir »heilig«? Was ist uns »heilig«?

- Überlegen Sie, wie dieses »Heiligtum« – trotz Baby – Bestandteil Ihres Lebens bleiben kann. Suchen Sie gemeinsam mit Ihrem Partner / Ihrer Partnerin nach Strategien, die das machbar machen.
- Dann kleben sie die Zettel an Orte, denen Sie immer wieder im Alltag begegnen, z. B. an den Spiegel, den Schuh- oder Kühlschrank, die Haustür, den Schreibtisch etc., damit diese nicht vergessen werden.

Rituale: Unsere Heiligtümer

Das Abendessen zu zweit
in unserem Lieblingsrestaurant
jeden Freitag

Den Besuch meiner Oma
an ihrem Geburtstag

Der Stadionbesuch mit
meinen Kumpels,
wenn unsere Mannschaft
ein Heimspiel hat

Keine Lust auf Sex?!?

Eines vorab: Bei den meisten Paaren dauert es länger als die ersten sechs Wochen des Wochenbetts, bis sie wieder Sex haben. Und auch später ist es nicht unnormal, dass einer mehr, der andere weniger Lust auf Sex hat. Das bedeutet nicht, dass in der Beziehung etwas nicht stimmt. Bleiben die Partner auf andere Weise in Verbindung, wird das Sexualleben eher früher als später wieder zurückkehren.

Sexuelle Intimität entsteht durch emotionale Intimität. Wenn ein Baby da ist, führen wir eine weniger enge Beziehung mit unserem Partner als vor dem Baby. Wir haben schlichtweg weniger Zeit, miteinander zu sprechen. Das macht Intimität viel schwieriger: Wir sind dadurch emotional weniger miteinander verbunden, was wiederum körperliche Nähe erschweren kann.

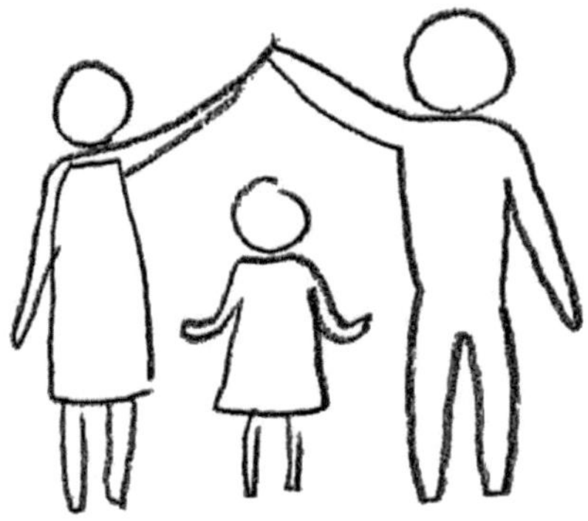

Welches sind die drei stärksten Veränderungen in Ihrer Paarbeziehung, seit Sie Eltern geworden sind?

....

....

....

....

....

Beispiele:

- Vor dem Baby haben wir uns jeden Abend darüber unterhalten, wie unser Tag war. Seit wir Eltern sind, sprechen wir abends darüber, wie wir den nächsten Tag planen, sodass wir alle Erledigungen machen und alle Verpflichtungen einhalten können. Wir sprechen also über Familienmanagement und nicht mehr über uns.
- Wenn wir gemeinsam am Esstisch sitzen, schauen wir beide auf unser Kind, versorgen es mit Brei und Wasser und koordinieren die gemeinsame Mahlzeit. Wir schauen uns kaum noch an, sondern nur noch auf unser Kind.
- Vor dem Baby haben wir morgens, wenn der Wecker klingelte, immer noch fünf Minuten gekuschelt. Seit wir Eltern sind, schläft das Baby zwischen uns und wir stehen nicht mehr gemeinsam auf.

Keine Lust auf Sex?!?

Emotionale Intimität entsteht durch Aufeinander-zugehen. Oft stecken wir all unsere Energie in die Arbeit und widmen all unsere Emotionen den Kindern. Dabei erwarten wir, dass unsere Beziehung uns durch das alltägliche Leben trägt. Wir merken bald, dass uns das nicht sehr weit bringt.
Während der Anpassungsphase an das Leben mit Kind ist es besonders wichtig, dass wir miteinander sprechen, um uns aufeinander einzustellen. Wir müssen uns im Gewirr der Alltagsanforderungen also aktiv suchen. Wenn wir uns gesehen und geschätzt fühlen, können wir miteinander in Kontakt bleiben bzw. wieder in Kontakt kommen.

Wie könnte ich meinem Partner/meiner Partnerin zeigen, dass ich ihn/sie wertschätze?
Was würde mein Partner/meine Partnerin wohl sagen: Wodurch würde er/sie sich wertgeschätzt fühlen?

Beispiele:
- Meine Partnerin würde sich bestimmt freuen und gesehen fühlen, wenn ich sie mal wieder fragen würde, wie ihr Tag mit unserem Kind war.
- Mein Partner würde sich geschätzt fühlen, wenn ich ihn fragen würde, womit ich ihm heute Abend unter die Arme greifen kann.

....

....

....

....

....

....

....

Keine Lust auf Sex?!?

3 Tipps für mehr emotionale Intimität in 3 Minuten (Bruess, 2021)
Frischgebackene Eltern haben im Alltag nicht viel Zeit, um Neues auszuprobieren. Hier finden Sie drei Tipps, die Sie in kürzester Zeit testen können. Wählen Sie zunächst einen Tipp aus, der Ihnen nützlich erscheint.

Tipp 1: Wir tendieren dazu, den ganzen Tag Aussagen zu treffen, aber wir stellen nicht viele Fragen. Und wenn wir Fragen stellen, sind dies häufig »leichte« Fragen, wie z. B. »Wie war dein Tag?«, »Wie läuft dein Projekt?« etc.
Stattdessen: *Stellen Sie tiefer gehende Fragen, z. B. über die Wünsche oder Ängste Ihres Partners/Ihrer Partnerin. Wichtig: Solche Fragen sollten nicht vorgetäuscht, sondern aufrichtig sein – wir sollten keine Fragen stellen, nur um Fragen zu stellen. Wir sollten die Antworten wirklich erfahren wollen.*
»Angenommen, Geld würde keine Rolle spielen: Wie würdest du dir unser Familienleben vorstellen?«
»Was ist deine größte Befürchtung in Bezug auf die nächsten Jahre mit kleinen Kindern?«

Tipp 2: Wir tendieren dazu, unsere Umwelt auf das zu scannen, was falsch läuft. Oder wir denken über Dinge nach, die gut laufen, sprechen sie aber nicht aus.
Stattdessen: *Sprechen Sie etwas aus, was Sie an Ihrem Partner/Ihrer Partnerin schätzen oder bewundern – am besten etwas, das oft unbemerkt bleibt.*
»Ich mag es, dass du immer auf mich wartest, wenn wir zusammen das Haus verlassen und dass du die Babysachen trägst.«
»Ich bin dankbar dafür, dass du mich ermutigst, mir Zeit für mich selbst zu nehmen, auch wenn mir das momentan schwerfällt.«

Tipp 3: Wir tendieren dazu, Fehler bei anderen zu suchen und eigene Fehler nicht zuzugeben.
Stattdessen: *Benennen Sie etwas, das Sie selbst nicht so gut gemacht haben.*
»Weißt du, ich war wahrscheinlich häufig keine gute Zuhörerin, wenn du Dampf ablassen wolltest.«
»Manchmal war ich vielleicht abends ein bisschen faul und hab' dich nicht so viel unterstützt.«

Keine Lust auf Sex?!?

Was turnt mich ab, was turnt mich an?

Neben den oben genannten Veränderungen durch das Leben mit Kind gibt es möglicherweise auch andere Aspekte, die ganz konkret Lustkiller für Sie darstellen – und Bedingungen, die Ihre Lust wecken (Perel, 2013).

Bitte vervollständigen Sie den folgenden Satz: »Ich blockiere mein Verlangen, wenn …« bzw. »Ich schalte mich ab, wenn …«:

Beispiele:
- »Ich blockiere mein Verlangen, wenn ich keine Zeit für mich habe.«
- »Ich schalte mich ab, wenn ich mich nicht wohl in meinem Körper fühle.«

....

....

....

....

Bitte vervollständigen Sie den folgenden Satz: »Ich springe an, wenn …« bzw. »Ich wecke mein Verlangen, wenn …«:

Beispiele:
- »Ich springe an, wenn ich etwas ohne meinen Partner unternehme und ihn etwas vermisse.«
- »Ich wecke mein Verlangen, wenn ich statt an Kinder und Arbeit an nichts Verantwortungsvolles denke.«

....

....

....

....

Wichtig

Alles Positive, was wir in einer Beziehung tun, kann als eine Form von Vorspiel betrachtet werden. Wenn wir zum Beispiel den Windelmüll rausbringen, obwohl wir nicht damit an der Reihe sind, ist das Vorspiel. Wenn wir unserem Partner/unserer Partnerin sagen, dass er/sie gut aussieht, auch nach einer kurzen Nacht, ist das Vorspiel. Wenn wir uns nach einem anstrengenden Tag gegenseitig zuhören, obwohl wir müde sind, ist das Vorspiel. Und es beginnt direkt nach dem vorangegangenen Orgasmus.

4 Der Blick in die Zukunft

Genau genommen kann jede Therapiestunde als Vorbereitung für die Zeit nach der Therapie erachtet werden. Dennoch ist für die Patientinnen in dieser speziellen Lebensphase die genaue Besprechung und Planung der Zeit nach der Beendigung der Therapie von großer Bedeutung für die Stabilität des erreichten gesunden Zustands. Um den Behandlungsabschluss gut vorzubereiten, empfehlen wir mehr als eine Sitzung einzuplanen und sowohl den betroffenen Elternteil als auch dessen wichtigsten Bezugspersonen (Partner/Partnerin, Familienmitglieder oder Freundinnen und Freunde) einzubeziehen. In gemeinsamen Sitzungen können Strategien besprochen werden,

- die eine ausgeglichene und psychisch gesunde Lebensführung fördern und ein Wiederauftreten der Erkrankung verhindern und
- wie notwendig und wichtig die Unterstützung der Partner und des sozialen Umfelds für die Stabilisierung der psychischen Gesundheit und der Beziehung zum Kind ist.

Viele betroffene Eltern und ihre Familien sind oft zum ersten Mal mit einer psychischen Erkrankung konfrontiert und können sehr verunsichert oder sogar ängstlich sein bezüglich der Folgen der Erkrankung für den betroffenen Elternteil selbst sowie für das Kind, für das Paar und für die ganze Familie. Daher ist die emotionale Begleitung, die Informationsvermittlung und die Bearbeitung von Hilfeplänen ein bedeutender Bestandteil der Vorbereitung des Therapieabschlusses. Die Betroffenen und ihre Bezugspersonen fühlen sich sicherer, wenn sie wissen, was im Verlauf des Genesungsprozesses zu erwarten ist und wie sie darauf reagieren könnten, falls sich Rückfälle oder neue Krisen anbahnen. Konkretes Wissen über Frühwarnzeichen sowie klar strukturierte Pläne und Hinweise für den Notfall sind eine wichtige Stütze.

In dem Fall, dass eine Pharmakotherapie notwendig war und diese weitergeführt werden sollte, ist es sehr wichtig, die Unterstützung der Angehörigen zu etablieren. Ein kurzer Überblick über den Effekt der Medikamente hilft Ihnen zu verstehen, warum sie nicht auf einmal abgesetzt werden können und auch warum dieser Prozess von einer psychiatrischen Fachkraft begleitet werden sollte.

Die Empfehlung, bei Kinderwunsch oder bei einer weiteren Schwangerschaft erneut Kontakt zu den bereits bekannten Hilfestellen aufzunehmen, ist ebenso ein relevantes Thema für die Planungsgespräche. Diese Gespräche brauchen Zeit, damit die Fragen, Sorgen und Ängste aller involvierten Personen besprochen und beantwortet werden können.

Wenn die Therapie in einer Gruppe durchgeführt wurde, können viele Teile der Vorbereitung in der Gruppe bearbeitet werden. Es ist dessen ungeachtet empfehlenswert, nicht auf die Einzelgespräche oder auf die Gespräche mit den Angehörigen zu verzichten.

Übersicht über die Arbeitsblätter des Kapitels

AB 60 Ideen für die Vorbereitung des Therapieabschlusses

Dieses Arbeitsblatt richtet sich an die Therapeutinnen und ist ein Planungsleitfaden für die Beendigung der Therapie. Hier sind die wichtigsten Themen zu finden, die den Betroffenen (am besten mit Unterstützung ihres engsten sozialen Umfelds) helfen sollen, den erreichten gesunden Zustand aufrechtzuerhalten und auch, wie sie im Falle eines nicht stabilen Zustands oder sogar in eines Notfalls reagieren sollten.

AB 61 Kofferpacken

Mithilfe dieses Arbeitsblattes können sich Patientinnen einen Überblick verschaffen über die wichtigsten Erkenntnisse, die durch die Therapie entstanden sind. Dazu gehören sowohl sehr konkrete Themen, wie z. B. neu erlernte Strategien und Techniken, die den Alltag mit Kind erleichtern, als auch Überlegungen zur Elternrolle und -funktion, zur Beziehung zum Kind etc. sowie auch die Erkennung von positiven und negativen Einflüssen auf das eigene Wohlbefinden. Ein wichtiges Ziel dieses ABs ist es, mit den Eltern darüber zu sprechen, was ihnen im Alltag mit dem Kind behilflich sein kann oder sie daran hindern könnte, entspannt und kompetent zu bleiben.

AB 62 So bleibe ich gesund und bin gut vorbereitet!
Die Aufrechterhaltung des erreichten gesunden Zustands sowie die weitere Unterstützung der Eltern-Kind-Beziehung sind wichtige Ziele in der ersten Zeit nach der Therapiebeendigung. Neue Krisen und Rückfälle sind möglich, das bedeutet aber nicht, dass es sich immer um einen Rückfall handelt, wenn die Eltern sich belastet und gestresst fühlen oder wenn alte Symptome wieder erkennbar sind. Doch müssen diese Situationen erkannt und ernst genommen werden, damit rechtzeitig durch adäquate Maßnahmen eine Krise verhindert werden kann. Die Wahrnehmung von Zeichen, die auf eine beginnende Krise hindeuten, sowie das Wissen über Maßnahmen und Aktionswege, die Rückfälle verhindern können, spielen eine wichtige Rolle. Dieses AB hilft den Betroffenen dabei. Dieses AB und die **AB 64** »Mein Aktionsplan« und **AB 65** »SOS – Notfallplan« bauen aufeinander und sollten unbedingt nacheinander bearbeitet werden.

AB 63 Meine Werkzeugkiste
Alles, was in die Werkzeugkiste reinkommt, gehört zu den erprobten Lieblingsentspannungsmethoden und Entspannungsgegenständen, die die Betroffenen bei Bedarf schnell, unkompliziert und gerne einsetzen können.

AB 64 Mein Aktionsplan
Dieses Arbeitsblatt hilft betroffenen Eltern, Frühwarnzeichen zu erkennen. Zudem regt es sie dazu an, über Wege aus der Krise nachzudenken und diese systematisch zusammenzufassen. Es wird z. B. darauf hingewiesen, wann der »gelbe Bereich« verlassen wird und die Situation wahrscheinlich zu einem Notfall geworden ist.

AB 65 SOS – Mein Notfallplan
Hier werden alle Kontaktdaten und Informationen zusammengestellt, die in einem Notfall wichtig sind. Ebenso können Dinge aufgelistet werden, die für die Betroffenen persönlich in einem Notfall wichtig sind.

AB 66 Will ich, soll ich, darf ich, kann ich ein weiteres Kind bekommen?
Dieses AB beschäftig sich mit einem Thema, mit dem die meisten Eltern nach einer psychischen Erkrankung zu tun haben: noch ein Kind – ja oder nein? Viele Faktoren können eine Rolle bei der Entscheidung spielen. Dieses AB hilft den Eltern dabei, differenziert die Gründe herauszufinden, die für sie dafür oder dagegen sprechen und macht aufmerksam auf die Aspekte, die bei einer erneuten Schwangerschaft zu berücksichtigen sind.

INFO 14 Psychopharmakotherapie in der Peripartalzeit
Dieses Informationsblatt fasst die wichtigsten Aspekte der Pharmakotherapie in der Peripartalzeit für die Therapeuten zusammen, die in einem Gespräch mit den betroffenen Eltern und Ihren Angehörigen nützlich sein können.

INFO 15 Indikation weiterer Hilfen in der Peripartalzeit
Die Hilfs-, Unterstützungs- und Betreuungsmöglichkeiten für werdende Eltern und Familien mit Kindern bis zu drei Jahren haben sich in den letzten Jahrzenten geändert und enorm zugenommen. Dieses Infoblatt fasst Informationen über die Angebote zusammen, die spezifisch für die Peripartalzeit (neben einer Psychotherapie) relevant sein können.

Ideen für die Vorbereitung des Therapieabschlusses

Folgende Punkte sind wichtig für die Vorbereitung der Therapiebeendigung. Sie beziehen sich auf Aspekte für die Zeit nach der Therapie, die von den Betroffenen selbst und von ihren Bezugspersonen im Auge behalten werden sollten:

- ▶ Die Eigenverantwortung betonen, um den erreichten gesunden Zustand aufrechtzuerhalten
- ▶ Eigene Ressourcen und Stärken in Erinnerung rufen
- ▶ Strategien zur Erhaltung der Gesundheit: Ampelsystem

  grüner Bereich
  - Überlastung verhindern
  - Strategien, um wieder ausgeglichen zu sein
  - Begleitung, Vorbereitung und Planung bei erneutem Kinderwunsch

  gelber Bereich
  - Frühwarnzeichen erkennen

  roter Bereich
  - Symptome und Notfälle erkennen
- ▶ Achtung: kein Alleingang mit der Pharmakotherapie! (s. INFO 14 »Psychopharmakotherapie in der Peripartalzeit«)
- ▶ Umgang mit Kinderwunsch oder erneuter Schwangerschaft (s. AB 66 »Will ich, soll ich, darf ich, kann ich ein weiteres Kind bekommen?«)
- ▶ Gemeinsame Planungsgespräche mit wichtigen Bezugspersonen
- ▶ Bei Bedarf Vereinbarung von Follow-up-/Booster-Sitzungen in größeren Abständen
- ▶ Abschiedsritual

Folgende Themen sollten mit Angehörigen besprochen werden:

- ▶ Der Weg zur Genesung kann lang sein.
- ▶ Die Begleitung nach der Beendigung der Therapie ist Teamarbeit – die Partner, die Familie, die Freunde, das Helfersystem gehören dazu!
- ▶ Manche Dinge können wieder wie früher werden, es ist aber auch möglich, dass manche dies nicht werden.
- ▶ Wenn es schwierig wird, bitte keine Alleingänge, egal in welchem Bereich, aber speziell bezüglich der Pharmakotherapie.
- ▶ Bei Unsicherheit oder sogar empfundener Hilflosigkeit ist es wichtig, sich wieder bei den bekannten Behandlungsteams oder anderen Anlaufstellen zu melden (siehe auch INFO 15 »Indikation weiterer Hilfen in der Peripartalzeit«).
- ▶ Klar und deutlich besprechen, wann es sich um einen psychiatrischen Notfall handelt und was dann zu tun ist!

Ideen für die Vorbereitung des Therapieabschlusses

Weitere Hilfsmöglichkeiten

Viele Mütter profitieren (schon vor oder während der Therapie) von Selbsthilfegruppen. Der Verein »Schatten & Licht e. V.« in Deutschland und »Postpartale Depression Schweiz« in der Schweiz sind fachlich kompetent, sehr aktiv, gut organisiert und eine exzellente Anlaufstelle für Betroffene. Über die Website der Vereine (www.schatten-und-licht.de und www.postpartale-depression.ch) sind Informationen über die etablierten Selbsthilfegruppen zu finden sowie über Hilfsangebote auch für Angehörige. Es lohnt sich, die Mutter zu motivieren, Kontakt mit den lokalen Selbsthilfegruppen aufzunehmen. Leider ist uns für Österreich kein Selbsthilfeverein bekannt.

Manchmal ist der Kreis der Angehörigen und Freunde entweder nicht vorhanden oder so klein, dass er für eine adäquate Unterstützung nicht ausreicht. In diesen Fällen ist institutionalisierte Hilfe (aus dem Gesundheits- oder Jugendhilfesystem, den Frühe Hilfen etc.) zu organisieren, siehe hierzu auch das INFO 15 zum Thema »Indikation weiterer Hilfen in der Peripartalzeit«.

Wichtig

Die Therapie in der Peripartalzeit ist eine besonders bemutternde Therapie – dieser Charakter sollte auch beim Abschiednehmen zum Tragen kommen. Ebenso ist es wichtig zu bedenken, dass bei dieser Zielgruppe beim Abschluss der Therapie mit einer Verschlechterung der Symptomatik oder mit deutlich regressiven Verhaltensweisen zu rechnen ist, teilweise stärker als bei anderen Zielgruppen.

Bei der Vorbereitung des Therapieabschlusses mit Müttern, die im Zusammenhang mit der Schwangerschaft oder nach der Geburt des Kindes psychisch erkrankt sind, spielt der emotionale Aspekt eine noch wichtigere Rolle als bei Therapieabschlüssen in anderen Lebensphasen. Die erlebte psychische Krise ist für viele Mütter plötzlich und unerwartet aufgetreten, aber vor allem ist diese Zeit ganz anders verlaufen als sie sich das vorgestellt haben. Die schönen, stolzen, glücklichen Momente sind durch Erlebnisse ersetzt worden, die jede betroffene Mutter lieber nicht erlebt hätte und vergessen möchte (siehe hierzu auch das AB 46 »Das werde ich nie vergessen«). Daher kann die Vorbereitung des Abschlusses – insbesondere die Planung für den Notfall – Traurigkeit, Unsicherheit und Angst hervorrufen. An eine neue Episode möchte keine Mutter denken. Es ist deswegen sehr wichtig, die herrschende Stimmung wahrzunehmen, diese zu thematisieren und ggf. an ihr zu arbeiten.

Wenn die Therapie (teilweise) auch in der Gruppe stattgefunden hat, fühlen sich die Mütter hierdurch häufig stark miteinander verbunden. Oft bleiben sie lange Zeit in Kontakt. Das Abschiednehmen ist daher auch hier sehr speziell. Überlegen Sie sich ein Abschiedsritual, für die Gruppe oder auch im einzeltherapeutischen Setting, die einem bemutternden Charakter entspricht.

Kofferpacken

Im Laufe der Therapie haben Sie eigene Stärken entdeckt oder ausgebaut, Strategien und Techniken zur Erleichterung des Alltags und zur Entspannung kennengelernt, Aspekte Ihrer Elternschaft wahrgenommen und schätzen gelernt und wahrscheinlich vieles mehr …

Was nehmen Sie aus der Therapie mit? Was gehört in Ihren Koffer? Notieren Sie alles in das folgende Bild hinein, was Sie nicht vergessen möchten:

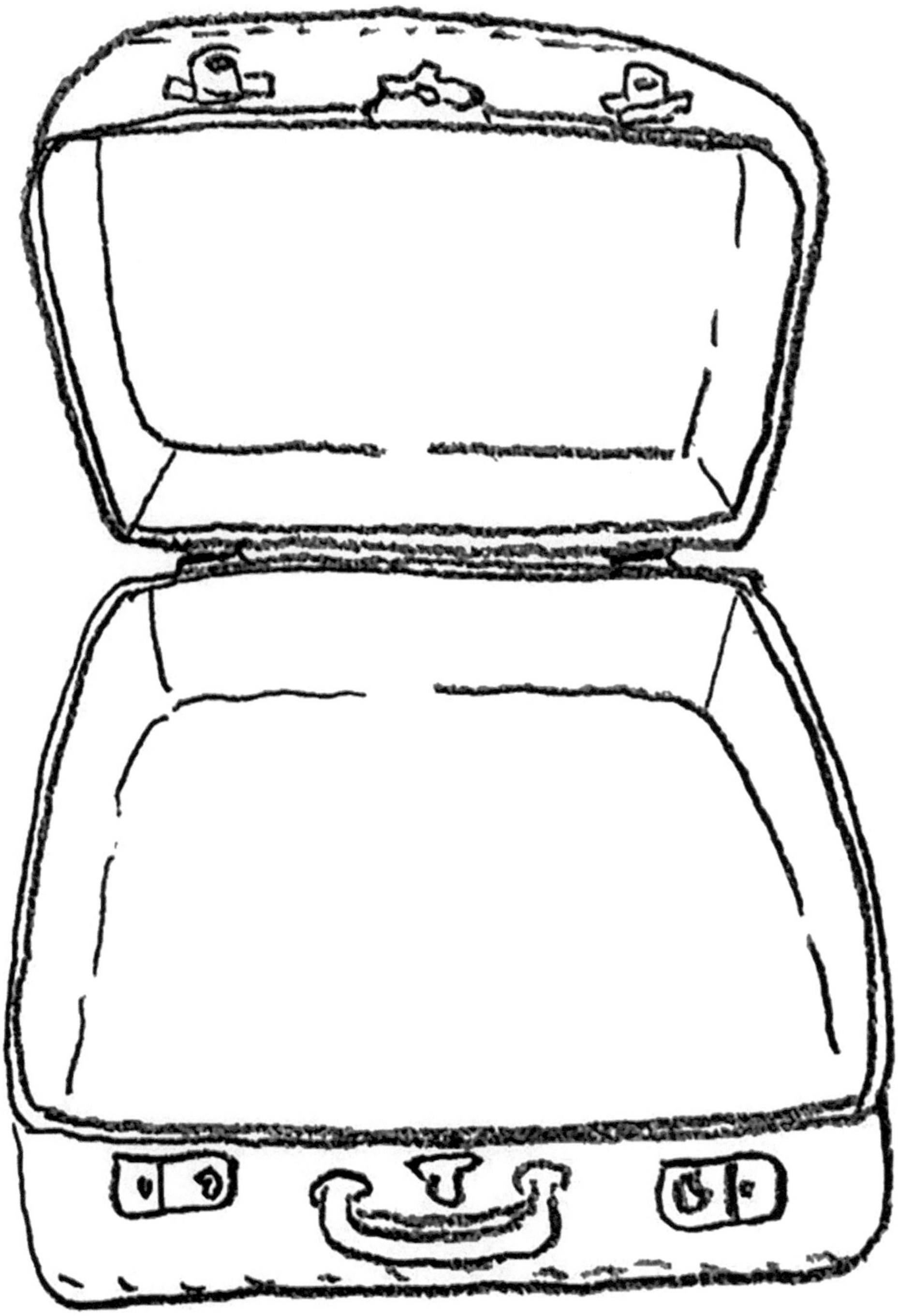

Kofferpacken

Was haben Sie durch die Therapie entdeckt, das Sie nicht mitnehmen möchten? Wo soll das hin? In den Papierkorb, in ein Erinnerungsalbum oder auf den Mond? Oder ganz woanders hin?

Notieren Sie hier alles, was Sie *nicht* mitnehmen möchten und zeigen Sie mit einem Pfeil, wo Sie diese Dinge deponieren möchten. Sie dürfen gerne weitere Orte zum Entsorgen ergänzen.

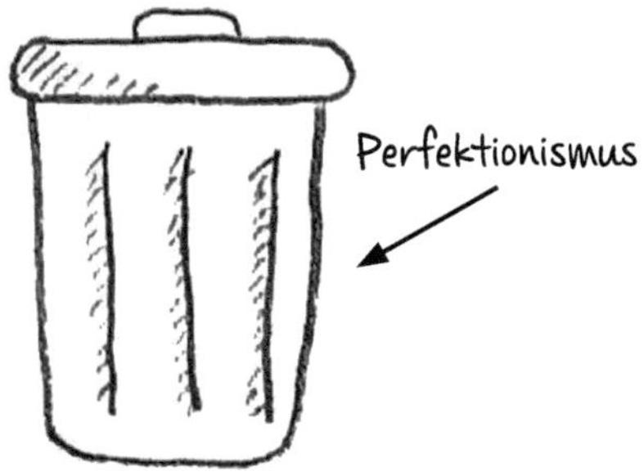

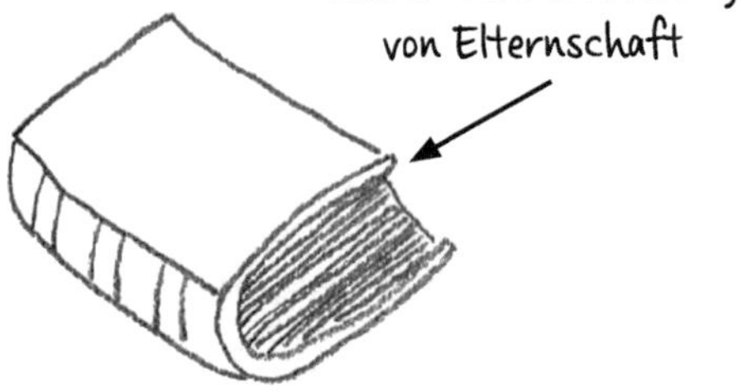

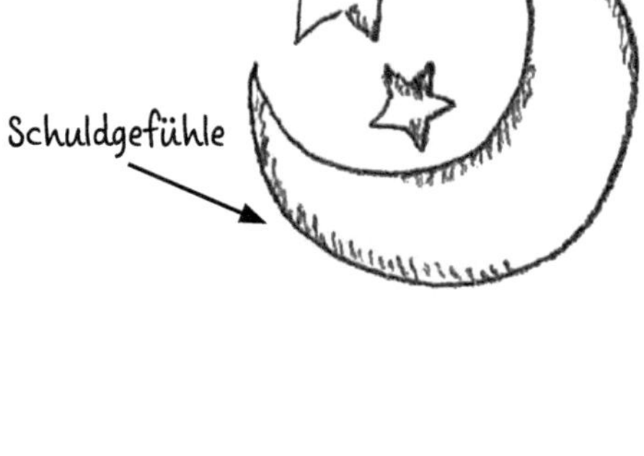

AB 62 • P

So bleibe ich gesund und bin gut vorbereitet!

Nach einem (teil-)stationären Aufenthalt oder einer ambulanten Psychotherapie ist man in der Regel und mit Recht sehr zuversichtlich, dass man den weiteren Weg alleine schafft. Es kann aber doch vorkommen, dass man sich in dieser Phase immer wieder in Situationen befindet, die zur Verunsicherung führen können: negative Gefühle, Stress, keine Lust, keine Energie etc. Dabei handelt es sich nicht unbedingt um einen Rückfall oder um eine neue psychische Krise. Solche Situationen gehören zur Anpassung an das alltägliche Leben nach der Erkrankung. Trotzdem müssen sie wahr- und ernst genommen werden, damit rechtzeitig Maßnahmen getroffen werden, die eine richtige Krise verhindern können. Je früher Zeichen von Belastung und Stress bewusst wahrgenommen werden, desto schneller kann man etwas dagegen tun!

Die folgenden Fragen sollen der Orientierung dienen, um rechtzeitig eine beginnende Krise zu erkennen und erste Strategien zu planen, die einen Rückfall verhindern können. Sie sind entsprechend der Ampelfarben in drei Bereiche aufgeteilt, die auf die Ernsthaftigkeit der Situation hindeuten.

Grün:

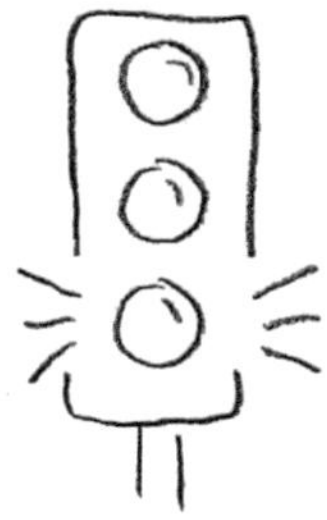

Woran merken Sie, dass Sie angespannt oder gestresst sind?

....

....

....

....

....

Wie können Sie Anspannung und Stress abbauen?
Beispiel: zum Sport gehen; mir Zeit für leckeres, gesundes Essen nehmen

Alleine / Selbstständig?

....

....

....

So bleibe ich gesund und bin gut vorbereitet!

Mit Ihrem Partner?

....

....

....

Mit Freundinnen/Verwandten?

....

....

....

Mit dem Baby?

....

....

....

Welche Situationen könnten Anspannung oder Stress auslösen? Warum? Wie können Sie vermeiden, dass Sie durch diese Situationen angespannt oder gestresst werden?

....

....

....

....

Gibt es andere Bedingungen, Situationen oder Themen, die Sie aus dem Gleichgewicht bringen könnten?
Beispiel: durchgängig zu spät ins Bett gehen

....

....

....

So bleibe ich gesund und bin gut vorbereitet!

Gelb:

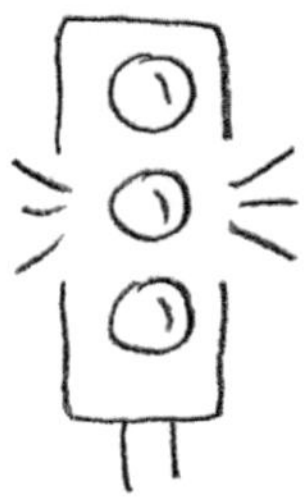

Woran würden Sie erkennen, dass es Ihnen deutlich schlechter geht, dass Sie mehr als gestresst oder angespannt sind? Was wären erste Zeichen für Sie, dass es sich vielleicht doch um einen Rückfall handeln könnte?

....

....

....

....

Mögliche Frühwarnzeichen

Wenn Sie sich nicht sicher sind, welche Zeichen ein Frühwarnzeichen für Sie sein könnten, schauen Sie auf die folgende Liste. Vielleicht entdecken Sie hier »alte Bekannte«.

- Emotionale Labilität oder leichte Reizbarkeit
- Versagensängste und Zweifel an den Fähigkeiten als Mutter
- Grübeln oder Schwierigkeiten bei der Entscheidungsfindung
- Keine positiven Gefühle oder Gefühllosigkeit für das Kind
- Deutlich weniger Freude als normalerweise und Lustlosigkeit
- Durchgehend ein Gefühl von Müdigkeit, Energielosigkeit, Erschöpfung, Überforderung
- Schwierigkeiten bei der Alltagsbewältigung
- Unruhe oder Ungeduld (insbesondere mit dem Kind)
- Angst (z. B. um das Kind)
- Starke Reizempfindlichkeit (z. B. Licht, Geräusche)
- Körperliche Beschwerden (z. B. Kopfschmerzen, Druck auf der Brust)
- Wenig soziale Kontakte
- Mangelnde Körperpflege
- Schlafschwierigkeiten
- Fütter- oder Stillprobleme

So bleibe ich gesund und bin gut vorbereitet!

Wenn Sie diese Zeichen erkennen, sollten Sie Hilfe und Unterstützung suchen. Am besten sollten Sie schon vor Beendigung der Therapie einen »Aktionsplan« entwickelt haben und Ihre engsten Bezugspersonen darüber informiert haben, wie sie Ihnen in einem solchen Fall helfen können.

Rot:

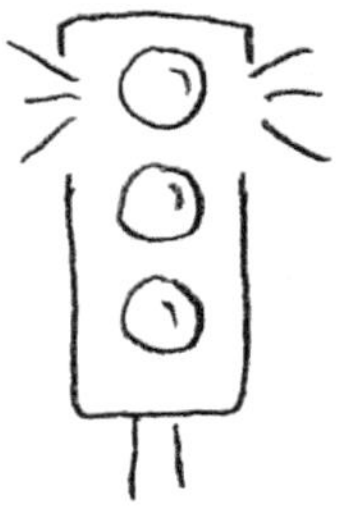

Wichtig

Wenn Sie ...

... lebensmüde Gedanken haben,
... keine Möglichkeit mehr sehen, die Erkrankung zu überstehen,
... keine Zukunftsperspektive entwickeln können,
... denken, dass es das Beste für Sie, für Ihr Kind und für Ihre Familie wäre, nicht mehr am Leben zu sein,
... negative Gedanken bzgl. Ihres Kindes haben und sich Sorgen machen, Sie könnten ihm etwas antun,

dann handelt es sich um einen Notfall! Aktivieren Sie bitte Ihren Notfall-Plan oder rufen Sie den Notarzt bzw. gehen Sie bitte in die nächste psychiatrische Notaufnahme!

Vergessen Sie dabei nicht, dass eine psychische Erkrankung gut behandelbar ist.

Meine Werkzeugkiste

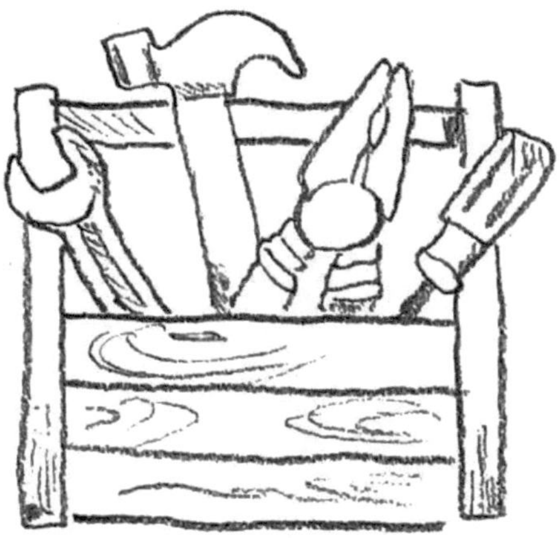

Die folgende Werkzeugkiste können Sie immer dann hervorholen, wenn Sie besonders unruhig und angespannt sind, wenn es Ihnen langweilig ist, wenn Sie anfangen zu grübeln und die bekannten Strategien Ihnen nicht helfen, die Gedankenkreise zu unterbrechen, wenn Sie gerade wenig Energie haben, um an die frische Luft zu gehen oder etwas Sportliches zu unternehmen, etc.

Die Werkzeuge, die sich in Ihrer Kiste befinden, haben Sie selber hinein gelegt, weil Sie wissen, dass Sie sich mit ihnen gerne beschäftigen, dass Sie sie gerne anschauen, hören, schmecken, riechen, weil Sie sie mit schönen Erinnerungen in Verbindung bringen oder einfach, weil Sie sie lustig, schön oder wie auch immer positiv finden.

Diese Werkzeuge sollen Sie ablenken, aber auch in einer solchen Weise auf gute Gedanken bringen, dass Sie wieder in Kontakt mit sich kommen und sich dadurch ausruhen und entspannen können.

Und nun stellen Sie Ihre Werkzeugkiste zusammen!

Zuerst suchen Sie eine schöne Schachtel, eine Kiste oder eine kleine Tasche, die Sie mögen. Falls Sie nichts zu Hause finden, kaufen Sie sich etwas, was Sie hübsch finden, es muss ja nicht teuer sein. Wenn Sie sich in einer (teil-)stationären Behandlung befinden oder die Möglichkeit haben, Fachtherapien zu besuchen, könnten Sie in der Ergo- oder Kunsttherapie Ihre Schachtel schmücken oder basteln.

Was gehört alles hinein? Alles, was Sie in dem oben genannten Sinne für richtig und hilfreich halten! Hier können Sie Ihre Inspiration und Fantasie frei ausüben. Ihre Kiste muss nicht von Anfang an fertig ausgestattet sein. Sie können den Inhalt nach und nach ergänzen oder immer wieder ändern. Die folgenden Ideen sind Beispiele, die Ihnen bei der Zusammenstellung Ihrer Werkzeugkiste helfen können.

Meine Werkzeugkiste

Ideensammlung für die Werkzeugkiste

- Eine DVD mit Ihrem Lieblingsfilm
- Eine alte CD mit Ihrer Lieblingsmusik aus früheren Jahren
- Ein Kochbuch zum Anschauen
- Eine Entspannungsübung zum Hören
- Ein Kaleidoskop
- Comics
- Ihr Poesiealbum aus der Schulzeit
- Mehrere Daumenkino-Bände
- Ein schönes Kunstbuch/Reiseführer/Bildband
- Fotos aus einem schönen Urlaub/mit schönen Erinnerungen
- Knete
- Antistressbälle/Igelbälle
- Massage-Rollen
- Mandalas/Malblock/bunte Stifte
- Aufmerksamkeitsspiele
- Sudokus
- Kreuzworträtsel
- Material zum Basteln, Häkeln, Stricken oder Sticken
- Ihre Lieblingsrezepte zum Kochen oder Backen
- Verschiedene Sorten Teebeutel (zur Entspannung oder zur Aktivierung)
- Verschiedene Bonbon-Sorten
- Eine besondere Schokolade (hoher Kakaogehalt, auch mit Pfeffer, Ingwer, Chili, Orange, o. Ä.)
- Ihre Lieblingspartituren (wenn Sie singen oder ein Instrument spielen)
- Entspannungsduschgel oder Badesalz

Mein Aktionsplan

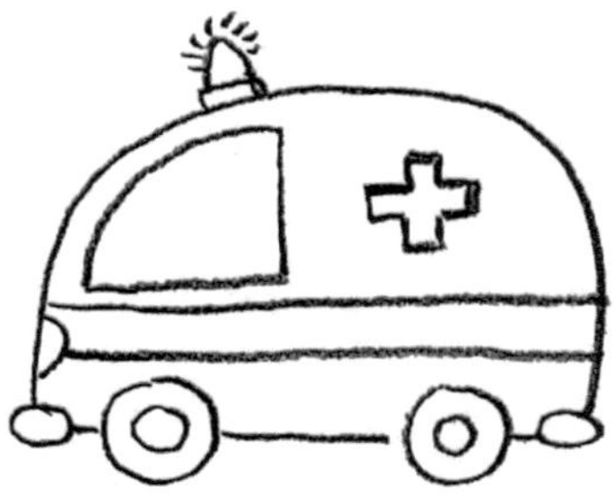

Dies sind Anzeichen, die darauf hinweisen, dass es mir emotional nicht gut geht und dass ich etwas in die Wege leiten sollte, damit ich gesund bleibe:

(1)	(2)
(3)	(4)
(5)	(6)
(7)	(8)
(9)	(10)
(11)	(12)

Mein Aktionsplan

Diese Medikamente nehme ich:

Meine Bezugspersonen können diese Personen kontaktieren, falls ich Hilfe brauche:

	Name	**Telefonnummer**
Haushaltshilfe		
Kinderbetreuung		
Selbsthilfegruppe		
Hebamme		
Hausarzt		
Therapeutin		
Psychiaterin		

Mein Aktionsplan

Was sonst wichtig ist:
- Ausreichend Schlaf
- Regelmäßig essen und trinken
- ....
- ....
- ....
- ....
- ....
- ....
- ....

Wichtig

Ich sollte schnell Hilfe suchen, wenn …
- ich über mehr als zwei Nächte nicht gut schlafen konnte (abgesehen von ggf. schlechter Schlafqualität durch das Kind).
- ich nicht mehr zur Ruhe komme.
- ich mich alleine/isoliert fühle oder kein positives Gefühl für mein Kind empfinde.
- ich mich für eine schlechte Mutter halte, die nicht in der Lage ist, sich um Ihr Baby zu kümmern.

Wenn Sie …

… lebensmüde Gedanken haben,
… keine Möglichkeit mehr sehen, die Erkrankung zu überstehen,
… keine Zukunftsperspektive entwickeln können,
… denken, dass das Beste für Sie, für Ihr Kind und für Ihre Familie wäre, nicht mehr am Leben zu sein,
… negative Gedanken bzgl. Ihres Kindes haben und sich Sorgen machen, Sie könnten ihm etwas antun,

dann handelt es sich um einen Notfall! Aktivieren Sie bitte Ihren Notfall-Plan oder rufen Sie den Notarzt bzw. gehen Sie bitte in die nächste psychiatrische Notaufnahme!

Vergessen Sie dabei nicht, dass eine psychische Erkrankung gut behandelbar ist!

SOS – Mein Notfallplan

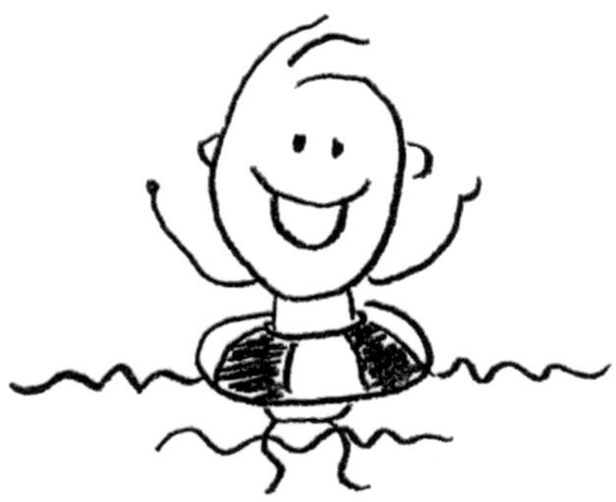

Bewahren Sie bitte dieses Blatt für Ihre engsten Bezugspersonen gut greifbar, besser noch **gut sichtbar**, auf und besprechen Sie mit ihnen alle Punkte, die Sie hier aufgelistet haben.

Es kann passieren, dass ich mich trotz aller Bemühungen und trotz aller Achtsamkeit, ohne es ggf. selbst zu bemerken, plötzlich in einer schweren Krise befinde. Die folgenden Personen und Kontaktpersonen können helfen, wenn ich dringend Hilfe benötige:

Meine wichtigsten Bezugspersonen und Freunde:

	Name	**Telefonnummer**
Partner/Partnerin		
Eltern/Geschwister		
Freundin		
Nachbarin		

Fachleute:

	Name	**Telefonnummer**
Hebamme		
Hausarzt		
Psychotherapeutin		
Psychiaterin		
Notarzt		
Psychiatrische Notaufnahme		

SOS – Mein Notfallplan

Andere wichtige Nummern:

	Telefonnummer	
Taxizentrale		
Kinderarzt		
Kinderbetreuung / Kindergarten / Schule		

Diese Medikamente sind (auch) für den Notfall gedacht:

Name	Wo finde ich sie?	Dosis

In einem Notfall sind außer den obigen Listen auch andere Dinge wichtig, wie z. B. »Denk' bitte auch an die Katze, informiere meine Nachbarin, sodass sie sie füttert« oder »Sorge bitte dafür, dass die Kinder mich in diesem Zustand nicht sehen« oder »Das Baby soll bitte bei meinem Bruder bleiben«, etc.

Das ist mir in einem Notfall sehr wichtig

....

....

....

....

....

Will ich, soll ich, darf ich, kann ich ein weiteres Kind bekommen?

Wenn Sie sich diese Frage stellen, ist es klar, dass dieses Thema wichtig für Sie ist und dass Sie mit dem Gedanken spielen, ein weiteres Kind zu bekommen. Es kann aber auch sein, dass Ihr Partner / Ihre Partnerin einen weiteren Kinderwunsch äußert. Im Prinzip spricht nichts dagegen. Falls Sie sich dafür entscheiden, können Sie den Weg dorthin gut planen.

Wichtig

Machen Sie sich nicht alleine auf diesen Weg!
Auf jeden Fall sollte Ihr Partner/Ihre Partnerin in diesem Entscheidungsprozess mitgenommen werden. Die Folgen der Entscheidung betreffen beide Elternteile und müssen von beiden getragen werden.

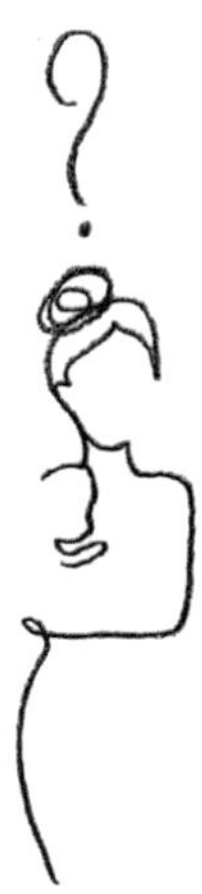

Stellen Sie sich folgende Fragen:

- Warum wünsche ich mir ein weiteres Kind? Warum jetzt?
- Wünscht sich mein Partner / meine Partnerin auch ein Kind?
- Was könnte dieses Kind mir, meinem Partner, den anderen Kindern bedeuten?
- Was würde sich in meinem / unserem Leben durch ein (weiteres) Kind ändern? Was in unserer Paarbeziehung? Was in der Beziehung zu den anderen Kindern?
- Wie stelle ich mir unser Familienleben ohne ein weiteres Kind vor?
- Und mein Partner / meine Partnerin? Kann er / sie sich unser Familienleben ohne ein weiteres Kind vorstellen? Wie stellt er / sie sich dann das Familienleben vor?

Weitere Überlegungen

Auch die folgenden Punkte können Sie in Ihre Überlegungen miteinbeziehen. Sie könnten ihnen in Ihrem Entscheidungsprozess helfen:

- Wenn Sie schon einmal im Zusammenhang mit einer Schwangerschaft oder Geburt psychisch erkrankten und in Behandlung waren, haben Sie wahrscheinlich einige Faktoren identifiziert, die die Entstehung der Erkrankung begünstigt haben. Das ist ein Vorteil, denn wenn Sie an eine erneute Schwangerschaft denken, können Sie überlegen, wie Sie damit umgehen könnten, um negative Einflüsse zu verringern und entsprechend zu handeln.
- Das bedeutet, dass es möglich ist, **nicht nochmals zu erkranken**! Dafür ist es sehr wichtig, die Kinderwunschzeit, die Schwangerschaft, die Geburt und die Zeit nach der Geburt gut vorzubereiten.
- Alle möglichen Schwierigkeiten, Risiken, aber auch Chancen und Unterstützungsinstanzen sollten bekannt sein, reflektiert und diskutiert werden. Bitte arbeiten Sie mit Ihrem Unterstützer-Netzwerk zusammen.

Will ich, soll ich, darf ich, kann ich ein weiteres Kind bekommen?

- Lassen Sie sich schon bei der Entstehung des Kinderwunsches beraten. Kontaktieren Sie so schnell wie möglich die Fachkräfte (Psychotherapeutin, Hebamme, Psychiaterin, Gynäkologin etc.), die Ihnen geholfen haben.
- **Falls Sie noch Medikamente nehmen, setzen Sie diese nicht auf eigene Faust ab, weil Sie wieder schwanger werden möchten.** Das abrupte Absetzen von Medikamenten, die wahrscheinlich eine positive Wirkung auf Ihren stabilen psychischen Zustand haben, kann das Rückfallrisiko erhöhen. Besprechen Sie mit Ihrer Psychiaterin die beste Strategie zur Weiterführung, Veränderung, Unterbrechung oder Beendigung der Pharmakotherapie.
- Einige Paare entscheiden sich für ein weiteres Kind, andere dagegen und die meisten können mit ihrer Entscheidung ein glückliches gemeinsames Leben weiterführen. Der Weg zu der Entscheidung ist der Schlüssel dafür!

Psychopharmakotherapie in der Peripartalzeit

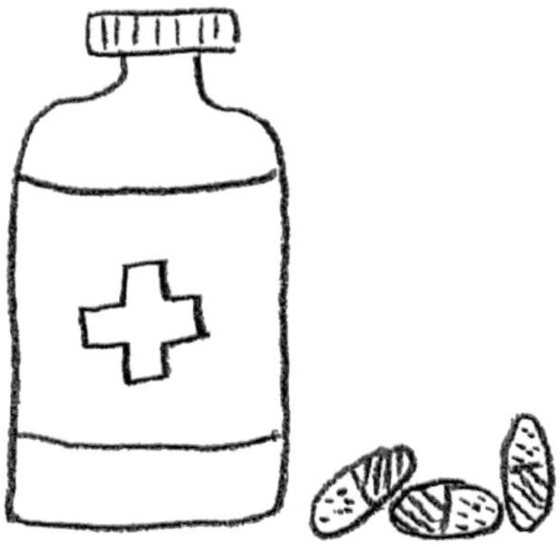

Die Frage des Einsatzes von Psychopharmaka stellt sich in der Peripartalzeit häufig nicht bezüglich des *Wie*, sondern bezüglich des *Ob*. Denn über einen langen Zeitraum hinweg standen die meisten Ärzte einer psychopharmakologischen Behandlung vor allem während einer Schwangerschaft, aber auch während der Stillzeit, abgeneigt gegenüber aus Angst, dem Kind Schaden zuzufügen.

Vor dem Hintergrund des Contergan-Skandals Ende der 1950er-Jahre sind diese Sorgen nachvollziehbar. Das adäquate Ziel, künftige Tragödien solcher Art zu verhindern, führte jedoch in der Zwischenzeit zu einem Ausschluss von (schwangeren und nicht schwangeren) Frauen aus medizinischen Studien. Dies resultierte unglücklicherweise darin, dass weniger Wissen über den psychiatrischen und allgemeinen Gesundheitszustand aus randomisiert-kontrollierten Studien von Frauen als über den von Männern bekannt ist – und damit auch weniger über die Wirkweise von Medikamenten bei Frauen. Es mangelt an Goldstandard-Forschung bezüglich Psychopharmakotherapie bei Schwangeren und Stillenden (Sacks & Birndorf, 2019).

Das Fehlen von Forschungsergebnissen aus randomisiert-kontrollierten Studien bedeutet allerdings nicht, dass gar keine Daten zur Sicherheit von Medikamenten während der Schwangerschaft und der Stillzeit vorliegen.

Die überwiegende Mehrheit von Forschungsergebnissen bezüglich der Sicherheit von Psychopharmaka während der Peripartalzeit stammt aus retrospektiven Angaben, die schwangere und stillende Frauen gemacht haben, die z. B. Antidepressiva eingenommen haben. Genau genommen liegen mittlerweile mehr Informationen über die Sicherheit von Antidepressiva in der Peripartalzeit vor als von anderen Medikamenten. Diese retrospektive Forschung zeigte, dass es nur einige wenige Psychopharmaka gibt, die während der Schwangerschaft absolut vermieden werden sollten, da nur diese wenigen eindeutig mit Geburtsfehlern assoziiert sind.

Embryotox: Pharmakovigilanz- und Beratungszentrum für Embryonaltoxikologie der Charité-Universitätsmedizin Berlin

Die Datenlage zu einzelnen Psychopharmaka kann überprüft und Beratung hierzu eingeholt werden via **www.embryotox.de** – dies ist eine Website der Berliner Charité, auf der Informationen zur Verträglichkeit von Arzneimitteln in Schwangerschaft und Stillzeit zu finden sind.

Psychopharmakotherapie in der Peripartalzeit

Die folgenden in aller Kürze zusammengefassten Hinweise zur Psychopharmakotherapie in der Peripartalzeit sollen Psychotherapeutinnen als erste Orientierung dienen, die schwangere oder stillende Patientinnen sowie Patientinnen mit (erneutem) Kinderwunsch behandeln, nicht zuletzt da sie teils mit Fragen zu diesem Thema durch die Betroffenen konfrontiert sind. Sie entsprechen den nationalen Versorgungs-Leitlinien (Bundesärztekammer et al., 2017).

Wichtig

Insgesamt ist das Risiko einer psychopharmakologischen Behandlung (Risiko der Medikation für das ungeborene oder gestillte Kind) gegenüber einer ausbleibenden psychopharmakologischen Behandlung (Risiko eines Rezidivs der Mutter und dessen Auswirkungen auf das Kind) abzuwägen.

Bezüglich des Einsatzes von Psychopharmaka in der Peripartalzeit sollten folgende Aspekte beachtet werden:

- Individuelle Nutzen- und Risikoabwägung
  - Vorgeschichte (Rezidivrisiko)
  - Bisheriges Ansprechen auf ein Medikament
  - Verfügbarkeit und potenzieller Nutzen alternativer Maßnahmen (psychotherapeutische und psychosoziale Interventionen)
  - Präferenz der betroffenen Frauen
- Risikominimierung durch Monotherapie (die Kombination mehrerer Psychopharmaka führt zu einer Risikoerhöhung für das ungeborene/gestillte Kind)
  - Wahl der geringsten effektiven Dosis (»so viel wie nötig, so wenig wie möglich«)
  - Regelmäßiges ärztliches Monitoring des Wirkstoffspiegels
  - Vermeidung eines abrupten Absetzens

Wichtig

Kein abruptes Absetzen von Psychopharmaka (z. B. bei Bekanntwerden einer Schwangerschaft)! Das Risiko für teratogene Schädigungen des Embryos ist vor allem im ersten Trimester gegeben, in dem die Sensibilität für toxische Einwirkungen auf die Entwicklung der Organsysteme besonders hoch ist. Bei Bekanntwerden der Schwangerschaft ist die sensible Phase meist schon vorbei.

Da alle Psychopharmaka zu Schwangerschaftsverlaufs- und Geburtskomplikationen sowie zu Anpassungsstörungen beim Neugeborenen führen können, ist eine Entbindung in einer Klinik mit Neonatologie als reine Vorsichtsmaßnahme empfehlenswert.

Abschließend ist der besondere Nutzen eines Austauschs von Psychotherapeutinnen mit weiteren Behandlerinnen der Betroffenen während der gesamten Peripartalzeit (Psychiaterinnen, Gynäkologinnen, Hebammen etc.) hervorzuheben.

Indikation weiterer Hilfen in der Peripartalzeit

Psychotherapeutinnen kommt eine wichtige Lotsenfunktion in der Versorgung von Menschen mit psychischen Erkrankungen zu, denn zu ihrem Versorgungsauftrag gehört auch die Abklärung, ob und welche anderen Hilfen benötigt werden. Daher werden an dieser Stelle Hilfsangebote aufgeführt, die spezifisch für die Peripartalzeit relevant sein können.

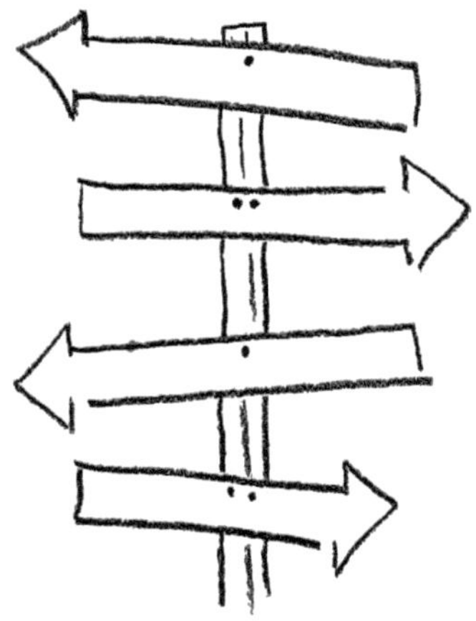

(Teil-)stationäre psychiatrische Mutter-Kind-Behandlung. Bei peripartal schwer erkrankten Müttern kann eine stationäre bzw. teilstationäre psychiatrische Behandlung indiziert sein. Diese Möglichkeit wird häufig von betroffenen Müttern abgelehnt, da sie sich nicht über einen längeren Zeitraum von ihren Kindern trennen möchten. Mutter-Kind-Einheiten hingegen ermöglichen die gemeinsame Aufnahme von Mutter und Kind. Das therapeutische Setting solch spezialisierter Mutter-Kind-Einheiten unterscheidet sich zudem von einem reinen Rooming-In (das in vielen psychiatrischen, psychosomatischen und Rehabilitationskliniken möglich ist), da sie neben der psychiatrisch-psychotherapeutischen Behandlung der Mutter auch die Mutter-Kind-Beziehung und die kindliche Entwicklung einbeziehen. Einen Überblick über regionale Versorgungsmöglichkeiten in den deutschsprachigen Ländern bietet z. B. die Website der Marcé Gesellschaft. Eine flächendeckende Versorgung für peripartal psychisch erkrankte Mütter bzw. Eltern steht jedoch weiterhin aus.
→ www.marce-gesellschaft.de/adressen

Facharzt für Endokrinologie. Verschiedene Schilddrüsenerkrankungen führen zu Funktionsstörungen dieses Organs, die bei Frauen große Bedeutung in Bezug auf Kinderwunsch, Schwangerschaft und die Postpartalzeit haben. Die Symptome einer Schilddrüsenfehlfunktion können leicht mit (peripartalen) psychischen Problemen verwechselt bzw. als zusätzliche Erkrankung übersehen werden. Grundsätzlich sollten Frauen mit peripartalen psychischen Problemen daher hinsichtlich einer Störung ihrer Schilddrüsenfunktion untersucht werden.
→ www.endokrinologie.net/arztsuche.php

Hebamme, Familienhebamme, Familien-Gesundheits- und Kinderkrankenpflegende. Jede werdende Familie braucht eine Hebamme. Sie betreut und unterstützt vom Beginn der Schwangerschaft, während der Entbindung und in den ersten Wochen mit dem Kind. Daher hat sie häufig den ersten Kontakt mit den neuen Eltern und leistet einen relevanten Beitrag zur Gesundheit von Frauen und Familien. Eine Familienhebamme hat eine Zusatzqualifikation und ist wie auch eine Familien-Gesundheits- und Kinderkrankenpflegerin Ansprechpartnerin für Familien, die eine verstärkte Hilfestellung im alltäglichen

Indikation weiterer Hilfen in der Peripartalzeit

Umgang mit ihren Kindern benötigen (z. B. Frauen/Partner mit psychischen Belastungen). Die Unterstützung von diesen Berufsgruppen ist regional unterschiedlich organsiert, kann aber in den meisten Fällen über die Koordinationsstelle der Frühen Hilfen organisiert werden.
→ www.gkv-spitzenverband.de/service/hebammenliste/hebammenliste.jsp
→ www.elternsein.info/fruehe-hilfen/was-sind-fruehe-hilfen/was-machen-familienhebammen

Schreiambulanz. Es ist ganz normal, dass Babyschreien belastend ist, insbesondere wenn das Baby nicht aufhört zu schreien, nicht zur Ruhe kommt und sich nicht beruhigen lässt. »Schreiambulanzen« sind spezielle Beratungsstellen für Eltern mit Säuglingen und Kleinkindern, die Sprechstunden anbieten und an Kliniken, Praxen, Beratungsstellen, Ämter o. Ä. angegliedert sind und somit sehr unterschiedliche Namen tragen. Behandelt werden neben exzessivem Schreien auch andere Symptome, die als frühkindliche Regulationsstörungen bezeichnet werden (z. B. Probleme der Schlaf-Wach-Regulation, Schlafstörungen, Fütterstörungen, motorische Unruhe, Spielunlust), exzessives Klammern, exzessives Trotzen oder aggressives/oppositionelles Verhalten.
→ www.elternsein.info/suche-schreiambulanzen

Frühe Hilfen. Die sogenannten »Frühen Hilfen« sind niedrigschwellige Angebote für Eltern ab der Schwangerschaft und mit Kindern bis zu drei Jahren. Sie dienen der Stärkung der elterlichen Beziehungs- und Erziehungskompetenz und richten sich an Familien in belastenden Lebenslagen, d. h. insbesondere an Familien, die das Gefühl haben, im Alltag mit Kind überfordert zu sein und sich Unterstützung wünschen. Sie umfassen praktische Hilfen, Beratung, Vermittlung und Begleitung. Die Angebote der Frühen Hilfen werden in kommunalen Netzwerken koordiniert.
→ www.elternsein.info/fruehe-hilfen/suche-fruehe-hilfen

Haushaltshilfe. Wenn die Weiterführung des Haushalts wegen Schwangerschaft oder Entbindung nicht möglich ist und niemand sonst diesen weiterführen kann, wird eine Haushaltshilfe als Leistung durch die Krankenkasse gewährt (SGB V § 38). Sie unterliegt keiner zeitlichen Beschränkung und wird so lange geleistet, wie dies von Seiten des Arztes oder der Hebamme für notwendig erachtet wird.
→ www.notmuetterdienst.de

Selbsthilfegruppe. In Deutschland ist der Verein »Schatten und Licht e. V.« fachlich kompetent, sehr aktiv, gut organisiert und eine exzellente Anlaufstelle für Betroffene psychischer Erkrankungen in der Peripartalzeit. Über die Website des Vereins ist eine Liste etablierter Selbsthilfegruppen zu finden (sowie Listen diverser weiterer Hilfsangebote).
→ www.schatten-und-licht.de

Mutter-/Vater-(Kind-)Kur. Eine Mutter- oder Vater-Kind-Kur richtet sich an kranke oder gesundheitsgefährdete Elternteile und umfasst drei Wochen. Die Kuren können ohne oder mit Kindern bis zwölf Jahre in Anspruch genommen werden; bei solchen mit Kindern müssen mütter- oder väterspezifische Problemkonstellationen vorliegen. Manche Kliniken bieten Spezialisierungen für bestimmte Situationen an (z. B. nach eigener Erkrankung, nach einer Trennung, nach einem Trauerfall, Kinder mit chronischer Erkrankung oder Behinderung). Teilweise versprechen sich Eltern von einer Kur eine entspannte Zeit, die ihnen hilft, sich von Alltags- oder Erkrankungsstrapazen zu erholen. Obwohl in den meisten Fällen eine Kinderbetreuung angeboten wird, sind jedoch die Eltern für ihre Kinder zuständig und müssen in der Lage sein, selbstständig für ihre Kinder zu sorgen. Dieser Punkt sollte mit den betroffenen Eltern vor der Antragstellung geklärt werden genauso wie die Fragen, was genau das Angebot

Indikation weiterer Hilfen in der Peripartalzeit

oder der Schwerpunkt einer bestimmten Einrichtung ist, ob das betroffene Elternteil »gesund genug« ist, um daran teilzunehmen oder welche Unterstützungsmöglichkeiten für die Eltern vorhanden sind. In besonderen Situationen könnte eine Kur sogar kontraindiziert sein.
→ www.elternsein.info/alltag-mit-kind/gesundheit/mutter-kind-kur-oder-vater-kind-kur-damit-sie-gesund-bleiben

Erziehungsberatungsstelle. Bei Fragen oder Sorgen rund um die Erziehung bietet die Bundeskonferenz für Erziehungsberatung auf ihrer Website Informationen sowie eine bundesweite Beratungsstellensuche.
→ www.bke.de

Jugendamt. Die Angebote des Jugendamtes sind sehr breit gefächert und viele davon können durch Familien und Kinder freiwillig in Anspruch genommen werden. Beispiele hierfür sind Erziehungs- und Paarberatung, Hilfe bei Scheidung oder Trennung, Unterstützung von Alleinerziehenden, Vermittlung von Tagesmüttern, Hilfsangebote für Kinder und Jugendliche (z. B. bei Problemen mit den Eltern oder in der Schule), finanzielle Hilfen, Pflegeeltern und Adoptionen. Daneben hat das Jugendamt Aufgaben, deren Inanspruchnahme nicht freiwillig durch die Eltern erfolgt, z. B. bei gerichtlichen Verfahren, Kindeswohlgefährdung oder Inobhutnahme. Für Psychotherapeutinnen kann eine Kontaktaufnahme zum Jugendamt in Betracht kommen, wenn sie die elterlichen Kompetenzen durch die Erkrankung als beeinträchtigt erachten oder dies vermuten. Die Entscheidung, ob eine Kindeswohlgefährdung vorliegt oder nicht, muss nicht durch die Therapeutin getroffen werden, es ist jedoch ihre Pflicht, etwaigen Verdacht dem Jugendamt zu melden. Der Kinderschutz erlaubt an dieser Stelle die Aufhebung der Schweigepflicht.
→ www.unterstuetzung-die-ankommt.de

Literatur

Ahun, M. & Côté, S. (2019). Maternal depressive symptoms and early childhood cognitive development: a review of putative environmental mediators. Archives of Women's Mental Health, 22, 15–24.

American Psychological Association (2014). The Road to Resilience. https://advising.unc.edu/wp-content/uploads/sites/341/2020/07/The-Road-to-Resiliency.pdf [07.07.2022].

Bandura, A. (1977). Self-efficacy: Towards a unifying theory of behavioral change. Psychological Review, 84, 191–215.

Brockington, I. (1996). Motherhood and mental health. Oxford: Oxford University Press.

Brockington, I. (2004). Postpartum psychiatric disorders. Lancet, 363, 303–310.

Brockington, I., Aucamp, H. & Fraser, C. (2006a). Severe disorders of the mother-infant relationship: definitions and frequency. Archives of Women's Mental Health, 9,243–252.

Brockington, I., Fraser, C. & Wilson, D. (2006b). The Postpartum Bonding Questionnaire: a validation. Archives of Women's Mental Health, 9, 233–242.

Bruess, C. (2011). Belly Button Fuzz and a Wicky-Wacky Cake: Rituals in Our Personal Relationships. Personal Relationships, 4(261), z8o.

Bruess, C. (2021). »Relationship Reboot«. https://www.youtube.com/watch?v=B11Xvg5PwCA [4.11.2021].

Bruess, C. J. & Kudak, A. D. (2007). What Happy Couples Do: Belly Button Fuzz and Bare-Chested Hugs: the Loving Little Rituals of Romance. Minneapolis: Fairview Press.

Bryson, H., Perlen, S. & Price, A. (2021). Patterns of maternal depression, anxiety, and stress symptoms from pregnancy to 5 years postpartum in an Australian cohort experiencing adversity. Archives of Women's Mental Health, 24, 987–997.

Bundesärztekammer (BÄK), Kassenärztliche Bundesvereinigung (KBV), Arbeitsgemeinschaft der Wissenschaftlichen Medizinischen Fachgesellschaften (AWMF) (2017). Nationales Programm für Versorgungs-Leitlinien. Methoden-Report (3. Aufl.).

Churchill, J. (1992). Grime and Punishment. New York: Avon Books.

Condon, J., Corkindale, C. & Boyce, P. (2008). Assessment of postnatal parent-to-infant attachment: development of a questionnaire instrument. Journal of Reproductive and Infant Psychology, 26, 195–210.

Cory, G. & Stirling, A. (2015). Who's breadwinning in Europe? A comparative analysis of maternal breadwinning in Great Britain and Germany. https://www.ippr.org/files/publications/pdf/whos-breadwinning-in-europe-oct2015.pdf

David, S. (2020). How to be kinder to yourself. https://ideas.ted.com/how-to-be-kinder-to-yourself-self-compassion (Zugriffsdatum: 16.11.2022)

Don, B. & Mickelson, K. (2012). Paternal postpartum depression: the role of maternal postpartum depression, spousal support, and relationship satisfaction. Couple and Family Psychology, 1, 323–334.

Eismann, G. & Lammers, C. H. (2017). Therapie-Tools Emotionsregulation. Weinheim: Beltz.

Forman, D., O'Hara, M., Stuart, S., Gorman, L., Larsen, K. & Coy, K. (2007). Effective treatment for postpartum depression is not sufficient to improve the developing mother-child relationship. Development and Psychopathology, 19, 585–602.

Fraiberg, S., Adelson, E. & Shapiro, V. (1990). Schatten der Vergangenheit im Kinderzimmer. Arbeitshefte Kinderpsychoanalyse, 11, 141–146.

Fransson, E., Sörensen, F. & Kunovac Kallak, T. (2020). Maternal perinatal depressive symptoms trajectories and impact on toddler behavior – the importance of symptom duration and maternal bonding. Journal of Affective Disorders, 273, 542–551.

Gottman, J. M. & Gottman, J. S. (2008). And baby makes three: The six-step plan for preserving marital intimacy and rekindling romance after baby arrives. New York: Crown Publishers.

Gottman, J. & Silver, N. (2012). What makes love last? How to build trust and avoid betrayal. New York: Simon and Schuster.

Greater Good Science Center (2022). Self-Compassionate Letter – Stop beating yourself up for flaws and mistakes. https://ggia.berkeley.edu/practice/self_compassionate_letter [07.07.2022].

Hagena, S. & Gebauer, M. (2014). Therapie-Tools Angststörungen. Weinheim: Beltz.

Harms, T. (2008). Emotionelle Erste Hilfe: Bindungsförderung Krisenintervention Eltern-Baby-Therapie. Berlin: Leutner.

Laucht, M., Esser, G. & Schmidt, M. (2002). Heterogene Entwicklung von Kindern postpartal depressiver Mütter. Zeitschrift Klinische Psychology und Psychotherapy, 31, 127–134.

Martucci, M., Aceti F., Giacchetti, N. & Sogos, C. (2021). The mother-baby bond: a systematic review about perinatal depression and child developmental disorders. Rivista di Psichiatria, 56, 223–236.

Müller, D. (26.04.2011). Vater, Mutter, Kind, Karriere. Süddeutsche Zeitung. https://www.sueddeutsche.de/karriere/doppel-karrieren-und-familie-vater-mutter-kind-karriere-1.1087303

Müller, J. & Taubner, S. (2022). Einbezug der Väter in die stationäre Mutter-Kind-Therapie: »Mit Papa geht es besser«. Psychotherapeut, 67, 65–72.

Neff, K. (2013). Selbstmitgefühl: Wie wir uns mit unseren Schwächen versöhnen und uns selbst der beste Freund werden. München: Kailash.
Netsi, E., Pearson, R. M., Murray, L., Cooper, P., Craske, M. G. & Stein, A. (2018). Association of Persistent and Severe Postnatal Depression With Child Outcomes. JAMA psychiatry, 75, 247–253.
Noonan, M., Jomeen, J. & Doody, O. (2021). A Review of the Involvement of Partners and Family Members in Psychosocial Interventions for Supporting Women at Risk of or Experiencing Perinatal Depression and Anxiety. International Journal of Environmental Research and Public Health, 18, 5396.
Papousek, M. (2002): Wochenbettdepression und ihre Auswirkung auf die kindliche Entwicklung. In: Braun-Scharm, H. (Hrsg.): Depressionen und komorbide Störungen bei Kindern und Jugendlichen. Stuttgart: Wissenschaftliche Verlagsgesellschaft.
Perel, E. (2013). The secret to desire in a long-term relationship. https://www.ted.com/talks/esther_perel_the_secret_to_desire_in_a_long_term_relationship [26.11.2021].
Perel, E. & Miller, M. A. (2021). Rituals For Healthy Relationships At Every Stage. https://www.estherperel.com/blog/rituals-for-healthy-relationships
Petriglieri, J. (2019). Couples That Work: How dual-career couples can thrive in love and work. Boston: Harvard Business Press.
Postpartum Support International. Friendship for New Mothers. https://www.postpartum.net/friendship-for-new-mothers [16.06.2021].
Reck, C., Noe, D., Gerstenlauer, J. & Stehle, E. (2012). Effects of postpartum anxiety disorders and depression on maternal self-confidence. Infant behavior & development, 35, 264–272.
Reck, C., Struben, K., Backenstrass, M., Stefenelli, U., Reinig, K. et al. (2008). Prevalence, onset and comorbidity of postpartum anxiety and depressive disorders. Acta Psychiatrica Scandinavica, 118, 459–468.
Sacks, A. & Birndorf, C. (2019). What no one tells you: A guide to your emotions from pregnancy to motherhood. New York: Simon and Schuster.
Schopenhauer, A. (1862). Parerga und Paralipomena: kleine philosophische Schriften (Bd. 1). Berlin: Hayn.
Statistisches Bundesamt (2021). Drei von vier Müttern in Deutschland waren 2019 erwerbstätig. Pressemitteilung Nr. N 017 vom 5. März 2021. https://www.destatis.de/DE/Presse/Pressemitteilungen/2021/03/PD21_N017_13.html
Stein, A., Netsi, E., Lawrence, P. J., Granger, C., Kempton, C. et al. (2018). Mitigating the effect of persistent postnatal depression on child outcomes through an intervention to treat depression and improve parenting: a randomised controlled trial. The lancet. Psychiatry, 5, 134–144.
Sweeney, S. & MacBeth, A. (2016). The effects of paternal depression on child and adolescent outcomes: A systematic review. Journal of Affective Disorders, 205, 44–59.
Tawwab, N. (2021). Set Boundaries, Find Peace: A Guide to Reclaiming Yourself. Hachette UK.
Taylor, A., Atkins, R., Kumar, R., Adams, D. & Glover, V. (2005). A new mother-to-infant bonding scale: links with early maternal mood. Archives of Women's Mental Health, 8, 45–51.
Teti, D. & Gelfand, D. (1991). Behavioral competence among mothers of infants in the first year: The mediational role of maternal self-efficacy. Child Development, 62, 918–929.
The School of Life. Warum alte Freundschaften wichtig sind. https://www.instagram.com/tv/COhLjcBKz7F/?igshid=4airlli6w974 [16.06.2021].
Trautmann-Villalba, P. (2014). Was brauchen Väter, deren Frauen an postpartalen psychischen Erkrankungen leiden? In: Die Kinderschutz-Zentren (Eds.) Psychisch belastete Familien – Kooperation, Kontakt und Hilfeplanung. Köln: Die Kinderschutz-Zentren Verlag.
Trautmann-Villalba, P., Wild, E. & Hornstein, C. (2010). Belastungen von Partnern postpartal psychisch erkrankter Frauen. Zeitschrift für Geburtshilfe und Neonatologie, 214, 88–94.
Turmes, L. & Hornstein, C. (2007). Stationäre Mutter-Kind-Behandlungseinheiten in Deutschland. Ein Bericht zum Status quo. Nervenarzt 78, 773–779.
Wilkening, R. (2011). Anleitung zum Burnout. https://751df7e2-06f5-40b1-a432-9d7af209de11.filesusr.com/ugd/9bc908_70fcad8062444cdd8000b3ac46416ab7.pdf?index=true [30.06.2021].
Wise, G. W. (1986). Family routines, rituals, and traditions: grist for the family mill and buffers against stress. Family strengths.
Wolin, S. J. & Bennett, L. A. (1984). Family rituals. Family process, 23, 401–420.
Wortmann-Fleischer, S., Downing, G., & Hornstein, C. (2016). Postpartale psychische Störungen: ein interaktionszentrierter Therapieleitfaden. Stuttgart: Kohlhammer.
Zietlow, A. L., Schlüter, M. K., Nonnenmacher, N., Müller, M. & Reck, C. (2014). Maternal self-confidence postpartum and at pre-school age: the role of depression, anxiety disorders, maternal attachment insecurity. Maternal and child health journal, 18, 1873–1880.